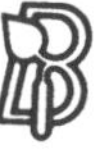

Georg Eska

Schall & Klang

Wie und was wir hören

Springer Basel AG

Prof. Dr. Georg Eska,
Physikalisches Institut, Universität Bayreuth,
D-95440 Bayreuth

Die Deutsche Bibliothek – CIP-Einheitsaufnahme

Eska, Georg:
Schall und Klang : wie und was wir hören / Georg Eska. - Basel ;
Boston ; Berlin : Birkhäuser, 1997
   ISBN 978-3-0348-6101-4   ISBN 978-3-0348-6100-7 (eBook)
   DOI 10.1007/978-3-0348-6100-7

© 1997 Springer Basel AG
Ursprünglich erschienen bei Birkhäuser Verlag 1997.
Softcover reprint of the hardcover 1st edition 1997

Satz und Graphikbearbeitung: H.-D. Ecker, Bonn
Umschlaggestaltung: Micha Lotrovsky, Therwil
Gedruckt auf säurefreiem Papier, hergestellt aus chlorfrei gebleichtem Zellstoff ∞

9 8 7 6 5 4 3 2 1

Inhaltsverzeichnis

Vorwort

Ein Vorwort wird selten gelesen. Deswegen ganz schnell, bevor Sie auch dieses Vorwort nicht lesen:

Ein Buch übers Hören aufzulegen, hat sich in meinen Augen dann gelohnt, wenn Sie bei seinem Lesen hin und wieder feststellen: „Das glaube ich nicht!" – trotzdem weiterlesen und später an Ihrem Unglauben Zweifel bekommen. All denen[1], die mir geholfen haben, Ihnen diesen Unglauben zu nehmen, sei herzlich gedankt.

Um Nachsicht möchte ich die bitten, über deren Arbeitsergebnisse ich berichte, ohne sie namentlich zu nennen. Aber so eine Zitatenliste wäre wohl länger als das Buch selbst geworden[2].

G. Eska

---

1 Bayreuther Arbeitsgruppe und Studenten, Birkhäuser Verlag (Th. Schindler, H.-D. Ecker), B. Eska, *Garchinger Pfeifer* (und all den seit 1972 daraus hervorgegangenen Gruppierungen), K. Graml, Th. Jestädt, P. Kienle, C. Linser, K. Nacke, K.-H. Plattig, H. Schwab, K.-U. Taubenreuther, I. Wittig

2 An Originalliteratur Interessierte finden ausführliche Literaturlisten in den im Anhang angegebenen Büchern, beispielsweise in den Büchern von J. G. Roederer, J. R. Pierce, Zwicker und Fastl, Keidel, Yost und Nielsen, Fletcher und Rossing.

Einleitung

Wer einmal auf die ruhige Oberfläche eines Sees geschaut hat, vielleicht kurz vor einem Gewitter, wenn das Wasser ganz glatt ist, und dann beobachtet hat, wie sich die Wasseroberfläche im aufkommenden Wind zu kräuseln beginnt, wie die Wellen langsam größer werden, wie sie zuerst regelmäßig, vom Wind getrieben, aus einer Richtung ans Ufer laufen, wie sie dann später aus verschiedenen Richtungen verschieden hoch ankommen, eine über der anderen, und wer dann noch gesehen hat, wie einfallende Böen kleine Wellen auf die großen zaubern, der hat erlebt, was in jedem Moment auf unsere Ohren einfällt: ein „Wellensalat". Die Anregungen der Wasseroberfläche können wir sehen, die Anregungen der uns umgebenden Luft können wir nicht sehen, aber in gewissen Grenzen können wir sie hören.

Wer beim Betrachten der Wasseroberfläche aus dem ganzen Wellengemisch eine ganz bestimmte Wellenformation verfolgen will, wird dies zunächst schwierig finden, mit einigem Training wird es ihm aber gelingen. Genauso schwer fällt es uns, wenn wir aus dem Geräuschpegel einer lauten Gesellschaft die Stimme einer bestimmten Person heraushören wollen. Diese Fähigkeit müssen wir erlernen. Und wie immer beim Lernen bedarf es einer gewissen Zeit, bis das Erlernte beherrscht wird. Ist es einmal erlernt, reflektieren wir nicht mehr darüber, wenn wir das Gelernte anwenden, wie zum Beispiel beim Laufen oder Fahrradfahren. Wir merken erst, daß etwas nicht stimmt, wenn, um beim Beispiel Laufen zu bleiben, etwas Ungewohntes die Koordination zwischen den Muskeln unseres Bewegungsapparates und unserem Gleichgewichtsorgan stört. Diese Irritation kann dabei sowohl das agierende Element, die Muskeln betreffen, als auch das Sinnesorgan oder die Schaltstelle zwischen beiden, unser *zentrales Nervensystem*. Muskelkater zum Beispiel kann die Muskeln „lähmen", oder unmäßiger Alkoholkonsum kann deren

Steuerung durch das Zentralnervensystem aus dem „Gleichgewicht"
werfen. Ähnliches gilt für alle unsere Sinne.

Wie lange wir brauchen, um laufen zu lernen, weiß jedes Kind.
Es dauert circa zwei Jahre. Solange dauert es etwa auch, bis wir gelernt haben, rudimentär zu sprechen. Da wir nicht sprechen lernen
könnten – jedenfalls nicht im landläufigen Sinne –, wenn wir nicht
hören würden, muß Hören also etwas sein, das wir wenigstens ebenso schnell erlernen wie Sprechen. Die Fähigkeit zum Hören wurde
uns in die Wiege gelegt, nicht aber, was wir daraus machen.

Wie lange wir genau brauchen, um Hören zu lernen, läßt sich
nicht mit einfachen Mitteln bestimmen, jedenfalls nicht so einfach,
wie man dies zum Beispiel beim Sehen bestimmen kann. Beim Sehen ist es deswegen etwas einfacher, weil man beobachten kann,
wie sich zum Beispiel die Augen bewegen. Den Ohren sieht man
nicht an, ob und was sie hören. Um herauszubekommen, was wir
hören, ist man deshalb darauf angewiesen, Personen zu befragen.
Dies macht natürlich erst ab einem Alter Sinn, ab dem auch kompliziertere Fragen verstanden und beantwortet werden können. Daß
bei einer solchen Vorgehensweise, der Fragesteller und seine Sicht
der Dinge stark auf das Resultat der Befragung Einfluß nehmen
können, ist offensichtlich.

Da das Wahrnehmen unserer Umwelt mit Hilfe unserer Sinne
immer so abläuft, daß unser zentrales Nervensystem auf den Reiz eines unserer Sinnesorgane reagiert, wird alles, was nicht spezifisch mit
dem Aufbau des jeweiligen Sinnesorgans zusammenhängt, ähnlich
ablaufen, unabhängig davon, welcher „Sinn" gereizt wurde. Deshalb
soll hier, auch wenn es letztlich um etwas Akustisches geht, immer
dann ein Beispiel aus der sichtbaren Welt gewählt werden, wenn
damit etwas Komplexes einfach zu illustrieren ist. So auch hier, wo
es darum geht, klarzumachen, wie man in der Psychophysik Ant-
worten auf seine Fragen bekommt.

Im gewählten Beispiel würde die Frage lauten: Wie lange dauert
es, bis wir sehen können? Ist diese Frage formuliert, muß man eine
Vorstellung entwickeln, wie Sehen prinzipiell abläuft. Mit dieser

Modellvorstellung wird dann ein Konzept festgelegt, anhand dessen die Antwort erarbeitet werden soll. Dieser Schritt könnte etwa folgendermaßen aussehen:

Beim Sehen kommt es darauf an, das sich darbietende Bild möglichst schnell zu erfassen. Man kann messen, wie lange jemand seine Augen auf einen ganz bestimmten Punkt fixiert hält, bevor er den nächsten Punkt ins Auge faßt, um das gesamte Bild seiner Umgebung zu erkunden. Je weniger Zeit man für die Fixierung eines bestimmten Punktes aufwenden muß, desto versierter, desto erfahrener ist man im Erfassen von Bildern. „Ausgelernt" hätte man dann, wenn diese Zeit nicht mehr kürzer wird.

Der nächste Schritt ist, eine geeignete Methode zu finden, mit der die Zeit gemessen werden kann, die wir aufwenden, einen Bildpunkt zu fixieren. Diese Methode muß nicht nur hinreichend empfindlich sein, sie muß auch reproduzierbar sein und vor allem, sie muß so beschaffen sein, daß die Versuchsperson durch sie nicht „gestört" wird. Solche Meßmethoden wurden erst durch neuere Entwicklungen in der Physik zur Verfügung gestellt. Im optischen Bereich bieten sich heute oftmals Laser-Meßmethoden an.

Mit diesen Laser-Meßmethoden kann man kleinste Bewegungen des Auges messen. Bei solchen Untersuchungen hat man herausgefunden, daß Kleinkinder für die Fixierung eines Punktes circa 0,5 Sekunden aufwenden müssen, daß sich diese Zeit in den ersten Lebensjahren in etwa auf die Hälfte verkürzt und daß dann, in den Jahren bis zum Einsetzen der Pubertät, eine stetige Abnahme dieser Zeit auf circa 0,2 Sekunden erfolgt. Im Verlauf des Älterwerdens steigt diese Zeit kontinuierlich wieder leicht an und beträgt beim 60 jährigen circa 0,3 Sekunden. Dieses Resultat eines langwierigen und komplexen Versuches muß nun in einem letzten Schritt interpretiert werden. Doch dazu später.

Im hier gewählten „optischen" Beispiel legt das Messen der Augenbewegung mittels einer objektiven physikalischen Meßmethode die damit erzielten Resultate eindeutig fest. Bei dieser psychophysikalischen Untersuchung sind die Resultate modellunabhängig, das heißt die in Abhängigkeit vom Lebensalter gemessenen Zeitdifferenzen zwischen zwei Ruhestellungen der Augen hängen nicht davon ab, was man als Ursache für die Augenbewegung ansieht. Beim Hören sind Resultate und Modelle nicht ganz voneinander unabhängig, da es oft keine objektive Methode gibt und man deshalb zum Teil oder ganz auf das Befragen der am Versuch beteiligten Person angewiesen ist. Dabei kann manchmal sogar nicht einmal die Frage ohne Modellvorstellung formuliert werden. Es hängt dann nicht nur von der Versuchsführung und den zugrunde gelegten Modellen, sondern oft auch vom psychologischen Geschick des Befragers ab, was er zur Antwort erhält.

Unter Versuchsführung faßt man all das zusammen, was sich „objektivieren" läßt. Da sind zuerst einmal die physikalischen Aspekte, die zur Charakterisierung des Reizes gehören, der dem Sinnesorgan angeboten wird. Beim Hören gehört dazu nicht nur, mit welchen Geräuschen, Tönen und Klängen die Versuchspersonen konfrontiert werden, sondern auch wie und in welchem Umfeld dies erfolgt, also ob dies zum Beispiel über Kopfhörer oder über Lautsprecher geschieht, ob in großer Gesellschaft oder im stillen Kämmerlein.

Auch die Auswahl der Versuchspersonen sollte objektivierbar sein. Versuchspersonen müssen adäquat zur Fragestellung ausgewählt werden. Im obigen Beispiel vom „Sehenlernen" brauchte man dazu Menschen unterschiedlichen Alters und in jeder Altersstufe jeweils viele Menschen, damit die individuellen Unterschiede in der anatomischen Konstruktion des Sinnesorgans und der Wahrnehmung des Reizes ausgeschlossen werden können. Die Versuchspersonen sollen aus unterschiedlichen Gesellschaftsschichten stammen, und die dargebotenen Reize müssen interessant sein. Die angebotenen Bilder müssen gleichwertig, aber für eine Versuchsperson immer neu sein, damit Ermüdungseffekte vermieden werden.

Ähnliches gilt für akustische Fragestellungen. Allerdings spielen da des öfteren Dinge eine Rolle, die nicht so exakt erfaßt werden können. Dann wird zunehmend wichtig, wie die dem Vorgang zugrunde gelegte Modellvorstellung durch andere Methoden getestet und hinterfragt werden kann. Auch beim gewählten Beispiel vom „Sehenlernen" wird das sofort deutlich werden, wenn es um die Interpretation der Resultate geht.

In unserem Beispiel wurde Ihnen von mir etwas aufgedrängt, das zwar plausibel erschien, aber trotzdem nur ein Postulat war, nämlich, daß man dann „ausgelernt" hat, wenn man etwas nicht mehr schneller schafft. Zusammen mit dieser Hypothese kann man aus den erhaltenen Resultaten zu dem Schluß kommen: Der Durchschnittsmensch hat etwa mit Einsetzen der Pubertät gelernt zu sehen. Da aber jedes Kleinkind seine Mutter erkennt, wenn es sie sieht, wird hier deutlich, daß Modell und Meßergebnisse nicht so einfach zusammenpassen. Die Kunst der Psychophysik besteht nun darin, Modell und Meßmethode, manchmal auch die Fragestellung, so zu modifizieren, daß alle Aspekte schlüssig erklärbar werden.

Sehen lernt man relativ schnell in der ersten Lebensphase. Dieser Lernprozeß ist mit der Beobachtung verbunden, daß die Zeit, die man zum Fixieren eines Bildpunktes aufwendet, von anfänglichen 0,5 auf 0,3 Sekunden sinkt. Diese Verkürzung kommt dadurch zustande, daß in dieser ersten Periode unseres Lebens unsere Sinnes- und Nervenzellen konditioniert werden. Die Verbindungen zwischen den einzelnen Zellen, die den Reiz zur Schaltstelle, dem Gehirn, weiterleiten, müssen zum Teil erst zusammenwachsen. Das Zusammenwachsen dieser sogenannten *synaptischen Verbindungen* geschieht nicht nur gemäß den Erbanlagen, sondern auch „nach Bedarf", das heißt diese Verbindungen wachsen bevorzugt dort, wo sie häufig benutzt werden (diese Feststellung wird später noch wichtig werden). Erst wenn diese Verbindungen alle geknüpft sind, können wir sehen oder hören. Da es hier im wesentlichen um die Vernetzung unseres Nervensystems geht, gilt dies ganz allgemein für alle unsere Sinne.

Was länger dauert als das direkte „Verdrahten" unseres Nervensystems, ist, das Wahrgenommene (Gesehene, Gehörte) zu bewerten, bezüglich aller Aspekte richtig einzuordnen und daraus Schlüsse zu ziehen. Dazu muß man Erfahrungen sammeln. Dies geschieht in der

Lebensperiode bis etwa zur Schwelle des Erwachsenseins. Je größer die Erfahrung, desto kürzer wird die Zeit, die zum Erkennen aufgewendet werden muß. So kommt es zur Verkürzung von den genannten 0,3 auf etwa 0,2 Sekunden. Alle Erfahrung, die wir im Laufe der Jahre gewinnen, kann aber nicht das Absterben von Nerven und damit das Unterbrechen von Verbindungen verhindern. Deshalb wird mit dem Älterwerden die Zeit wieder etwas länger, die wir brauchen, um Dinge einzuordnen. Erfahrung kann dann zunehmend nicht mehr über eingetretene Pfade abgerufen werden, sondern es müssen Umwege eingeschlagen werden, die Zeit benötigen.

Sehen lernen wir demnach relativ schnell (und dies gilt auch fürs Hören), aber unsere Umwelt erfassen wir erst wesentlich später „auf einen Blick". Damit dies innerhalb dieser zwei zehntel Sekunden geschehen kann, müssen nicht nur die peripheren Verbindungen des Sinnesorgans zum zentralen Nervensystem konditioniert werden, sondern wir müssen auch lernen, das über das Sinnesorgan Aufgenommene einzuordnen. Diese Einordnung von Sinnesreizen kann nur deshalb so rasch erfolgen, weil wir bereits Bilder unserer Umwelt im Gehirn gespeichert haben, mit denen wir das augenblicklich Wahrgenommene vergleichen und dann mit Hilfe unserer Erfahrung bewerten können. Daß es bei dieser „Mustererkennung" zu Fehlleistungen kommen kann, kennen wir von vielen Beispielen optischer Täuschungen.

Akustische Täuschungen sind so häufig wie optische Täuschungen, sie sind nur nicht so bekannt, weil sie sich einer einfachen Darstellung entziehen. Oft sind sie so komplex wie das optische Beispiel, das in der Abbildung 1 zu sehen ist. Wir haben gelernt, „perspektivisch" zu sehen. Deshalb erscheint die auf der Straße weiter entfernte Person größer als die dem Betrachter nähere Person. Beide Figuren sind jedoch gleich groß. Wir bewerten die über das Sinnesorgan gelieferte Information nach dem, was wir kennen. In der Abbildung 1 gibt es viele Anzeichen, die uns signalisieren, daß es sich um eine auf den Horizont zulaufende Straße handelt. Mit wachsender Entfernung vom Betrachter verengt sich die Straßenbegrenzung, werden Bäume, Masten und Zäune kleiner, und folglich

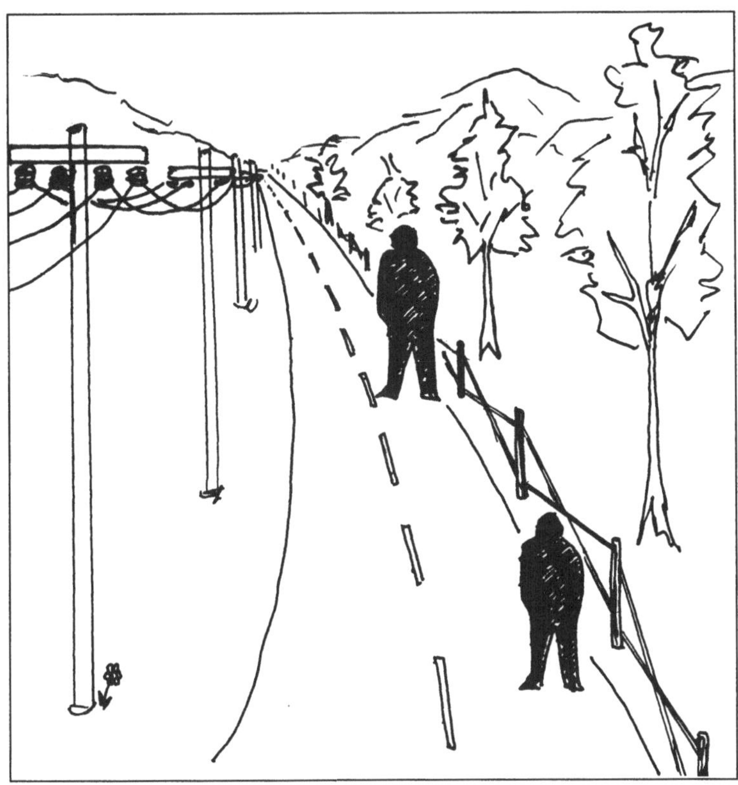

Abbildung 1: Die Perspektive täuscht, wie man sich leicht durch Anlegen eines Maßstabs an die Figuren überzeugen kann (diese Art der optischen Täuschung heißt Ponzo-Täuschung). Wir sehen, was wir gelernt haben zu sehen. Die Größe einer Person wird relativ zur Umgebung empfunden, in der sie sich befindet. Akustische Täuschungen sind oft ähnlicher Natur: Man hört, was man gelernt hat zu hören und nicht unbedingt das, was den Ohren als physikalischer Reiz angeboten wird.

haben zwei Personen, die sich in einigem Abstand auf dieser Straße befinden und die offensichtlich von gleicher Statur sind, unterschiedlich groß zu sein. Wir verändern die objektive Tatsache der gleich großen Figuren im Sinne von: Die Welt ist das, was wir von ihr kennen, und die entferntere Figur wird deshalb als viel größer wahrgenommen.

Analoges gilt für das Hören. Daß wir Baßstimmen am Telefon hören oder daß wir die tiefsten Töne hören, die auf einer Geige gespielt werden, ist eine akustische Täuschung. Die Geige ist viel zu klein, um diese Töne laut zu produzieren, und Baßtöne werden beim Telefon gar nicht übertragen. Daß es zu dieser „Täuschung" kommt, liegt daran, daß wir von Geburt an gelernt haben, bestimmte Tonmuster zu hören, und wenn nur das Muster einigermaßen stimmt, hören wir, was diesem Muster normalerweise entspricht, und nicht das, was die physikalische Realität liefert.

Wie sehr solche Mustererkennungsprozesse auch von unserem kulturellen Umfeld geprägt werden, soll Ihnen am Kürzel MNP für **Makro-Neuronale-Prozesse** verdeutlicht werden. Wenn Sie hier im Text das MNP des öfteren gesehen haben, wird ihnen das seitenverkehrte N im Kürzel МИР einen Druckfehler in MNP signalisieren. Sie werden darüber hinwegsehen und sich vielleicht noch vage daran erinnern, daß Sie eigentlich auch mit МИР etwas anfangen könnten, denn das haben Sie ja auch schon gesehen, in Fernsehübertragungen von der Raumstation MIR. Jedem Bürger der ehemaligen Sowjetunion wird aber das МИР mehr sagen als uns. Für sie ist МИР nicht nur ein Druckfehler, auch nicht nur eine „Floskel" für die Raumstation MIR, für sie bedeutet МИР etwas: Friede.

Für akustische Floskeln gilt natürlich Ähnliches, wobei im akustischen Bereich noch wesentlich stärker als im visuellen Sektor Psychisches eine Rolle spielt, denn unsere „akustische Verdrahtung" läuft zum Teil über das *limbische System* unseres Gehirns, das für unsere Emotionen verantwortlich ist. Akustische Floskeln wie Dreiklänge, Rhythmen, Melodien, Worte bedeuten uns etwas. Je nach unserer Bildung oder kulturellen Erfahrung, verschiebt sich diese Bedeutung.

Erregungskurven: Stimulus und Wahrnehmung

Die Leistung, mit der ein Lautsprecher einen Ton abstrahlt, kann exakt gemessen und angegeben werden. Wieviel von dieser Leistung noch unser Ohr erreicht und damit zur Stimulierung unseres Hörorgans zur Verfügung steht, läßt sich auch bestimmen. Im allgemeinen besteht zwischen beiden Größen ein linearer Zusammenhang. Man kann für den Ton einer bestimmten Tonhöhe die Leistung, mit der er das Ohr stimuliert, aus der vom Lautsprecher abgestrahlten Leistung nur durch Multiplizieren mit einem Faktor berechnen. Wird die Leistung des Lautsprechers halbiert, halbiert sich auch die Leistung des stimulierenden Schalls. Doch unser Lautheitsempfinden ist nicht linear, das heißt, wenn die Lautstärke verdoppelt wird, empfinden wir sie nicht doppelt so laut. Der physikalische Schall einer bestimmten Lautstärke wird als Schall einer bestimmten Lautheit empfunden. Die Lautheit hängt kompliziert von der Lautstärke ab.

Wie wir noch sehen werden, gibt es neben „konstruktionsbedingten" Eigenschaften unseres Hörorgans, die festlegen, was wir hören, auch solche, die stark davon abhängen, was unserem Gehirn sonst noch an Reizen angeboten wird. Das muß nicht unbedingt ein weiterer akustischer Reiz sein, wie mehrere Töne, Klänge oder Geräusche, das kann auch etwas sein, das wir gerade sehen oder denken. Unser Gehirn kann aktiv in den Vorgang Hören eingreifen und Hörschwellen setzen oder verändern, ja es muß das sogar tun, soll unser Hörorgan vor Schäden, zum Beispiel durch Überreizung, bewahrt werden.

Diese Schwellen hängen selbst wieder in komplizierter Weise von dem ab, was unser Ohr stimuliert. In der Psychoakustik kann man generell einen nichtlinearen Zusammenhang zwischen Stimulus (z. B. Ton einer bestimmten Lautstärke) und Empfindung aufstellen (z. B. mit welcher Lautheit dieser Ton empfunden wird). So ein Zusammenhang ist in Abbildung 2 skizziert. Aufgetragen ist die wahrgenommene Größe (hier empfundene Lautheit) abhängig von der stimulierenden Größe (hier der erregenden Lautstärke eines Tones). Ersteres ist eine psychologische Größe, letzteres stammt aus der physikalischen Welt. Die zwei schraffierten Bereiche (1, 2) in Abbildung 2 zeigen, wie stark für den gleichen Zuwachs in der Lautheit die Lautstärke geändert werden muß: je größer die Lautstärke bereits ist, desto größer ist die notwendige Zunahme. Nach

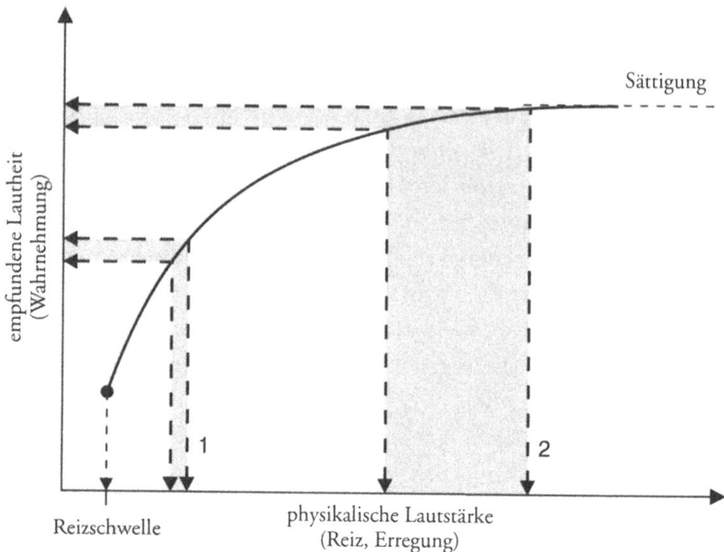

Abbildung 2: Zu sehen ist, wie die von uns empfundene Lautheit von der Lautstärke der Erregung abhängt. Der Reiz muß zuerst einen Schwellenwert (Reizschwelle) überschreiten, damit er zu einer Empfindung führt. Über dem Schwellenwert empfinden wir zunächst um so stärker, je größer der Reiz ist, um dann immer stärkere Reize zu benötigen, damit es noch zu einer Empfindungsänderung kommt, bis dann schließlich selbst eine weitere Reizsteigerung keine weitere Empfindungsänderung mehr auslöst (Sättigungsverhalten). Der hier skizzierte Zusammenhang gilt ähnlich für all unsere Wahrnehmungen.

dem, was bereits über psychophysikalische Vorgehensweisen gesagt wurde, ist klar, wie schwierig es ist, einen Zusammenhang, wie ihn Abbildung 2 darstellt, verläßlich aufzuzeigen. In Deutschland haben sich seit den 60er Jahren um diese Kunst vor allem E. Zwicker und seine Mitarbeiter verdient gemacht.

Einen Zusammenhang, wie ihn Abbildung 2 für die Lautheit-Lautstärke Beziehung zeigt, findet man auch für die Tonhöhe. Generell gilt in der Psychophysik, je stärker die Erregung ist, desto größer muß die Änderung in der Erregung sein, damit sich diese „physikalische" Änderung auch in einer Änderung der Wahrnehmung niederschlägt (Weber–Fechnersches Gesetz). Dabei werden

aber auch Schwellen- und Blockierungseffekte beobachtet. Für sehr
kleine Lautstärken (siehe Abb. 2) ist die Erregung nicht groß genug, um zu einer Empfindung zu führen (Hörschwelle). Für sehr
große Lautstärken führt eine Änderung in der Erregung zu keiner Empfindungsänderung mehr (Sättigung). Wann eine Erregung
„überschwellig" wird, hängt selbst wieder von der Stärke der Erregung ab. Das ist teilweise eine Folge davon, daß unsere Sinnesorgane
„träge" sind und sie, wenn sie schon einmal erregt sind, eine weitere Erregung gar nicht mehr „juckt". Anders ausgedrückt: Steht man
direkt daneben, macht es kaum einen Unterschied, ob man einen
oder zwei Preßlufthämmer in Aktion hört: Es gibt keine Steigerung
von Krach. Das kann man natürlich auch der Abbildung 2 entnehmen: für sehr starke Erregungen flacht die Lautheitskurve ab, egal
wie stark die Erregung ist, unser Sinnesorgan ist „satt". Im Bereich,
in dem unser Gehör besonders empfindlich ist, und bei mittleren
Lautstärken, muß die Erregung immerhin noch verdreifacht werden,
damit wir einen Ton als doppelt so laut empfinden. Eine „eins zu
eins" Zuordnung von Lautheit und Lautstärke findet sich lediglich
nahe der Schwelle, an der wir beginnen, Schall wahrzunehmen.

Wie diese Effekte der Psychoakustik zustande kommen, kann
man allerdings erst verstehen, wenn man neben den akustischen
Grundlagen auch die anatomischen und physiologischen Prinzipi-
en unseres Hörorgans kennt. Beginnen wir mit den akustischen
Grundlagen.

Akustik

Was ist Schall?

Bisher haben wir das Wort Schall meist in seiner psychologischen Bedeutung benutzt, Schall als das, was wir wahrnehmen. Damit wir die Hörempfindung „Schall" haben, muß unser Hörorgan gereizt werden, und zwar von dem, was in der Physik als Schall bezeichnet wird: winzige Schwankungen des Luftdrucks um einen Gleichgewichtswert. Im allgemeinen wird in der Physik unter Schall die Ausbreitung von lokalen Druckschwankungen in *elastischen* Medien verstanden. Immer wenn die Bindungskräfte zwischen den Molekülen oder Atomen eines Mediums elastisch sind, wie zum Beispiel in Luft, Wasser, Lymphflüssigkeiten, Knochen, Holz oder Metall, spricht man von elastischen Medien. Elastische Medien können also Gase, Flüssigkeiten oder feste Körper sein. Lokale Druckschwankungen werden in solchen Medien in räumlich begrenzten Bereichen durch mechanisches Auslenken der Atome oder Moleküle aus ihrer Ruhe-, ihrer Gleichgewichtslage hervorgerufen. Dabei werden sehr, sehr viele Teilchen des Mediums gemeinsam, man sagt „im Kollektiv", ausgelenkt, so daß es auf die individuelle Bewegung der Teilchen (Brownsche Molekularbewegung) nicht ankommt.

Dies klingt komplizierter, als es ist: Auch wenn man nicht selbst auf den Fußballplatz geht, hat man in Fernsehübertragungen schon die durchs Stadion laufenden „Wellen" gesehen. Sie entstehen, wenn sich viele Personen zusammenfinden und gemeinsam das Gleiche tun, nämlich im Kollektiv aufstehen und sich hinsetzen oder die Arme heben und senken. Dabei ist es unerheblich, wie sich die einzelnen Personen sonst im Detail bewegen, solange sie sich nur vom Nachbarn anstecken lassen und sich, etwas zeitversetzt, auch erheben und wieder hinsetzen. Diese zuerst an einem Ort im Stadion beginnende Auf- und Abbewegung läuft dann als Welle durch die

14   Arena, wenn sich die Zuschauer „verbunden" fühlen. Der Blickkontakt zum Nachbarn ist bei der Stadion-Welle das, was bei einer durch ein Medium laufenden Schall-Welle die elastische Kopplung zwischen den Atomen oder Molekülen des Mediums ist. Und wie die Stadion-Welle durch die ganze Arena läuft, ohne daß sich die einzelnen Personen vom Platz bewegen, so breitet sich die Schall-Welle im Medium aus, ohne daß sich die einzelnen Atome vom Platz bewegen müssen.

Der Bewegungsablauf der einzelnen Bausteine des Mediums kann dabei sehr kompliziert sein. Es kann eine regellose oder eine periodische Hin- und Herbewegung sein; die *Zeitperiode* so einer Bewegung kann kurz oder lang sein, es können viele verschiedene Bewegungsabläufe überlagert sein. Kehren am gleichen Ort bestimmte Bewegungsmuster im Laufe der Zeit wieder, spricht man von Schallwellen. All dies ist Gegenstand der Untersuchungen in der Akustik, einem Teilgebiet der Physik.

In der Physik kennt man viele Arten von Schall, von denen für unser tägliches Leben aber nur einer von ausschlaggebender Bedeutung ist, und zwar jener Schall, den wir hören können. Nur diesen Schall wollen wir im weiteren betrachten. Wir werden dabei vergessen, daß es andere Lebewesen gibt, deren Hörorgan erlaubt, auch Schall jenseits unserer Hörgrenzen wahrzunehmen. Elefanten beispielsweise können weit unterhalb unserer Hörschwelle noch hören; diesen Schallbereich nennt man *Infraschall*. Im *Ultraschallbereich*, der über unserer Hörgrenze liegt, vernehmen Delphine noch fünfmal höhere Töne, als wir hören können, und Fledermäuse finden sich weit oberhalb unserer Hörgrenze mittels *Echolotung* zurecht.

Wir Menschen können Schall also nur in einem bestimmten Tonhöhenbereich hören. Dieser Schall ist, wie jeder Schall auch außerhalb unserer Hörgrenzen, eine mechanische Auslenkung der Luftmoleküle, die oft periodisch ist. Diese zeitlich wiederkehrenden Anregungen im uns umgebenden Luftraum heißen Schallwellen. Schallwellen sind nicht einfach „da", sie müssen angeregt werden.

Schwingungen und Wellen

Um Schallwellen zu produzieren, bedarf es neben der Kopplung der einzelnen Moleküle untereinander auch eines Anregungsmechanismus. Die angezupfte Saite einer Gitarre kann so zum Auslöser einer Schallwelle werden. Die Saite bewegt sich nach dem Loslassen hin und her, sie schwingt. Die Frequenz dieser freien Schwingung der Saite wird über die Saitenauflage auf die Deckplatte der Gitarre übertragen, die, ebenso wie die Bodenplatte, anfängt mitzuschwingen. Die Schwingungen des Gitarrenkorpus sind keine „freien" Schwingungen mehr, sie sind von der Saitenschwingung erzwungen. Die Bewegungen, die die Platten bei dieser erzwungenen Schwingung ausführen, sind so winzig, daß wir sie nicht sehen können. Wir können sie aber wenigstens zum Teil fühlen, wenn wir die Fingerkuppen leicht auf den Gitarrenkorpus auflegen. Mit Lasertechniken lassen sich solche Schwingungen auch sichtbar machen. Abbildung 3 zeigt Momentaufnahmen von Schwingungszuständen einer Gitarrendecke für verschieden hohe Töne.

Die dunklen und hellen Streifen sind *Interferenzstreifen* im Laserlicht und sind so aufzufassen wie die Höhenlinien auf Landkarten, bei denen auch nicht von vorne herein zu entscheiden ist, ob es rauf oder runter geht. Längs einer Linie jedenfalls ist die Decke der Gitarre mit gleicher Amplitude gegenüber der Ruhestellung ausgelenkt, und zwischen je zwei dunklen oder hellen Linien hat die Auslenkung der Gitarrendecke um 0,3 Lichtwellenlängen (um 0,0002 mm) zu- oder abgenommen. Die kleinsten Ringe im jeweiligen Bild entsprechen den höchsten Erhebungen oder den tiefsten Tälern. Gipfel und Täler wechseln sich ab. Sie tun dies wechselweise in jeder *Halbperiode*, das heißt die Gipfel und Täler dieser Abbildung sind in der zeitlich nächsten Halbperiode der Plattenschwingung Täler und Gipfel, um dann nach einer weiteren halben *Periode* wieder zu Gipfeln und Tälern zu werden.

Zählt man die Streifen (zum Beispiel fünf in einem Gipfel), erkennt man, daß die Luftmoleküle um circa ein tausendstel Millimeter hin und her geboxt werden, wenn wir eine Gitarre spielen hören.

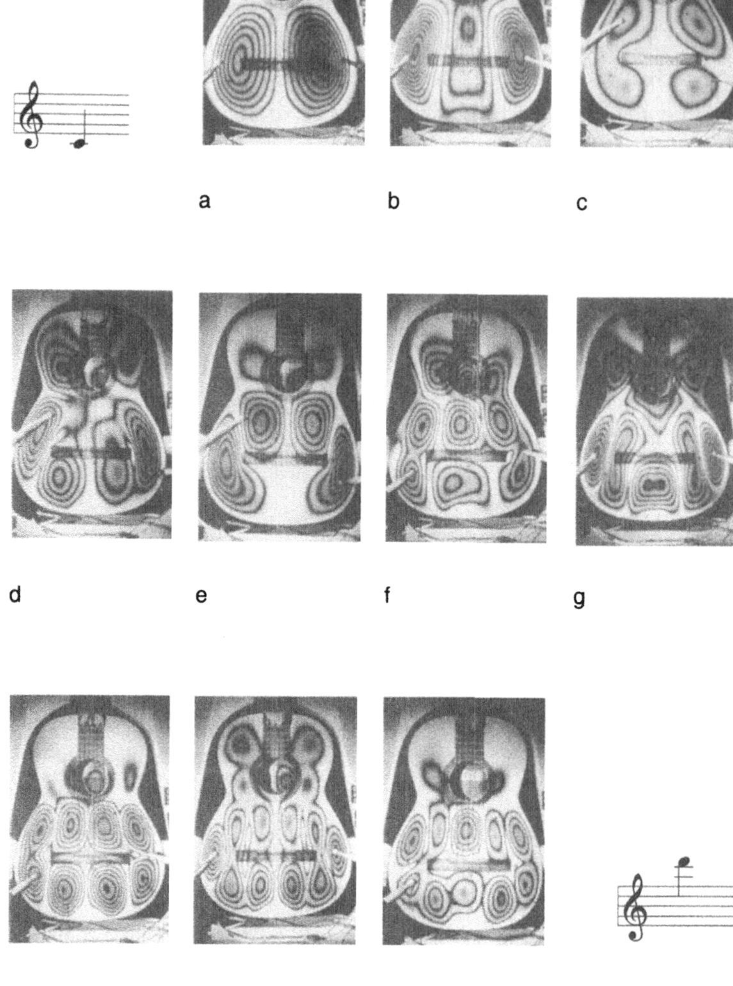

a　　　　b　　　　c

d　　　e　　　f　　　g

h　　　i　　　j

Wenn man sich die Zeiten ansieht, in denen die Schwingungen des Gitarrenkorpus abklingen, stellt man fest, daß es nie länger als 0,2 Sekunden dauert. Trotzdem können Gitarrentöne sekundenlang andauern. Es liegt also nicht am Gitarrenkorpus, wenn Gitarrenklänge lange singen, sondern daran, daß die Schwingungen des Gitarrenkörpers von den Schwingungen der Saiten erzwungen werden. Saiten schwingen länger. Die Saiten von elektrischen Gitarren demonstrieren dies sehr schön. Sie demonstrieren auch, daß man nicht unbedingt einen Gitarrenkorpus braucht, um einen gitarrenähnlichen Klang zu erzeugen. Da man bei E-Gitarren einen elektronischen Verstärker benötigt, demonstrieren sie auch, daß Saitenschwingungen alleine nicht genügend Energie an die Luft abgeben, um gut hörbare Töne zu produzieren, man muß sie verstärken. Im Fall einer Gitarre übernimmt diese Verstärkung der Korpus. Die Korpusplatten schwingen, wie dies in der Abbildung 3 exemplarisch zu sehen ist.

Diese winzigen Auslenkungen der Platten aus ihrer Ruheposition versetzen dann die Moleküle des umgebenden Mediums Luft in Schwingungen. Dabei wird lokal die Dichte der Luft und mit ihr auch der Luftdruck variiert. Diese lokale, um die Gitarre herum stattfindende, Anregung der Luft breitet sich dann als Schallwelle aus, da die Luftmoleküle elastisch aneinander gekoppelt sind.

Elastisch ist dabei ganz wörtlich zu nehmen. Ähnlich wie ein Gummiball, wenn man ihn eindrückt, nach dem Loslassen wieder seine ursprüngliche Gestalt annimmt oder eine Feder, nachdem man an ihr gezogen hat, kehren die Atome oder Moleküle elastischer Medien in ihre Ausgangslagen zurück, nachdem sie einmal durch eine

---

Abbildung 3: Gitarren-Hologramme. Im Laserlicht (Lichtwellenlänge 0,006 mm) wurde die Gitarre bei den verschiedenen Aufnahmen mit Tönen verschiedener Tonhöhe angeregt (a: 268 Hz (0,19); b: 553 Hz (0,12); c: 628 Hz (0,13); d: 672 Hz (0,09); e: 731 Hz (0,10); f: 873 Hz (0,09); g: 980 Hz (0,05); h: 1010 Hz (0,08); i: 1174 Hz (0,05); j: 1194 Hz (0,03)). Die Zahlen in Klammern geben an, wie viele Sekunden es dauert, bis die jeweilige Schwingungsamplitude der Gitarrendecke nach ihrer Anregung um ca. 70 % abgenommen hat. Die Tonhöhe von Teilbild (a) entspricht etwa c^1 und steigt bis zum letzten Teilbild (j) auf etwa d^3 an. Aus: N. H. Fletcher, T. R. Rossing (1994): The physics of musical instruments, © 1994 Springer-Verlag, Berlin)

18 Anregung aus ihrer Gleichgewichtslage gebracht wurden. Wie eine Spiralfeder das Schwingen um ihre Mittellage beginnt, wenn man sie nach dem Auslenken (Ziehen) losläßt (siehe Abb. 4), so schwingen nach einer Anregung die Luftmoleküle regelmäßig um ihre Ruhelage hin und her. Sie tun dies alle gemeinsam und unabhängig davon, wie die „Ruheposition" der Einzelmoleküle aufgrund der Brownschen Molekularbewegung unregelmäßig hin- und herzittert. Zu diesem „im Verbund" Schwingen der Luft kommt es, weil die Luftmoleküle über intermolekulare Kräfte gekoppelt sind.

Schwingfähig ist jedes System, das aus elastisch gekoppelten Teilchen zusammengesetzt ist, die eine Masse besitzen. Auch Luftmoleküle besitzen eine Masse. Ein Kubikmeter trockener Luft wiegt bei normalem Luftdruck und Zimmertemperatur 1,21 Kilogramm. Die Dichte der Luft beträgt 1,21 kg pro Kubikmeter. Ein Liter Wasser ist also nur etwa 820mal schwerer als ein Liter Luft.

Wenn eine Spiralfeder (Abb. 4) ausgelenkt wird, indem man an einem Ende zieht, so breitet sich diese Auslenkung über die ganze Feder aus. Dies geschieht eben wegen der wirksamen elastischen Verbindung zwischen den einzelnen Teilen der Feder, die die Feder periodisch kürzer und länger werden lassen. So ähnlich breiten sich auch die Anregungen der Atome in festen Körpern oder die der Moleküle eines Mediums wie Luft über das ganze Medium aus. Die Anregungen breiten sich wellenförmig aus, ähnlich wie dies am Beispiel der Stadion-Welle veranschaulicht wurde. Was sich dabei in der Luft wellenförmig ausbreitet, ist eine Dichte- oder Druckschwankung, die in ihr erzwungen wurde, zum Beispiel durch Schwingungen eines Gitarrenkorpus oder durch die Bewegung einer Lautsprechermembran.

Eine *Schallwelle* ist eine *Dichtewelle*, die dadurch entstanden ist, daß Bereiche, in denen sich die Luftmoleküle aufeinander zu bewegen, periodisch abwechseln mit Bereichen, in denen sich die Moleküle voneinander weg bewegen, in den ersteren Bereichen sind die Moleküle dichter, in den letzteren dünner gepackt. Diese Bewegung betrifft alle Moleküle einer Luftschicht gleichermaßen. Sie ist der Brownschen, ungeordneten Bewegung der Luftmoleküle überlagert.

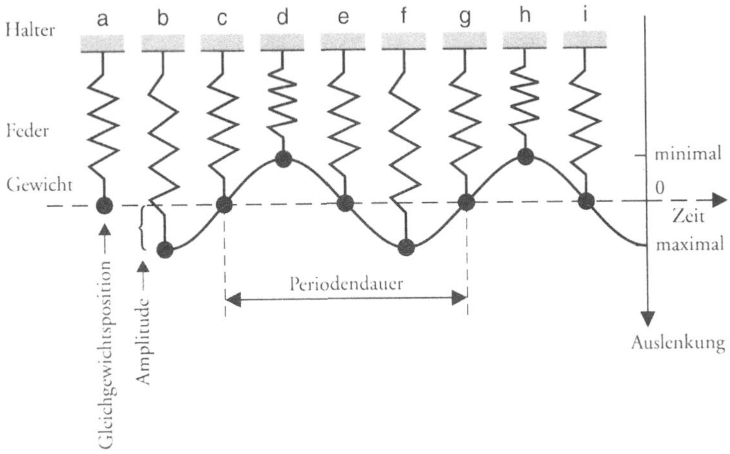

Abbildung 4: Auslenkung und Schwingung einer Spiralfeder. Das Bild zeigt, wie sich die Auslenkung einer Feder aus der Ruheposition (a), nachdem man an ihr gezogen hat (b), im Laufe der Zeit verändert (Teilbilder c bis i; die Zeitintervalle zwischen den jeweiligen Federauslenkungen sind gleich). Die Feder schwingt periodisch um die Ruheposition. Die Amplitude dieser Schwingung ist die maximale Auslenkung aus der Ruhestellung. Die gestrichelte Linie markiert die Auslenkung der Feder im Laufe der Zeit. Die Periodendauer der Schwingung ist der zeitliche Abstand zweier aufeinander folgender äquivalenter Stellungen der Feder (z. B. zweier Minima, Maxima oder Nulldurchgänge).

Wie es zu solchen Druckschwankungen kommt, ist in Abbildung 5 am Beispiel einer Luftpumpe skizziert. Das Loch in der Pumpe wird mit dem Daumen verschlossen. Ansonsten wollen wir annehmen, daß der Pumpenkolben ideal abdichtet, was natürlich bei wirklichen Luftpumpen nie der Fall ist.

Am Daumen spürt man den Druck, der weit vom Daumen entfernt durch Bewegung des Kolbens erzeugt wird. Bewegt man den Stößel der Pumpe periodisch hinein und heraus, so wird einerseits beim Hineinschieben des Kolbens die Luft komprimiert, andererseits wird die Luft entspannt, wenn der Kolben herausgezogen wird. Man spürt den Unterdruck am Daumen, wenn der Kolben über seine Anfangsposition herausgezogen wird. Der Druck in der Pumpe schwankt also mit der Kolbenbewegung periodisch um den „Gleichgewichtsluftdruck" hin und her. Mit dem Druck schwankt

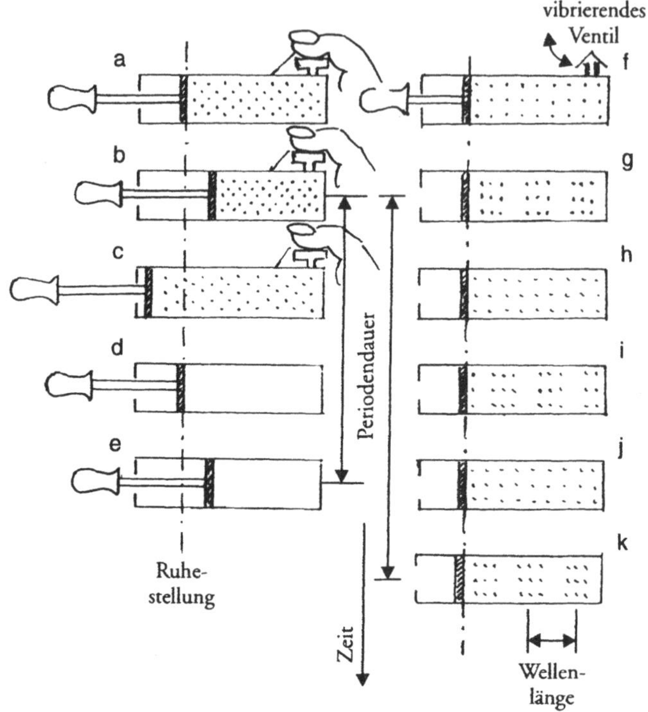

Abbildung 5: Schallwellen als Druck- und Dichteschwankungen. Schnittbild einer Luftpumpe: (a) Ruhestellung, der Druck in der Pumpe entspricht dem Luftdruck. Wird die Luft komprimiert (b), nehmen Druck- und Dichte der Luftmoleküle zu. Wird die Luft entspannt (c), nehmen Druck und Dichte ab. Die Punkte symbolisieren die Dichte der Luftmoleküle, je enger die Punkte liegen, desto höher ist die Dichte der Luft und damit auch ihr Druck. Wenn beim Pumpen das Ventilschläuchlein „quietscht", bildet sich in der Pumpe eine periodische, wellenförmige Dichteverteilung aus, die sich zeitlich und räumlich ändert, wie dies in den Bildern (f) bis (k) skizziert ist. In Bild (f) ist eine beliebige momentane Situation der Dichte- und Druckverteilung in der Pumpe festgehalten. Die Sequenz der Bilder (g) bis (k) zeigt schematisch, wie sich die Druckverteilung im Laufe der Zeit (von oben nach unten) an den verschiedenen Orten (von links nach rechts) in der Pumpe entwickelt. Neben einer zeitlichen Struktur, der Periodendauer (s. auch Abb. 4), kann hier eine örtliche Struktur, die Wellenlänge, erkannt werden. Sie ist der räumliche Abstand zwischen zwei aufeinanderfolgenden Dichtemaxima (-minima). Die Amplitude der Welle ist durch den maximalen Über- bzw. Unterdruck charakterisiert.

aber auch gleichzeitig die Dichte der Luft, da die Pumpe ja mit dem Daumen „dicht gemacht" wurde und deshalb die Anzahl der Luftmoleküle nicht geändert werden kann. Es können keine Luftmoleküle zu- oder abfließen, wenn sich das Pumpenvolumen durch die Bewegung des Kolbens ändert.

Periode und Frequenz

Periodisch nennt man etwas, das im Laufe der Zeit in gleicher Form wiederkehrt. Die Zeit, die dazwischen verstreicht, heißt *Periodendauer*. Der Sommer kehrt alle Jahre wieder. Die Erde bewegt sich mit der Periodendauer von einem Jahr um die Sonne. Im Fall der in Abbildung 4 dargestellten Federschwingung ist die Periodendauer die Zeit zwischen zwei maximalen (oder minimalen) Auslenkungen der Feder. Im Fall der in Abbildung 5 skizzierten Fahrradpumpe ist die Periodendauer die Zeit, die zwischen zwei aufeinanderfolgenden gleichen Stellungen des Kolbens verstreicht, zwischen zwei maximal hineingeschobenen (oder herausgezogenen) Kolbenpositionen.

Wenn wir ein Fahrrad aufpumpen, bewegen wir den Kolben zirka 3mal in 2 Sekunden hin und her. Bei diesem Beispiel ist die Periodendauer 2 Sekunden für 3mal Pumpen (= 2/3 = 0,66 Sekunden). Wie oft dies pro Sekunde geschieht, wird *Frequenz* genannt (im Beispiel 3mal pro 2 Sekunden = 3/2 = 1,5mal pro Sekunde). Der Kehrwert der in Sekunden angegebenen Periodendauer ist also die Frequenz. Zu Ehren des Physikers Heinrich Hertz, 1857–1894, der sich auf dem Gebiet von elektrischen Schwingungen hervorgetan hat, gibt man heute Frequenzen in Hertz an. Das Kürzel für Hertz ist Hz. Vierhundertvierzig Schwingungen pro Sekunde entsprechen 440 Hz. Der dieser Schwingung entsprechende Ton ist der Kammerton (a^1), auf den heute Musikinstrumente eingestimmt werden. Spitzenorchester stimmen weltweit etwas höher auf 444 Hz ein und die Orchester in Opernhäusern manchmal sogar noch etwas höher. Die Frequenz gibt an, wieviele Perioden pro Sekunde durchlaufen werden. Wie wir noch sehen werden, ist unser Gehör für Frequen-

22   zen zwischen 20 Hertz und 18 000 Hertz empfindlich. Je höher die Frequenz, desto höher ist auch der Ton, den wir hören.

Da das Fahrradaufpumpen mit einer Frequenz von circa 1,5 Hz geschieht, ist diese Anregung der Luftmoleküle zu niedrig in der Frequenz (niederfrequent), als daß sie bei uns eine Hörempfindung hervorrufen könnte. Wenn man den Stößel allerdings oft genug pro Sekunde hin- und herbewegen könnte – mindestens 20mal pro Sekunde, könnte man diese Anregung der Luft hören. Beim Fahrradaufpumpen kann es aber bei einem bestimmten Druck passieren, daß das Gummischläuchlein des Ventiles im Fahrradschlauch durch den Luftstrom zum schnellen Vibrieren angeregt wird. Dieses wechselweise Öffnen und Schließen der Ventilöffnung geschieht sehr schnell im Vergleich zur Bewegung des Kolbens, der deshalb in Abbildung 5f in einer beliebigen Position gezeichnet werden kann. Die Vibrationen des Ventilschläuchleins sind so hochfrequent, daß wir sie hören können: es quietscht. Das gesamte System, Fahrradschlauch, Ventil und Luftpumpe, ist zu einer Schallquelle geworden.

Nach dem gleichen Prinzip wird auch bei Holzblasinstrumenten Schall erzeugt. Dabei übernimmt der Bläser die Rolle der Luftpumpe. Seinem aufgeblähten Hals sieht man an, daß Druck erzeugt wird. Dem Fahrradventil entspricht das Mundstück der Klarinette (oder Oboe, Fagott, Dudelsack, Schalmei . . .), wobei ein aus Schilfrohr gefertigtes Blatt (Rohrblatt) die Rolle des schwingenden Ventilschläuchchens übernimmt. Und wie die Fahrradpumpe quietscht, so quietscht ja auch die Klarinette bei einem Anfänger, lange bevor es ihm gelingt, Töne auf der Klarinette zu erzeugen.

Die Höhe von Tönen und ihre Frequenz sind eindeutig miteinander verknüpft. Man kann deshalb den Begriff Tonhöhe und Frequenz synonym verwenden. Um musikalisch Vorgebildeten die Zuordnung zu erleichtern, werden im weiteren ab und an die Frequenzen und die entsprechenden Tonhöhen in Klammern angegeben. Die Zuordnung zwischen den beiden Begriffen wird aber auch an Hand von Abbildung 6 klar, in der unter einer Piano-Tastatur sowohl die entsprechenden Tonhöhen in Notenschrift und -notation angegeben sind wie auch die zugehörigen Frequenzen der

Grundtöne. Außerdem findet sich in dieser Abbildung eine Zusammenstellung der Frequenzbereiche, in denen verschiedene andere „Schallquellen" betrieben werden.

Schallquelle

Wird ein Flügel (Abb. 6) gespielt, wird er vom Möbelstück zur Schallquelle. Eine Schallquelle besteht aus drei Komponenten. Eine Komponente ist das System, das primär schwingt. Beim Piano sind das die Saiten. Im Beispiel mit der Fahrradpumpe war es das Gummischläuchlein des Ventiles. Bei einer Klarinette ist es das „Rohrblatt". Bei einer HiFi-Anlage ist es die elektronische Schaltung, die den Lautsprecher mit Strom versorgt. Bei einer Gitarre ist es die Saite. Bei einer Tuba sind es die Lippen des Bläsers. Bei unserer Stimme sind es die Stimmbänder.

Die zweite Komponente ist das System, das vom Taktgeber, der Saite, gezwungen wird, in seinem Takt mitzuschwingen. Die schwingende Saite liefert den Takt. Ihre Kopplung an die Luft ist jedoch viel zu schwach, als daß sie als Quelle für Schall agieren könnte. Die Dichteschwankungen, die die Taktgeber in der Luft hervorrufen, sind viel zu klein, so daß es nicht zu einer effektiven Schallabstrahlung kommt. Erst ein Verstärkungsmechanismus mit entsprechender Anpassung an die Luft macht aus dem Taktgeber (Saite, Rohrblatt, Synthesizer) eine Schallquelle. Der Taktgeber ist also die Ursache für den Schall, die Schallquelle ist jedoch der Instrumentenkörper oder der Lautsprecher. Oft ist diese mitschwingende Komponente einer Schallquelle so aufgebaut, daß die Schwingungen des Taktgebers verstärkt werden. Dabei werden häufig nur ganz bestimmte Frequenzen herausgegriffen und verstärkt. Oder aber es wird versucht, möglichst alle Frequenzen gleichmäßig zu verstärken. Im ersten Fall heißen diese besonders herausgegriffenen Frequenzen *Resonanzfrequenzen*. Dieses Konzept ist bei allen geblasenen Musikinstrumenten verwirklicht. Auch unsere Stimme ist so konstruiert. Der *Resonator* der Musikinstrumente ist das vom Instrument um-

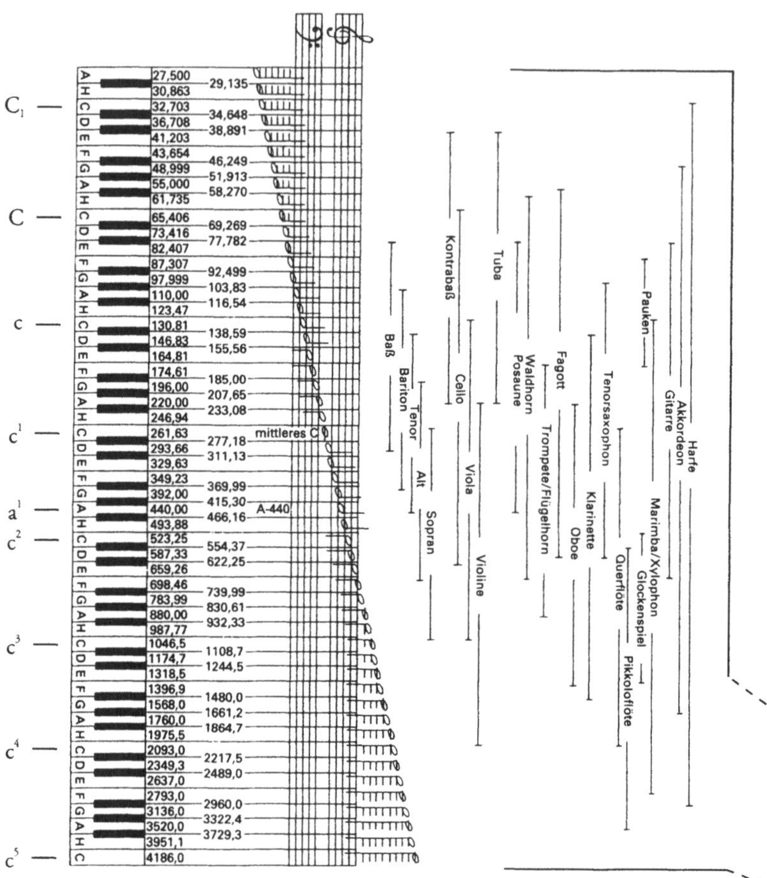

Abbildung 6: Vergleich von Tonhöhen und Frequenzen. Die angegebenen Frequenzen gelten bei temperierter Stimmung. Der typische Tonhöhenbereich verschiedener Stimmen und Instrumente ist mit angegeben. (Aus: J. R. Pierce (1989): Klang – Musik mit den Ohren der Physik. © 1989 Spektrum Akademischer Verlag, Heidelberg)

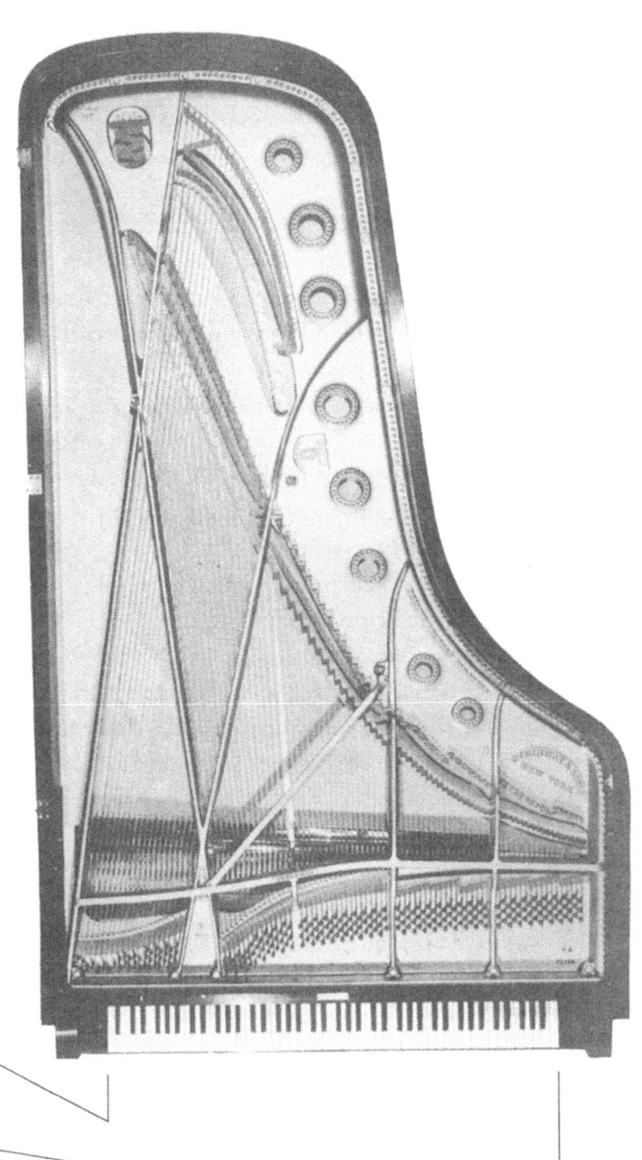

schlossene Luftvolumen. Bei unserer Stimme ist der Resonator aus den Hohlräumen im Nasen-, Rachen- und Brustraum aufgebaut. Der zweite Fall, eine gleichmäßige Behandlung aller Frequenzen, sollte bei allen „reproduzierenden Schallquellen", wie einem guten Lautsprechersystem, realisiert sein.

Die dritte Komponente einer Schallquelle ist das System, das die umgebende Luft zum Mitschwingen bringt. Im Fahrradpumpenbeispiel ist es die aus Lecks in der Pumpe „ausströmende" Luft. Bei der Trompete ist dies die Öffnung des Trichters. Bei der Gitarre ist es neben den Corpusplatten die Öffnung in der Decke. Beim Klavier ist es die Holzplatte (Resonanzboden). Auf den Resonanzboden ist der Metallrahmen montiert, auf den die Saiten gespannt sind. Und beim Lautsprecher ist es die Lautsprechermembran, die mit ihrer Hin- und Herbewegung schlußendlich die Vibrationen des Taktgebers an die Luft weitergibt.

Wie in Abbildung 5 skizziert, bildet sich im Takt der Vibrationen des Ventilschläuchleins in der Luftpumpe eine Wellenstruktur aus, deren „Wellenkämme" (Druck- und Dichtemaxima) im Takt mit den „Wellentälern" (Druck- und Dichteminima) abwechseln. Momentaufnahmen der Dichteverteilung der Luftmoleküle in der Pumpe könnten dann zum Beispiel so aussehen, wie sie in Abbildung 5f bis 5j gezeigt sind. Ähnlich wie bei Wasserwellen ist die Länge einer Welle, die Wellenlänge, durch den räumlichen Abstand zweier Wellenkämme gegeben.

Schallamplitude, Schallschnelle, Schallintensität und Schalleistung

Je größer die Anregungsamplituden von Wellen sind, desto größer ist die Energie, die in ihnen steckt. Bei Schallwellen entspricht der Anregungsamplitude die Druckdifferenz zwischen dem maximalen (minimalen) Druck und dem mittleren Druck, der im bewegten Medium herrscht, dem Luftdruck. Was hier für den Druck definiert wurde, gilt genauso auch für die Dichte, da natürlich der Druck dort am größten ist, wo sich die meisten Moleküle befinden, also die Luft am dichtesten ist. Die meisten Moleküle befinden sich dort, wo sich die Moleküle der unmittelbaren Nachbarschaft am wenigsten weit wegbewegt haben, und die Dichte hat dort zugenommen, wo sich die meisten Moleküle der weiteren Umgebung hinbewegt haben. Zwischen der Auslenkungsamplitude aus der Gleichgewichtslage der Atome oder Moleküle und der lokalen Dichte und damit dem lokalen Druck im Medium gibt es also einen festen Zusammenhang, der in Abbildung 7 skizziert ist. Auch die Geschwindigkeit, mit der sich die Teilchen um die Gleichgewichtsposition bewegen, ist damit eindeutig verknüpft. Diese Geschwindigkeit heißt *Schallschnelle*, oder kurz Schnelle, und entspricht bei der Stadion-Welle der Geschwindigkeit, mit der die Zuschauer ihre Arme heben und senken. Die Geschwindigkeit der Teilchen, die Schallschnelle, hat wie die Dichte oder der Druck den größtmöglichen Wert dort, wo die Auslenkung der Teilchen aus der Gleichgewichtsposition am geringsten ist.

Die Druck- und die Schnelleamplitude einer Schallwelle sind natürlich nicht unabhängig voneinander, sondern sie sind über den sogenannten *Schallwiderstand* miteinander verknüpft. Für sehr lauten Schall betragen die Druckamplituden nur ein Millionstel des Atmosphärendrucks. Die Schnelle, mit der sich dann die Luftmoleküle bewegen, beträgt dabei ungefähr 0,2 Millimeter pro Sekunde, wobei die Auslenkung der Luftmoleküle nur circa 0,01 Millimeter für mittlere Tonhöhen (a^1, 440 Hz) beträgt. Für tiefere oder höhere Töne nimmt bei gleicher Geschwindigkeit der Luftmoleküle die Amplitude der Auslenkung der Teilchen zu oder ab. Die Schnelle der Schallwelle läßt sich gerade dadurch berechnen, daß man die Auslenkungsamplitude mit der Frequenz der Schallwelle multipliziert.

Eine Schallwelle kann also charakterisiert werden, wenn man neben ihrer Frequenz auch ihre Amplitude kennt. Dabei ist es unerheblich, welche der gerade angesprochenen Amplituden man dazu hernimmt, da sie alle ineinander umgerechnet werden können. Oft wird deshalb nicht die Amplitude angegeben, sondern die Schallintensität oder die Schalleistung.

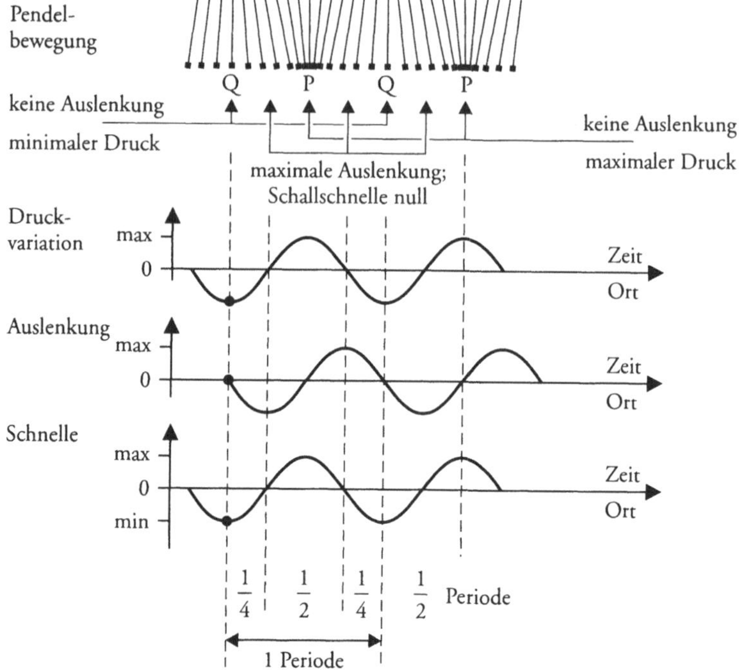

Abbildung 7: Am Beispiel einer Pendelbewegung wird der Zusammenhang zwischen Auslenkungsamplituden, Schnelle und Druck erklärt. Druckmaxima fallen mit Teilchengeschwindigkeitsmaxima in der „Hinrichtung" zusammen und entsprechen Schnellemaxima in der „Wegrichtung".

Die *Schallintensität* ist ein Maß für die Energie, die in der Schallwelle steckt. Daß in Schallwellen Energie steckt, zeigt sich an den zitternden Fensterscheiben, wenn ein Lastwagen lautstark vorbeidonnert. Die Scheiben wackeln um so mehr, je näher der Lastwagen dem Fenster kommt. Die Schallenergie, die auf einen Schallempfänger einfällt, hängt also davon ab, wie weit die Schallquelle entfernt ist.

Die Energie, die in Schallwellen steckt, ist um so größer, je größer die Auslenkung der Moleküle, je größer die Schallschnelle ist. Die Schallintensität ist nicht proportional zur Druckamplitude, sondern sie hängt „quadratisch" von ihr ab. Eine „quadratische Abhängigkeit" kennen wir zum Beispiel auch vom Autofahren, wo doppelte Geschwindigkeit in der Regel einen viermal so langen Bremsweg bedeutet. Bei Verdoppelung (Verdreifachung, Vervierfachung ...) der Anregungsamplituden und der Schnelle vervierfacht (verneunfacht, versechzehnfacht ...) sich die Intensität.

Die Schallintensität wird ähnlich angegeben wie die Intensität der Sonnenstrahlung. Sie sagt uns, wieviel Energie pro Zeiteinheit auf einen Quadratmeter bestrahlter Fläche einfällt. Bei der Sonnenstrahlung sind das in unseren Breiten ungefähr 1 Kilowatt pro Quadratmeter. Die Schallintensität entspricht also der Energie, die in der Schallwelle steckt und die pro Zeiteinheit auf einen Quadratmeter einfällt. Für Schall, den wir gerade noch hören können, ist das nur ein Billionstel von einem Watt pro Quadratmeter. Zum Vergleich: das entspricht in etwa der Energie, die von einer 100 Watt Glühbirne in 100 km Abstand pro Quadratmeter noch zur Verfügung stünde, wenn nichts von dem Licht der Glühbirne durch *Streuung* oder *Absorption* in der Atmosphäre verloren gehen würde.

Sammelt man die ganze auf eine Fläche einfallende Schallintensität, dann ist dies ein Maß für die Schalleistung. Die Schalleistung, die unser Trommelfell gerade noch vernehmlich ansprechen läßt, beträgt bei der Trommelfellfläche von circa 0,6 Quadratzentimetern nur das 60 Millionstel von einem billionstel Watt (eine Zahl mit 17 Nullen nach dem Komma). Unser Hörorgan ist also ein unheimlich sensitiver Schalldetektor. Für Schall, den wir gerade noch hören können, sind die Anregungsamplituden der Luft äußerst gering. Die Auslenkung der Luftmoleküle durch die Schallwelle ist dabei kleiner als der Durchmesser eines Wasserstoffmoleküls. Der dieser Auslenkung entsprechende Druckunterschied beträgt nur ein Billionstel des Luftdrucks.

Wie groß die Schalleistungen sind, zu denen wir mit unserer Stimme fähig sind, sei an einigen Beispielen erläutert. Die Leistung bei einer leise geführten Unterhaltung beträgt nur ein Millionstel eines Watts. Die Höchstleistung unserer Stimme beträgt etwa zwei Tausendstel eines Watts. Eine fortissimo gespielte Trompete produziert ungefähr 0,3 Watt, und eine Orgel im Fortissimo schafft maximal gerade mal soviel, wie ein LapTop-Computer zu seinem Betrieb benötigt, um 10 Watt.

Phasenbeziehung

Wie aus Abbildung 7 ersichtlich, fallen Schnelle- und Druckmaxima (-minima) zeitlich und örtlich zusammen, Schnelle und Druckamplituden verlaufen „parallel" zueinander, was man auch „gleichphasig" nennt. Außer *Phase* zu beiden verlaufen die Auslenkungsamplituden, da sie immer dann am größten sind, wenn die Schnelle Null ist (die Teilchen momentan zur Ruhe gekommen sind) und der lokale Druck den Gleichgewichtsdruck angenommen hat. Druck (Schnelle) und Auslenkung der Teilchen sind also nicht in Phase, sondern es gibt eine Phasendifferenz zwischen ihnen. Das ist wie bei einem Pendel: wenn es schwingt, ist an den Umkehrpunkten die Pendelauslenkung am größten und kurzzeitig die Geschwindigkeit gleich null, während beim Schwingen durch die Ruheposition die Auslenkung null und die Geschwindigkeit maximal wird. Auslenkung und Geschwindigkeit des Pendels sind eine viertel Periode außer Phase.

Da die viertel Periode einer Bewegung einer Drehung um 90 Grad entspricht, sagt man auch Geschwindigkeits- (Druck-) und Auslenkungsamplituden sind 90 Grad phasenverschoben. So ist ein Tag in Frankfurt und New York bei einer Zeitdifferenz von 6 Stunden um einen viertel Tag phasenverschoben, das heißt, daß sich die Erde bei der Rotation um ihre eigene Achse zwischen Sonnenhöchststand in Frankfurt und New York gerade um 90 Grad gedreht hat. Ein Phasenunterschied von 180 Grad, also ein Unterschied wie Tag und Nacht, ergibt sich so zwischen Deutschland und Hawaii. Phasenunterschiede von Schallwellen können wir zwar nicht direkt hören, aber ohne 180 Grad-Phasenunterschiede von Wellen würden weder Blas- noch Saiteninstrumente funktionieren, da es bei der Überlagerung von Schallwellen nur dadurch zur Ausbildung sogenannter *stehender Wellen* kommen kann. Wir brauchen also zusätzlich zur Amplitude, zur Frequenz und Wellenlänge die Angabe der Phase, um den Zustand einer Schwingung genau angeben zu können.

Schallgeschwindigkeit

Wie bei Wasserwellen wechseln sich auch bei Schallwellen Wellental und Wellenkamm ab. Dies geschieht mit einer bestimmten Geschwindigkeit, die bei Schallwellen logischerweise *Schallgeschwindigkeit* heißt. Es ist die Geschwindigkeit, mit der sich die Anregung der Luftmoleküle im Medium Luft ausbreitet. Ganz analog ist es bei der Stadion-Welle die Geschwindigkeit, mit der diese Welle durch die Arena läuft. Es ist nicht die Geschwindigkeit, mit der sich die einzelnen Zuschauer vom Platz erheben und wieder hinsetzen.

Die Schallgeschwindigkeit ist charakteristisch für ein bestimmtes Medium. Für verschiedene Medien ist sie verschieden. Da die Geschwindigkeit aus dem in einer bestimmten Zeit zurückgelegten Weg (zum Beispiel beim Autofahren: 30 Kilometer pro Stunde) berechnet werden kann, ergibt sich die Schallgeschwindigkeit aus dem in einer Periodendauer zurückgelegten Weg, der Wellenlänge. Oder anders ausgedrückt, wenn man die Wellenlänge einer Schallwelle mit ihrer Frequenz multipliziert, ergibt sich eine für das Medium charakteristische Größe, die Schallgeschwindigkeit.

Die Schallgeschwindigkeit ist, neben anderen für die Schallausbreitung charakteristischen Größen, die wir später noch kennenlernen werden, in der folgenden Tabelle für einige in der Akustik wichtige Medien zusammengestellt.

Generell fällt beim Betrachten der Tabelle auf, daß Schall sich umso schneller in einem Medium ausbreiten kann, je schwerer wir uns tun, dieses Medium zusammenzudrücken und je elastischer dieses Medium ist. Luft läßt sich leichter zusammendrücken als Wasser, und Stahl ist elastischer als Kunststoff oder Holz. Holz läßt sich leichter quer zur Faser als in Wachstumsrichtung quetschen. Körperschall, der Schall, der sich in festen Körpern ausbreitet, ist

Tabelle 1: Schallgeschwindigkeit, Schallwiderstand und Schallaufstrecke für verschiedene Materialien

Medium		Dichte [kg/m³]	Schallgeschwindigkeit [m/s]	Schallwiderstand [kg/(sm²)]	Schalllaufstrecke [km]*
Luft 0 °C	trocken	1,29	331,0	427	~ 0,7
Luft 20 °C	trocken	1,21	343,6	416	~ 0,6
feucht	20 %		343,8	416	
	50 %		344,3	417	
	80 %		344,5	417	
Wasser 0 °C		1000	1400	1 400 000	
Wasser 20 °C		998	1484	1 480 000	~ 550
Eis		920	3200	2 940 000	
Lymphe		1040	1519		
Gewebe		1070	1540	1 650 000	
Knochen	leicht	1390	2700	3 750 000	
Knochen	dicht	1800	4100	7 380 000	
Holz, weich	mit der	500	3340	1 670 000	
Holz, hart	Faserrichtung	800	4670	3 736 000	~ 0,07
Holz, hart	quer dazu		1310	1 048 000	
Ziegel		1800	3650	6 600 000	~ 0,1
Beton		2100	3100	6 510 000	
Glas		2500	5300	13 300 000	~ 100
Messing		8520	3400	28 968 000	~ 4
Silber		10500	3650	38 325 000	
Plastik	Polyäthylen	900	540	486 000	
Plastik	Polycarbonat	1200	1400	1 680 000	~ 0,2–1
Plastik	PVC	1380	1700	2 346 000	

* die Strecke, auf der im homogenen Medium die Amplitude von ebenen Schallwellen von 1 kHz Frequenz auf etwa 37 % der Ausgangsamplitude abgenommen hat.

immer schneller als der Schall, der sich in Flüssigkeiten ausbreitet, und der wiederum ist schneller als Luftschall. Wir können das hören, wenn jemand in einem Hochhaus auf die Rohre des Heizungssystems klopft.

In Luft hängt die Schallgeschwindigkeit nicht von der Frequenz ab, es sei denn die Luft ist in dünnen Kanülen (Durchmesser kleiner als 5 mm) eingesperrt. Dann breitet sich Schall bei Frequenzen kleiner als 300 Hz (tiefer als e^1) merklich langsamer aus. Man nennt diesen Effekt *Dispersion*. Die Dispersion ist ein ganz wichtiges Phänomen beim Hörvorgang. Sie ist in der *Perilymphe* des Innenohrs sehr stark ausgeprägt. Sie ist, wie wir sehen werden, dafür verantwortlich, daß die Sinneszellen bei den ihnen zugeordneten Frequenzen angeregt werden.

Aus der Tabelle ist auch ersichtlich, daß die Schallgeschwindigkeit in Luft sowohl mit steigender Temperatur als auch mit steigender Luftfeuchtigkeit zunimmt. Die Zunahme der Schallgeschwindigkeit mit der Luftfeuchtigkeit ist allerdings zu gering, als daß der Unterschied für uns hörbar wird. Bläst man beispielsweise eine Orgelpfeife einmal mit feuchter und einmal mit trockener Luft gleicher Temperatur an, dann wird bei trockener Luft der Ton nur um etwa das Dreißigstel eines Ganztons tiefer.

Anders ist die Situation jedoch, wenn man Luft verschiedener Temperatur in die Orgelpfeifen leitet. Jeder Kirchenorganist weiß, daß seine Orgel im Winter tiefer klingt. Ein Temperaturunterschied von 10 °C macht etwa einen achtel Ton aus. Dieser Tonhöhenunterschied wird selbst von musikalischen Laien wahrgenommen. Auch das „Steigen" von Blasinstrumenten, während sie „warmgespielt" werden, ist auf die Temperaturabhängigkeit der Schallgeschwindigkeit zurückzuführen.

Stehende Wellen

Die Schallgeschwindigkeit hat natürlich zunächst einmal nichts damit zu tun, wie hoch oder tief wir Töne hören. Die Tonhöhe ist ausschließlich über die Frequenz festgelegt. Ob man das gleiche Musikstück im kalten oder warmen Zimmer über Lautsprecher abspielt, macht keinen Unterschied in der Tonhöhe. Die Luft schwingt mit der Frequenz, die ihr von der Lautsprechermembran aufgezwungen wird. Bei allen geblasenen Musikinstrumenten ist dies anders. Von ihnen wissen wir bereits, daß sie Resonanzverstärker sind, die nur dann vernünftig zum Schwingen zu bringen sind, wenn die Wellenlänge des produzierten Schalls in ganz bestimmter Weise mit der Rohrlänge des Instrumentes harmoniert.

34   In Abbildung 8A wird demonstriert, wie es bei der Reflexion von Schallwellen zwischen zwei Wänden zum Ausbilden einer stehenden Welle kommen kann (die Wand im Vordergrund ist nicht gezeigt). Die hin- und die zurücklaufenden Wellen überlagern sich derart, daß es zu ortsfesten Schwingungsknoten kommt, an denen die Luftmoleküle in Ruhe bleiben. In der Mitte zwischen zwei Knoten bilden sich Schwingungsbäuche aus, Bereiche, in denen die Luftmoleküle mit der größten Auslenkung hin- und herschwingen.

An den Enden von luftgefüllten Röhren finden Reflexionen statt, die zu stehenden Wellen führen, wenn die Wellenlängen das halbzahlige oder viertelzahlige Vielfache der Rohrlänge sind, je nachdem, ob die Rohre auf beiden oder nur auf einer Seite offen sind. In Abbildung 8B wird am Beispiel einer auf beiden Seiten offenen und einer einseitig geschlossenen *(gedackten)* Pfeife erläutert, wie es dazu kommt. Die Rohre einer Block- oder Querflöte und die einer Panflöte sind zum Beispiel solche Pfeifen. Das hier Gezeigte ist aber

---

Abbildung 8: A): Ausbildung von stehenden Wellen. Gezeigt sind die Momentbilder einer auf eine Wand einlaufenden und an ihr reflektierten Welle (180 Grad Phasenunterschied). Steht dieser Wand eine (nicht gezeigte) parallele Wand gegenüber, so geschieht an ihr das gleiche, die Wellen werden zwischen den beiden Wänden hin- und hergeworfen, und zwar jedesmal so, daß ihre Überlagerung zur stehenden Welle (schattiert) führt, bei der die Knoten ortsfest bleiben und die Amplituden der Bäuche zeitlich zwischen den beiden Extremen hin- und herlaufen. B) Grund- und harmonische stehende Wellen in Pfeifen (schematisch): I) eine beidseitig offene Pfeife (z. B. Orgel, Flöte) und II) eine einseitig geschlossene Pfeife (Panflöte, Oboe). An den offenen Stellen können die Luftmoleküle fast ungehindert schwingen, es bildet sich ein Maximum der Auslenkung (durchgezogene Linien) aus, gleichzeitig ist an den Öffnungen der Druck fast dem Luftdruck gleich, d. h. die Druckamplitude (gestrichelte Linie) wird sehr klein. An der Wand in der geschlossenen Pfeife gilt das entsprechend Umgekehrte. Die 3 kürzesten Wellenstrukturen, die diese Bedingung erfüllen, sind für beide Fälle unter a, b und c skizziert. Man spricht dabei vom Grund-, ersten und zweiten Oberton. Bemerke: der Grundton der halbseitig geschlossenen Pfeife hat nur die halbe Frequenz der gleich langen beidseitig offenen Pfeife; anders gesagt: obwohl die Pfeifenlängen in Ia und IIa unterschiedlich sind, ist die Wellenlänge und damit die Frequenz der Grundschwingung gleich. Eine Querflöte und eine B-Klarinette sind fast gleich lang, trotzdem spielt die Klarinette fast eine Oktave tiefer (Blasloch der Flöte wirkt wie offen, Mundstück der Klarinette wie geschlossen). (Teilbild B aus: E. Hering, R. Martin, M. Stohrer (1988): Physik für Ingenieure, VDI-Verlag, © 1997 Springer-Verlag, Berlin)

A

Reflektor
einlaufende
überlagerte
(stehende)
reflektierte
Welle

B

a
b
c
a
b
c
I
II

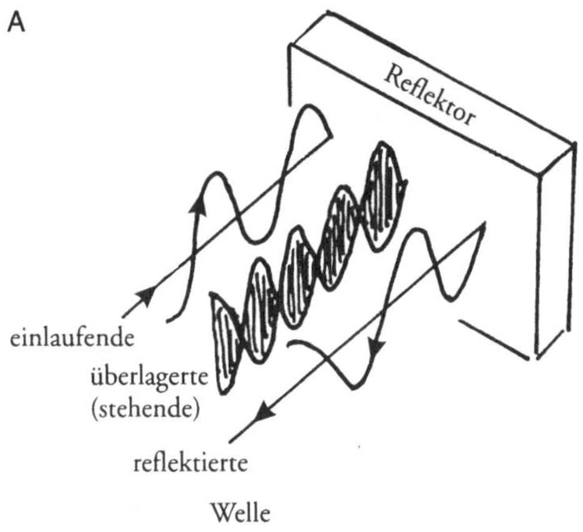

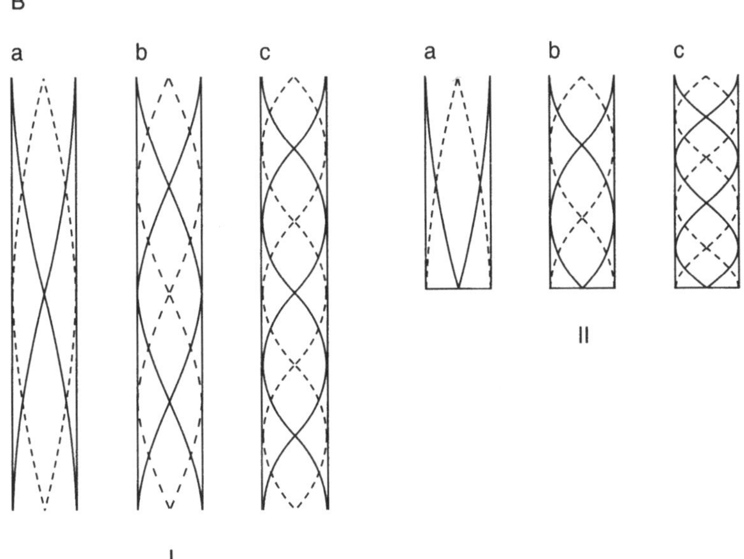

prinzipiell für alle Blasinstrumente gültig. Da die Länge eines Blasinstruments entweder bautechnisch festliegt (Orgelpfeife, Alphorn) oder aber beim Spielen des Instruments durch Öffnen und Schließen von Grifflöchern oder Ventilen festgelegt wird (Flöte, Oboe oder Horn), ist damit auch die Wellenlänge des Schalls vorgegeben, denn die Wellenlänge des Schalls muß in einem definierten Verhältnis in die effektive Rohrlänge passen, damit es zur gewünschten Resonanzverstärkung, zur Ausbildung von stehenden Wellen, kommen kann (siehe dazu auch den Abschnitt über Reflexion). Wenn aber die Wellenlänge festliegt, muß die Tonhöhe ansteigen, zum Beispiel wenn die Schallgeschwindigkeit temperaturbedingt ansteigt.

Die *Grundschwingung (Grundmode, Grundfrequenz)* eines Blasinstruments ist die Schwingung mit der größten Wellenlänge, die in die Rohrlänge paßt. Die Frequenz dieser Grundschwingung einer Pfeife ist gegeben durch die Schallgeschwindigkeit geteilt durch die doppelte oder vierfache Länge der offenen oder einseitig geschlossenen Pfeife. Dann, und nur dann, kommt es bei den gegebenen Umständen zur Ausbildung stehender Wellen. Je kürzer die Pfeife, desto kleiner ist die Wellenlänge, desto höher der Ton.

Der Ton wird auch höher, wenn man in Pfeifen stärker hineinbläst, wenn man das Instrument „überbläst". Man regt dann *Oberschwingungen* an (siehe Abb. 8). Diese Oberschwingungen werden auch „*Harmonische*" genannt und haben bei flötenähnlichen Instrumenten Frequenzen, die das Zwei-, Drei- oder Vierfache der Grundschwingung betragen. Man überbläst also zuerst in die *Oktave* (das Zweifache der Grundfrequenz) und dann in die *Quinte* (das Dreifache der Grundfrequenz) über der Oktave. Bei Panflöten überbläst man normalerweise gleich in die Quinte über der Oktave, da in gedackten Pfeifen nur die drei-, fünf- oder siebenfache Frequenz der Grundschwingung angeregt werden können, also nur ungerade Harmonische.

Multipliziert man die Schallgeschwindigkeit mit der Dichte eines Mediums, so erhält man eine andere für das Medium charakteristische Größe, den *Schallwiderstand,* auch *Schallimpedanz* genannt. Der Schallwiderstand (er ist in der Tabelle für verschiedene Materialien angegeben) ist ein Maß dafür, wie schnell sich die Moleküle oder Atome in der Schallwelle bewegen müssen, um den Druckunterschied zwischen Wellental und Wellenkamm zu erzeugen. Der Schallwiderstand kann deshalb auch aus dem Verhältnis von Schalldruck zu der Geschwindigkeit der Teilchen berechnet werden. Schallwiderstände werden dann wichtig, wenn Schall von einem Medium in ein anderes „strömt", also beispielsweise von Luft in das Gewebe unseres Körpers oder vom Äußeren ins Innere eines Gebäudes oder vom Inneren eines Musikinstrumentes in die Umgebungsluft. Je größer der Unterschied im Schallwiderstand zweier Medien ist, desto mehr wird der Schall an der Grenze zwischen beiden Medien reflektiert. Wie wir der Tabelle entnehmen können, sind die Schallwiderstände von Luft etwa viertausendmal kleiner als die unseres Körpergewebes. Deshalb sollten alle Schallwellen, die unseren Kopf treffen, reflektiert werden. Warum wir trotzdem hören, werden wir später noch sehen.

Kugel-, Längs-, Quer- und ebene Wellen

Die Dimensionen von Schallquellen können groß oder klein im Vergleich zur Wellenlänge des Schalls sein, den sie aussenden. Eine Schallwelle von 1000 Hz besitzt eine Wellenlänge von 34 cm. Wenn ein Schall abstrahlender Lautsprecher einen Membrandurchmesser von ungefähr 34 cm hat, strahlt er höhere Töne mit kürzeren Wellenlängen bevorzugt in der Richtung ab, in der die Lautsprechermembran schwingt, und zwar um so mehr, je höher in diesem Beispiel der Ton im Vergleich zu einem Ton der Frequenz von 1000 Hz ist. Solche Schallquellen strahlen dann bei sehr hohen Tönen so-

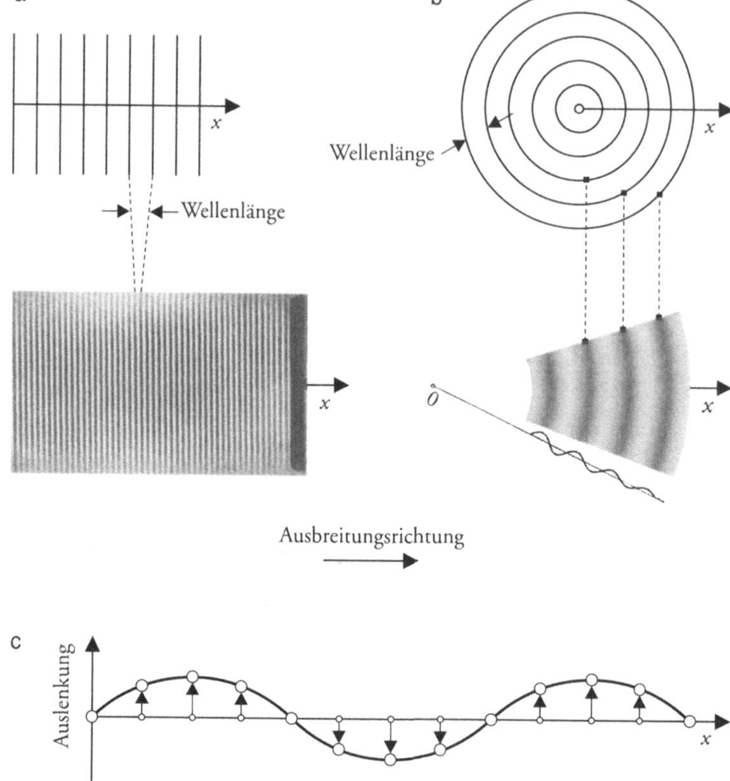

Abbildung 9: Momentaufnahmen von verschiedenen Schallwellen-Typen. a) Ebene Wellen; die Abmessungen der Schallquellen sind sehr viel größer als die Wellenlängen. b) Kugelwellen; die Schallquelle ist sehr viel kleiner als die Wellenlänge des ausgesandten Schalls. Wenn wir sprechen oder pfeifen, ist das der Fall. c) Transversalwellen, Teilchenbewegung senkrecht zur Ausbreitungsrichtung (Oberflächenwellen auf Wasser haben transversale Komponenten). d) Longitudinalwellen, Teilchen bewegen sich in Ausbreitungsrichtung (Schallwellen). (Zusammengestellt aus: R. W. Pohl (1959): Mechanik, Akustik, Wärmelehre, © 1959 Springer-Verlag, Berlin und E. Hering, R. Martin, M. Stohrer (1988): Physik für Ingenieure, VDI-Verlag, © 1997 Springer-Verlag, Berlin)

genannte „ebene Wellen" ab, das heißt die Wellentäler und -berge werden parallel zueinander ausgesandt, wie dies in Abbildung 9a zu sehen ist.

Im umgekehrten Fall, dann, wenn die Töne sehr viel tiefer als der 1000 Hz-Ton unseres Beispiels sind, ändert sich die Abstrahlcharakteristik. Die Lautsprechermembran wird mehr und mehr zu einem sogenannten *„Punktstrahler"*, und die Wellentäler und -berge werden kugelschalenförmig abgestrahlt, das bedeutet gleichmäßig in alle Richtungen des Raumes (Abb. 9b).

Schallwellen, die von einer punktförmigen Quelle abgestrahlt wurden, sind ausschnittsweise in Abbildung 9 in einer Momentaufnahme sichtbar gemacht. Abbildung 9 zeigt photographisch die momentane Dichteschwankung der Luft. Wie man sieht, nimmt die Dichte der Luft kreisförmig in Ausbreitungsrichtung periodisch zu und ab, die Moleküle der Luft bewegen sich also in der gleichen Richtung hin und her, in der sich die Schallwelle in der Luft ausbreitet. Solche Wellen heißen auch Längs- oder Longitudinalwellen, weil die Teilchen längs (parallel) zur Ausbreitungsrichtung der Welle schwingen.

Bei Wasserwellen ist das anders. Die Wassermoleküle bewegen sich im wesentlichen auf und ab – ein auf den Wellen tanzender Korken spiegelt das wider –, während sich die Welle über die Wasseroberfläche ausbreitet. Die Welle und die Wassermoleküle bewegen sich also senkrecht zueinander, weshalb solche Wellen auch Quer- oder Transversalwellen heißen. Wenn man ganz genau hinschauen würde, zum Beispiel indem man den Korken mikroskopisch klein machen würde, könnte man feststellen, daß neben der Auf- und Abbewegung der Wassermoleküle auch eine Hin- und Herbewegung stattfindet. Wasserwellen sind also keine „reinen" Querwellen.

Transiente Wellen

Schall- und Wasserwellen müssen mechanisch erzeugt werden. Sie werden beide dadurch angeregt, daß Moleküle des Mediums bewegt

40 werden, in dem sie sich ausbreiten. Diese Anregung kann eine periodische Bewegung sein, muß dies aber nicht. Wenn man einen Stein ins Wasser wirft, kann man die dadurch angeregte Wasserwelle sehen und auch das Plumpsen des Steines hören. Man hört die Schallwellen, die dadurch erzeugt wurden, daß sich die Wasseroberfläche beim Eintauchen des Steines mechanisch bewegt hat.

Solche kurzzeitigen Anregungen, auch in die Hände klatschen gehört dazu, werden *transiente Anregungen* genannt, da sie nur vorübergehend sind. In diesem Sinne sind die von Zupfinstrumenten erzeugten Töne transient, da sie schnell verklingen, auch die „Töne" unserer Sprache sind transient, denn sie dauern nicht an, wie beispielsweise lange Töne, die man auf einer Orgel spielen kann, oder das andauernde Geräusch eines summenden Kühlschranks. Im Unterschied zu diesem kontinuierlich erklingenden Schall, der für unser Empfinden sehr schnell langweilig wird, sind es gerade die transienten Schallwellen, die unsere Aufmerksamkeit erwecken. Wie diese erzeugt werden und wie sie abklingen, ist ganz wesentlich für das, was wir hören. Nur aufgrund dieser transienten Vorgänge bei der Tonerzeugung sind wir in der Lage, verschiedene Stimmen und verschiedene Musikinstrumente akustisch auseinanderzuhalten. Doch dazu mehr im letzten Kapitel.

Schalldämpfung

Transiente und kontinuierliche Schallwellen werden auf ihrem Weg durch die Luft gleichermaßen abgeschwächt. Der Steinewerfer wird das Plumpsen des Steines vernehmen, ein sehr weit vom Geschehen entfernter Beobachter wird zwar den Stein eintauchen sehen, das dabei erzeugte Geräusch aber nicht hören. Schallwellen werden mit zunehmenden Abstand vom Ort ihrer Erregung immer schwächer, man sagt, sie werden im Medium gedämpft.

Schallausbreitung kann nicht ohne Verluste vor sich gehen, da bei der Bewegung der Atome und Moleküle Reibungskräfte einwirken. Diese Verlustmechanismen dämpfen den Schall. In verschie-

denen Medien ist die Schallabschwächung verschieden stark. Die
Schwächung von Schall ist ebenso wie die Schallgeschwindigkeit eine spezifische Materialeigenschaft. Die Stärke der Schallabsorption
wird durch den sogenannten *Dämpfungskoeffizienten* charakterisiert,
der meist stark von der Schallfrequenz abhängt. Oft ist es ein quadratischer Zusammenhang: Schall wird viermal so stark gedämpft,
wenn seine Frequenz verdoppelt wird.

In der Tabelle 1 sind für Schall der Frequenz von 1000 Hz die
Strecken angegeben, die Schall in einigen Materialien laufen kann,
bis seine Druckamplitude auf etwa ein Drittel abgenommen hat,
genauer: auf etwa 37 % ihres ursprünglichen Wertes.

An den 37 % ist nichts Magisches, das ist Definition und kommt
daher, daß der Verlust an Lautstärke der Intensität der Schallwelle
selbst proportional ist. Es ist die gleiche Gesetzmäßigkeit, die dem
radioaktiven Zerfall zugrunde liegt oder dem Wachstum der Weltbevölkerung, bei der der Bevölkerungszuwachs auch proportional
der momentanen Bevölkerungszahl ist. Man spricht bei dieser Art
von Zusammenhang von einer exponentiellen Gesetzmäßigkeit.

Bei genauerem Betrachten der Werte in der Tabelle 1 fällt auf,
daß die Laufstrecken von Schall zum Teil unrealistisch hoch erscheinen (Glas, Wasser). Das hat zwei Gründe. Der eine hängt mit der
Energie zusammen, die von jeder Art von Wellen, und damit auch
von Schallwellen, transportiert wird. Diese Energie (genauer: die
Energiedichte, die Energie, die pro Quadratmeter Fläche transportiert wird) nimmt nur bei ebenen Wellen nicht mit dem Abstand
zur Schallquelle ab. Bei linienförmigen Quellen, wie einem Blitz,
von dem zylinderförmige Schallwellen ausgesandt werden, nimmt
die Energiedichte mit dem Abstand ab, bei Kugelwellen ist diese
Abnahme quadratisch mit dem Abstand zur Quelle. Wir kennen
das vom Händewärmen am offenen Feuer, das in einem Meter Abstand zum Feuer noch angenehm ist, das aber bereits 50 cm näher
am Feuer unangenehm sein kann. Die Schallintensität nimmt also
ab, wenn sich unser Abstand zur Schallquelle, beispielsweise zum
Gewitter, vergrößert. Diese Art der Abnahme hat nichts mit dem
Medium Luft zu tun, in dem sich der Donner ausbreitet, sie ist

letztendlich eine Konsequenz der Tatsache, daß in der Physik das Prinzip der Energieerhaltung gilt.

Der zweite Grund ist jedoch spezifisch für das Medium, in dem die Schallausbreitung erfolgt, und damit sind wir zurück bei den Dämpfungswerten, die in der Tabelle angegeben sind. Sie gelten nur für reine Medien, und wann ist Luft schon rein. Für reale Materialien sind sie nur Anhaltspunkte, da reale Materialien nie ganz homogen sind. In Luft ist neben Sauerstoff und Stickstoff zumindest noch Wasserdampf in erheblichen Mengen vorhanden. Die Wassermoleküle können Schall je nach Luftfeuchtigkeit und Schallfrequenz zusätzlich absorbieren. Abbildung 10 zeigt diesen Zusammenhang. Bei einer relativen Luftfeuchtigkeit von 15–25 % wird Schall besonders stark absorbiert, und dies um so stärker, je höher seine Frequenz oder die Luftfeuchtigkeit ist.

Die Auswirkung dieser Tatsache hat jeder von uns schon beobachtet, zum Beispiel bei einem Gewitter: Ferner Donner klingt „dumpf", naher „grell". Erfolgte die elektrische Entladung der Atmosphäre über einen Blitz in unmittelbarer Nähe, enthält der Schall des dabei produzierten Donners ein Spektrum von Frequenzen von ganz tief bis ganz hoch, das noch nicht stark gedämpft wurde. Es erreichen noch viele hohe Frequenzbeiträge unser Ohr, was den Donner „krachen" läßt. Der Donnerschall eines fernen Gewitters enthält fast keine Wellen mehr mit hohen Frequenzen, diese wurden alle während der Ausbreitung weggedämpft. Hauptsächlich tiefe Frequenzen erreichen uns noch, was den Donner nur noch „grollen" läßt.

Auffällig in der Tabelle ist auch, daß Wasser das Medium ist, das die geringste Dämpfung für Schallwellen besitzt. Dies wird in den marinen Ultraschalltechniken ausgenutzt. Das Echolot der Hobbysegler zur Erkennung von Untiefen profitiert davon ebenso wie das der Hochseefischer beim Auffinden von Fischschwärmen. Auch aus dem militärischen Bereich sind Schalltechniken nicht wegzudenken. Selbst im Umweltschutz kommen Schalltechniken zum Einsatz, wenn auf einer Laufstrecke zwischen der Antarktis und Hawaii der CO_2-Gehalt in verschiedenen Tiefen des Meeres über die Schallabsorption bestimmt wird.

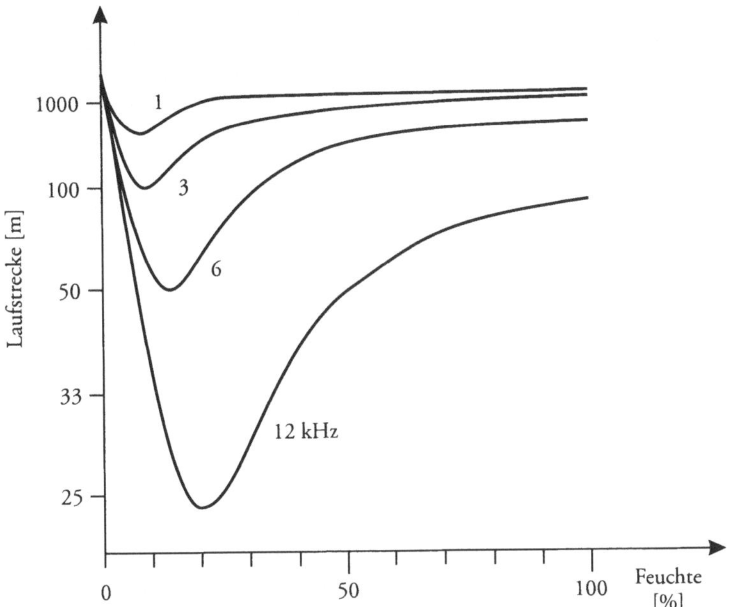

Abbildung 10: Schalldämpfung in Luft (20°C) und wie sie von der Feuchtigkeit und Frequenz abhängt: Als Funktion der relativen Luftfeuchtigkeit ist die Strecke in Metern aufgetragen, die Schall laufen kann, bis seine Intensität auf ca. ein Drittel abgenommen hat. Gezeigt ist dies für die vier Frequenzen 1, 3, 6, und 12 Kilohertz (für Interessierte: der Kehrwert dieser Laufstrecke gibt den Dämpfungskoeffizienten; 50 % relative Feuchte heißt, daß bei 20°C ca. 10 Gramm Wasser im Kubikmeter Luft enthalten sind). Am wenigsten weit sind hohe Töne zu hören, und dies besonders, wenn die Luft zwischen 15 und 30 % relative Feuchte besitzt. Für höhere Temperaturen als 20°C werden die minimalen Laufstrecken noch kürzer und bereits bei geringeren Feuchten erreicht. Für tiefere Temperaturen werden die Laufstrecken länger und die minimalen Laufstrecken zu höherer Luftfeuchtigkeit verschoben.

Reflexion

Schall kann von einem Medium ins andere gelangen, und wir können manchmal durch die Wand hören, was im Nachbarzimmer gesprochen wird. Beim Übergang von einem Medium in das andere ändert sich die Frequenz nicht, man hört die Leute im Nachbarraum

44 in der gewohnten Tonhöhe reden. Da sich aber die Schallgeschwindigkeit beim Übergang von der Luft in die Wand ändert (vergleiche Tab. 1), muß sich die Wellenlänge des Schalls beim Übergang ändern. Dies führt zu „Anpassungsproblemen", die ähnlich geartet sind wie bei Licht. Wer in eine Schaufensterscheibe schaut, kann die Auslage betrachten, er kann aber auch den Straßenverkehr hinter sich beobachten. Licht wird nicht nur durch Glas hindurchgelassen, es wird von Glas auch reflektiert. Ähnlich wird Schall beim Übergang von einem Medium ins andere reflektiert. Was nicht reflektiert wird, wird durchgelassen, das heißt *transmittiert*. Je weniger sich die Schallwiderstände der aneinandergrenzenden Medien unterscheiden, desto weniger wird der Schall an der Grenzfläche zwischen beiden reflektiert, zumindest wenn er fast senkrecht auf die Grenzfläche auftrifft.

Auch wenn es in beiden Fällen Luft ist, so existiert doch ein Unterschied zwischen der Innen- und Außenluft von Blasinstrumenten. Die Temperatur und die Luftfeuchtigkeit sind möglicherweise verschieden, und damit gibt es eine Grenzfläche zwischen diesen beiden Bereichen, an der Schall zum Teil reflektiert wird. Die Resonanzverstärkung für Schallwellen ganz bestimmter Frequenzen beruht auf den Reflexionen an den Stellen, wo sich der Schallwiderstand ändert. Dies ist der Punkt, an dem die Schallwelle vom Inneren eines Blasinstruments an die Außenluft gelangt. Im Abschnitt über stehende Wellen wurde dies bereits angesprochen.

Um Schall besser an die Außenluft zu transportieren, muß das „Anpassungsproblem" gelöst werden, etwa dadurch, daß der Übergangswiderstand zwischen Außen- und Innenluft verkleinert wird. Mit unserer Stimme tun wir dies instinktiv, wenn wir mit den Händen einen Trichter vor dem Mund formen, um die Stimme „tragfähiger" zu machen. Bei Musikinstrumenten wird deswegen oft ein trichterförmiger Ausgang gewählt (Trompete, Klarinette), oder es wird wenigstens eine Scheibe um die Öffnung gebaut (Schalmei, Dudelsack), die die abgestrahlte Intensität in etwa verdoppelt. Auch unsere Ohrmuschel ist in diesem Sinne eine Scheibe, die dazu da ist, den Schallwiderstand der Außenluft an den der Luft im Gehörgang anzupassen.

Da Luft einen vierzigtausendfach geringeren Schallwiderstand hat als feste Körper (s. Tab. 1), sollte eigentlich der gesamte Schall an Wasser oder festen Körpern, wie an Wänden oder Fenster, reflektiert werden, auch dann, wenn er senkrecht einfällt. Luftschall, der nicht senkrecht auf eine feste Fläche auftrifft, sondern unter Winkeln, die größer sind als circa 15 Grad, wird total reflektiert. Solche Reflexionen können erwünscht (Schallschutzwände) oder unerwünscht (Tonstudios) sein. Das Prinzip der Totalreflexion wird schon lange bei Unterwasserschall genutzt, um Schall über größere Entfernungen zu transportieren. Auch bei Glasfaserkabeln wird das Prinzip der Totalreflexion genutzt. Dabei werden Lichtwellen an den Glasfaserwänden totalreflektiert und gehen so für die Übertragung nicht verloren.

Totale Reflexion von Schall ist auch bei den Schallschutzwänden erwünscht, die längs vielbefahrener Straßen aufgestellt werden und die Anwohner vor zu großer Lärmbelästigung schützen sollen. Weniger als ein tausendstel der ursprünglichen Schallintensität sollte durch solche Wände transmittiert werden. Doch um dies für alle Frequenzen zu erreichen, müßten die Schallschutzwände sehr breit sein. Leider läßt sich dies nur selten realisieren.

Mit den Wellenlängen von Schall hängt auch zusammen, weshalb Straßenlärm sogar durch geschlossene Fenster dringt. Die Wellenlänge auch der höchsten Frequenzen, die wir hören können, ist größer als die Dicke von typischem Fensterglas. Der Schall wird also kaum gebremst. Ein normales Fenster wirkt für Schall deshalb ganz ähnlich wie die dünnen Schichten für Licht wirken, die man zur Entspiegelung auf Brillengläser aufdampft. Normales Fensterglas ist in diesem Sinne für Schall fast nicht „sichtbar". Ähnlich sind auch Schallschutzwände oft viel zu dünn. Gute Schalldämmung läßt sich wegen dieser prinzipiellen Schwierigkeiten nur über aufwendige und wohlausgeklügelte, konstruktive Maßnahmen an Fenstern und Wänden in den Griff bekommen. Dabei werden, ähnlich wie bei Lichtwellen, auch bei Schallwellen wellenlängenabhängige Phänomene ausgenutzt.

Da sich die Wellenlängen von sichtbaren Lichtwellen deutlich von den Wellenlängen von hörbarem Schall unterscheiden, treten bei Schall die wellenlängenabhängigen Effekte wie *Beugung*, *Brechung* und *Interferenz* im täglichen Leben ganz anders in Erscheinung als bei Licht. Sichtbares Licht hat Wellenlängen von 0,48 bis 0,65 millionstel Meter (480–650 nm), und Schall hat in Luft von den tiefsten bis zu den höchsten gehörten Frequenzen Wellenlängen von 17 Metern bis 2 Zentimetern.

Beugung

Als *Beugung* bezeichnet man den Effekt, wenn Wellen von ihrem geradlinigen Weg abweichen und um Ecken „lugen". Beugung macht sich dann verstärkt bemerkbar, wenn die Wellenlängen größer werden als die Dimensionen des Gebildes, das sich der Welle in den Weg stellt. Dieses Gebilde kann dann keine scharfen Schatten mehr werfen, wie das in Abbildung 11 zu sehen ist. So können wir zwar nicht um die Ecke sehen, da Lichtwellen im Vergleich zu den Abmessungen der uns umgebenden Objekte eine viel zu kleine Wellenlänge haben, als daß sie um die Ecken und Kanten unserer alltäglichen Gerätschaften gebeugt werden könnten, aber wir können um die Ecke hören. Gegenstände werfen im Licht immer Schatten, im Schall nur bedingt. Die Wellenlängen von Schallwellen sind zumindest für tiefe Töne größer als die Gebilde, die uns umgeben. Tiefe Töne finden also über Beugung ihren Weg um „jede" Ecke. Anders ist dies hingegen bei Beschallung mit hohen Tönen, da diese nur indirekt um die Ecke finden können, beispielsweise durch Reflexion an benachbarten Gegenständen oder Bebauungen.

Brechung und Dispersion

Unter *Brechung* versteht man die Richtungsänderungen, die eine Schall- oder Lichtwelle erfährt, wenn sie von einem Medium in

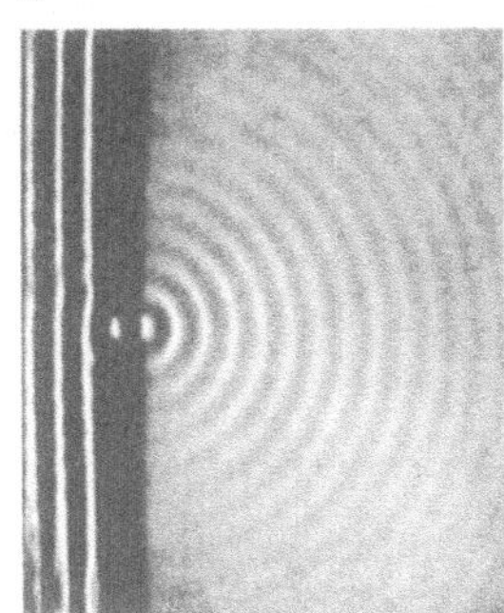
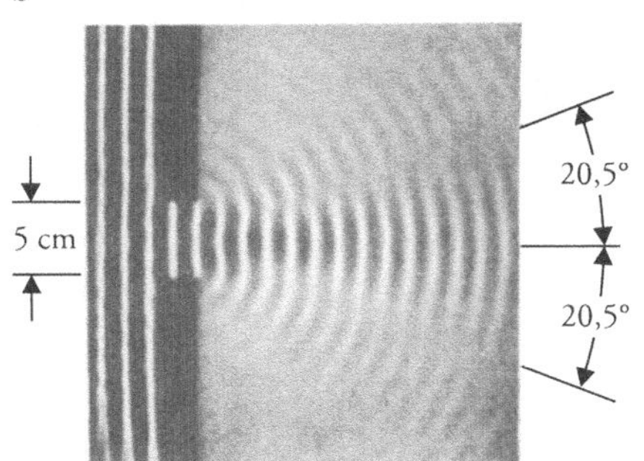

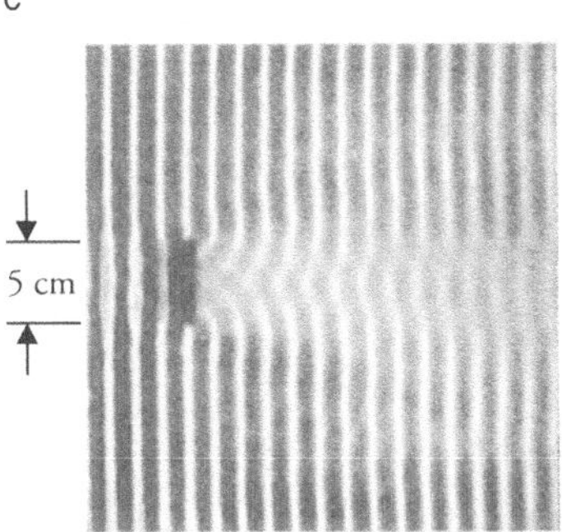

Abbildung 11: Beugungseffekte von Schallwellen. Die Schalleinfallsrichtung ist von links: a) Beugungseffekte an einem Loch, das einen Durchmesser besitzt, der ein Drittel der Wellenlänge beträgt. Das Loch wird zur „Punkt"-Quelle, und der Schall wird in alle Richtungen abgestrahlt (Kugelwelle). Diese Situation entspricht z. B. einem 1×1 Meter großen Fenster in einer Wand und Schallwellen mit ca. 3 Metern Wellenlänge (114 Hz; B). b) Der Lochdurchmesser ist hier dreimal größer als die Wellenlänge. Im Gegensatz zum Lichteinfall durch ein Schlüsselloch gibt es keinen scharf begrenzten Strahl, sondern einen „verwaschenen" Schallstrahl, der in bestimmte Richtungen ausgeprägte Maxima und Minima aufweist. Diese Situation entspricht z. B. der Situation eines Fensters, auf das Schall mit einer Wellenlänge von 30 cm (1040 Hz; c^3) einfällt. c) Das Hindernis ist in diesem Falle dreimal größer als die Wellenlänge im Schallfeld ebener Wellen. Es wird kein scharfer Schatten ausgebildet, sondern die Wellen lugen um die Ecke. Die Situation entspricht dem Erlebnis, wenn man im Konzertsaal hinter einer Säule sitzt und einen Sopran das hohe C schmettern hört. (Aus: R. W. Pohl (1959): Mechanik, Akustik, Wärmelehre, © 1959 Springer-Verlag, Berlin)

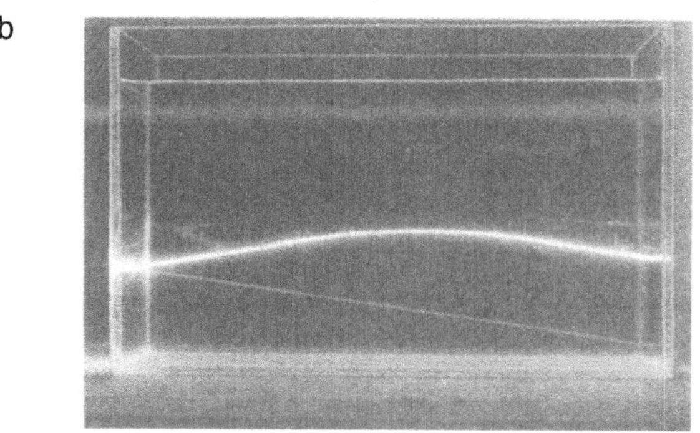

a
einfallendes Licht 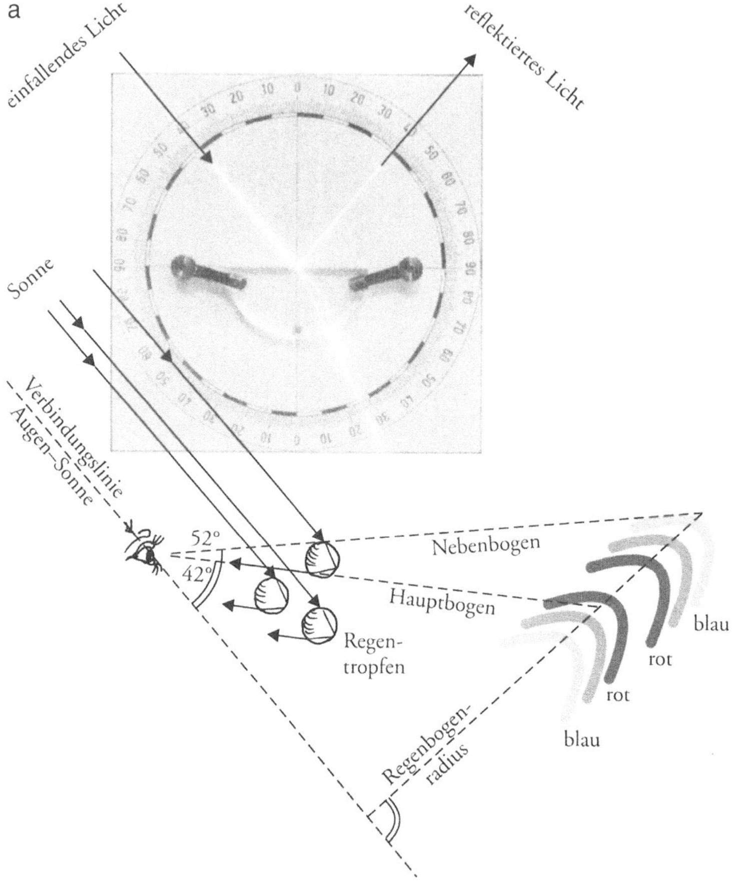
reflektiertes Licht
Sonne
Verbindungslinie
Augen–Sonne
52°
42°
Nebenbogen
Hauptbogen
Regen-
tropfen
blau
rot
rot
blau
Regenbogen-
radius
b

ein anderes läuft. Verschiedene Frequenzen erfahren dabei unterschiedliche Richtungsänderungen. Diesen Effekt nennt man *Dispersion*. Wenn Sonnenlicht sich in geschliffenen Gläsern bricht, oder in prismatisch geschliffenen Diamanten oder auch in Regentropfen, und dabei in seine Farben zerlegt wird, so beruht dies auf dem Dispersionseffekt. Sonnenlicht besteht aus Licht verschiedener Farben (Lichtfrequenzen). Die Glasperlen eines Lüsters, die Regentropfen lenken die unterschiedlichen Lichtfrequenzen auf unterschiedliche Wege. Das „farblose" Licht wird in seine Farben zerlegt und ein Regenbogen entsteht (s. Abb. 12).

Brechung ist auch im Spiel, wenn man vergeblich versucht, ein Flugzeug am Himmel zu orten, das man hört. Abbildung 13 demonstriert an einem Beispiel, wie es dazu kommt. Wir vermuten das Flugzeug in der Richtung, aus der der Schall kommt. Der trifft unser Ohr aber erst nach einer Zeit, in der das Flugzeug schon eine beträchtliche Strecke weiter geflogen ist. Blickwinkel und Hörwinkel passen nicht zusammen. Hinzu kommt, daß es auch dadurch zu Winkelverfälschungen kommt, daß sich die Schallgeschwindigkeit und die Windgeschwindigkeit überlagern, und daß die Luft zwi-

---

Abbildung 12: Brechungseffekte am Beispiel von Licht. a) Prinzip: Beim Übergang von einem Medium (z. B. Luft) in ein anderes (z. B. Glas) werden Wellen (z. B. Licht) gebrochen, d. h. sie ändern ihre Laufrichtung (das unter 40 Grad einfallende Licht wird unter dem Winkel 25 Grad transmittiert). Die Brechung ist verschieden stark für unterschiedliche Frequenzen, tiefere Frequenzen werden weniger gebrochen als höhere. Man nennt dies Dispersion. Die Farben des Regenbogens kommen durch eine Kombination von Brechung und Reflexion in Regentropfen zustande. Bei Einfachreflexion im Tropfen entsteht der Hauptregenbogen unter einem Winkel von 42 Grad zur Verbindungslinie Auge–Sonne (der Nebenregenbogen entsteht mit umgekehrter Farbreihenfolge unter 52 Grad bei Zweifachreflexion). Aus der Abbildung wird auch plausibel, warum in den Morgen- oder Abendstunden die größten Regenbogen zu beobachten sind: Die Sonne steht tief, dies führt zu einer fast horizontalen Linie Auge–Sonne und damit zum größtmöglichen Bogenradius. b) Krumme Lichtstrahlen im nicht homogenen Medium; hier Wasser, in dem die Salzkonzentration und damit die Brechzahl von unten nach oben abnimmt. Glasfaserkabel arbeiten z. T. nach diesem Prinzip. Eine Fata Morgana ist ein anderes Beispiel, sie kommt durch Brechung an Luftschichten unterschiedlicher Temperatur zustande. (Unter Verwendung von: E. Hering, R. Martin, M. Stohrer (1988): Physik für Ingenieure, VDI-Verlag, © 1997 Springer-Verlag, Berlin)

50 schen Flieger und uns keine konstante Temperatur hat. Die Temperatur nimmt kontinuierlich ab, bis sie in 10 km Höhe nur noch ungefähr −60 °C beträgt. Auf Grund dieses Temperaturgefälles nimmt die Schallgeschwindigkeit zwischen dem Flugzeug und uns kontinuierlich zu, und der Schall wird gebrochen (ähnlich der Situation in Abb. 12b). Der Schallweg wird gekrümmt und verlängert, wie in Abbildung 13 angedeutet. Die Diskrepanz zwischen vermuteter und tatsächlicher Position des Flugzeugs wird dadurch noch vergrößert. Es sollte hier angemerkt werden, daß sich auch die mittlere Windgeschwindigkeit mit der Höhe ändert, die Windgeschwindigkeit nimmt typischerweise zwischen Erdboden und 10 km Höhe auf circa 50 km/h zu, so daß „gegen den Wind" die in Abbildung 13 skizzierte Situation noch verstärkt wird.

Noch etwas kann man sich an Abbildung 13 klarmachen: den Effekt, daß der Fluglärm plötzlich fast ganz verschwindet. Wenn sich das Flugzeug so weit entfernt hat, daß sein „Schall" bei uns auf Grund der Beugung fast horizontal ankommt, kann uns Schall vom Flieger auf Grund seines krummen Weges nicht mehr erreichen, und wir kommen in den Bereich des Schallschattens. „Mit dem Wind" gibt es keinen Schallschatten, da sich dann die in Abbildung 13 gezeigte Krümmung des Schallwegs umdreht. Der Schallweg wird „verkürzt", und es kommt zur Schallreflexion am Erdboden. Der reflektierte Schall wird dann in höheren Luftschichten zur Erde zurückgebeugt, wo das Spiel von neuem beginnt. Der Schall wird „mit dem Wind" wesentlich weiter getragen.

Interferenz

Interferenz ist ein weiterer Effekt, der bei Schallwellen eine wichtige Rolle spielt. Interferenzeffekte, die im Bereich unseres Kopfes stattfinden, lassen uns zum Beispiel unterscheiden, ob Schallwellen von unten oder oben, von hinten oder vorne kommen. Schall kann durch Interferenz auch unhörbar werden, und zwar dann, wenn Schallwellen destruktiv interferieren, das heißt sich gegenseitig auslöschen. In Abbildung 11b sind solche Auslöschungen zu sehen

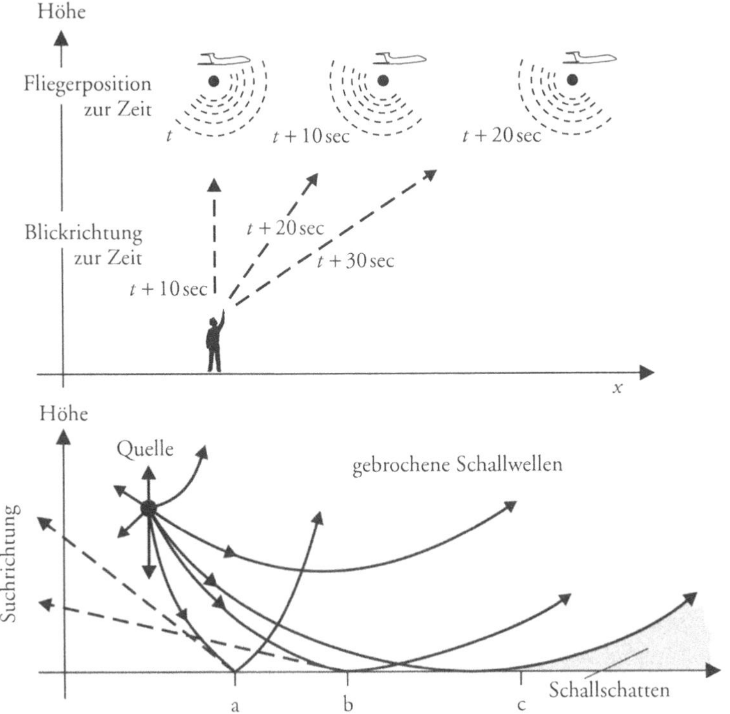

Abbildung 13: Warum man einen Düsenflieger nicht in der Richtung sieht, aus der man ihn hört. Für das Beispiel wurde angenommen, daß der Flieger in einer Höhe von 3,5 km mit zwei Drittel der Schallgeschwindigkeit (720 km/h) senkrecht zur Windrichtung fliegt. Wenn der Flieger direkt über uns ist, dauert es ca. 10 Sekunden, bis „sein" Schall uns erreicht. Während dieser Zeit ist der Flieger aber schon ca. 2 km weitergeflogen, und so geht das weiter. Wir sind gewohnt, daß Schall sich geradlinig ausbreitet und suchen deshalb immer an der falschen Stelle (gestrichelte Linien, oben). Wegen der Temperaturschichtung der Luft kommt es zur Brechung, und der Schall breitet sich „krumm" aus, wie unten schematisch angedeutet (durchgezogene Linien). Selbst wenn der Flieger sich nicht bewegen würde, würden wir ihn an der verkehrten Stelle suchen (gestrichelte Linien), unabhängig davon, ob unsere relative Position zum Flieger a oder b ist. Sind wir weiter als c (im Beispiel 2 km) entfernt, befinden wir uns im Bereich des „Schallschattens" (schraffierter Bereich), wo uns kein Schall vom Flieger erreichen kann, da bei diesem Abstand der Schallstrahl bereits umbiegt, wie der Lichtstrahl in Abb. 12b.

52 (längs der 20,5°-Linie). Sie treten dann auf, wenn Schallwellen in die gleiche Richtung mit gleicher Amplitude laufen und ihre Phasendifferenz 180 Grad beträgt.

Wenn man beim Aufstellen der Lautsprecher seiner Stereoanlage nicht aufpaßt, kann es vorkommen, daß im direkten oder reflektierten Schallfeld einige Töne nur schwach zu hören sind, was auf Interferenzeffekte zurückzuführen ist. Auch die heutzutage auf allen Scheckkarten prangenden Hologramme nutzen Interferenzeffekte aus, nur sind es dort Lichtwellen, die interferieren.

Abbildung 14 zeigt die Momentaufnahme eines Schallfelds um eine Hand. Als Schallfeld bezeichnet man das gesamte Wellengemisch, das aus der Überlagerung der einlaufenden Schallwelle und der Wellen entstanden ist, die durch Reflexion und Beugung dazugekommen sind. Zu sehen ist in Abbildung 14, daß der Handteller einen Schatten wirft (geringer Kontrast hinter der Hand), und daß die kleineren Finger, um die der Schall gebeugt wird, zusätzlich zu einer Ausschmierung der Wellenstruktur führen. Zu sehen sind auch die Interferenzmuster, die sich vor der Hand dadurch ausbilden,

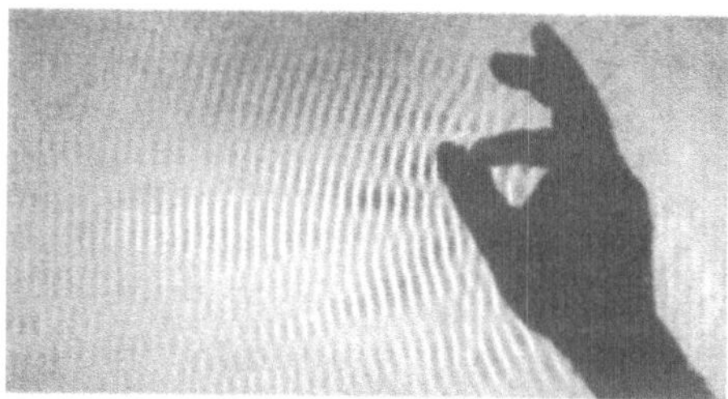

Abbildung 14: Schallfeld um eine mit ebenen Ultraschallwellen (Wellenlänge 1 cm) von links angestrahlte Hand und was dabei geschieht: 1) Schall wird reflektiert, und es kommt zu Interferenzeffekten (teilweises Auslöschen ist im Bereich vor den Fingern besonders deutlich zu sehen); 2) Schall wird um die Finger herumgebeugt, wobei es zu einer Richtungsänderung kommt; 3) wenn Objekte (z. B. Handteller) viel größer als die Wellenlänge des Schalls sind, werfen sie im Schall Schatten (Schallintensität hinter der Hand ist geringer als vor ihr, sichtbar an dem nur mehr schwach ausgebildeten Hell–Dunkel-Kontrast). (Aus: R. W. Pohl (1959): Mechanik, Akustik, Wärmelehre, © 1959 Springer-Verlag, Berlin)

daß sich die einlaufende Schallwelle und die an der Hand reflektierte Welle überlagern. Dabei entstehen Bereiche, in denen die Schallwellen „weginterferieren", sichtbar dadurch, daß dort die Wellenstruktur stark geändert erscheint.

Ton, Klang und Geräusch

Bisher haben wir Fakten der Akustik zusammengetragen, die alle in der einen oder anderen Form wieder auftauchen werden, wenn es darum geht zu erläutern, warum unser Hörorgan so gebaut ist, wie es gebaut ist. In diesem Abschnitt soll der physikalische Unterschied aufgezeigt werden, der für Schallwellen besteht, wenn wir Geräusche, Klänge oder Töne wahrnehmen.

Bei Tönen müssen wir unterscheiden, ob es sich um „gewöhnliche" Töne handelt oder ob es „reine" Töne sind. Gewöhnliche Töne sind aus reinen Tönen zusammengesetzt. Reine Töne werden vor allem in psychophysikalischen Untersuchungen benötigt. Im täglichen Leben kommen sie nur äußerst selten vor, was für die Art, wie wir gelernt haben zu hören, von nicht unwesentlicher Bedeutung ist.

Ein reiner Ton ist eine Schallwelle mit einer, und nur dieser einen, ganz bestimmten Frequenz. Dem tiefsten reinen Ton, der tiefsten Frequenz, die wir noch hören können, entsprechen 16 bis 20 Schwingungen pro Sekunde (16–20 Hz). Der höchsten Frequenz, die ein Jugendlicher noch hört, entsprechen circa 18 000 bis 20 000 Schwingungen pro Sekunde (18–20 kHz). Aus dieser Tatsache ergibt sich, wie wir sehen werden, daß alle Töne mit Grundfrequenzen höher als ungefähr 9 kHz – das sind bereits extrem hohe Töne (vgl. Abb. 6) – für unsere Ohren zu reinen Tönen werden, auch wenn sie dies de facto nicht sind. Unser Ohr ist jedoch nicht in der Lage, die zugehörigen Obertöne so hoher Töne noch wahrzunehmen.

Schall aus reinen Tönen kann nur sehr schwer erzeugt werden. Wie wir bereits wissen, benötigt man zur Schallerzeugung schwing-

54 fähige Systeme (Stimmbänder, Lautsprechermembranen, Konden-
satormembranen, Trommelfelle, Saiten, Rohrblätter oder das Stück
Holz eines Xylophons, das angeschlagen wird). Taktgeber haben
aber zumeist die Eigenschaft, daß sie nicht nur mit einer einzigen Frequenz schwingen können. Neben einer tiefsten Frequenz,
die fundamentale Frequenz oder *Grundfrequenz* (Grundton, Grundmode) genannt wird, können sie auch mit bestimmten höheren Frequenzen schwingen. Die Grundmode der Schwingung hängt neben
den geometrischen Dimensionen auch von Materialeigenschaften
des Schwingers ab. Die Anregung mit höheren Frequenzen erfolgt
bei einfachen schwingfähigen Systemen, wie beispielsweise Saiten,
oft mit dem Doppelten, Dreifachen oder Vielfachen der Grundfrequenz. Diese Töne heißen *Teil- oder Obertöne*. Sie werden immer
mit angeregt, wenn der Taktgeber zum Schwingen gebracht wird.

Warum das so ist, haben wir im Prinzip schon kennengelernt,
als das „Resonanzverhalten" von Blasinstrumenten vorgestellt wurde. Bei diesem Typus von Instrumenten schwingt die Luftsäule im
Inneren des Instrumentes. Physikalisch gesehen macht es keinen
Unterschied, ob ein aus der Luft herausgeschnittenes „Stück Luft"
schwingt oder das aus Holz geschnitzte Klötzchen eines Xylophons
oder aber ein aus Metall gezogenes Stück Draht, eine Saite. All diesen Schwingern ist gemeinsam, daß sie geometrisch begrenzt sind
und daß wenigstens eine der Längen dieser Geometrie eine Zwangs-
bedingung für ganze, viertel oder halbe Wellenlängen liefert, mit der
eine stabile Schwingung stattfinden kann.

Diese physikalischen Zwänge bestehen darin, daß ein Objekt
da, wo es festgeklemmt ist, nicht schwingen kann. Das kann zum
Beispiel eine Saite dort nicht, wo sie aufliegt, ein Trommelfell dort
nicht, wo es eingespannt ist, oder die Gitarrendecke dort nicht, wo
sie auf die Zargen (Seitenteile) geklebt ist (vergl. Abb. 3). Die Bewe-
gungsamplitude ist an den Klemmstellen Null, sie hat einen „Knoten", und der Druck hat an den Stellen seinen maximalen Wert,
er hat einen „Bauch". Mit Knoten und Bäuchen bezeichnet man
die Bereiche eines Schwingers, an denen seine Schwingungsamplitude verschwindet oder maximal wird. Jede Schwingungsform, die

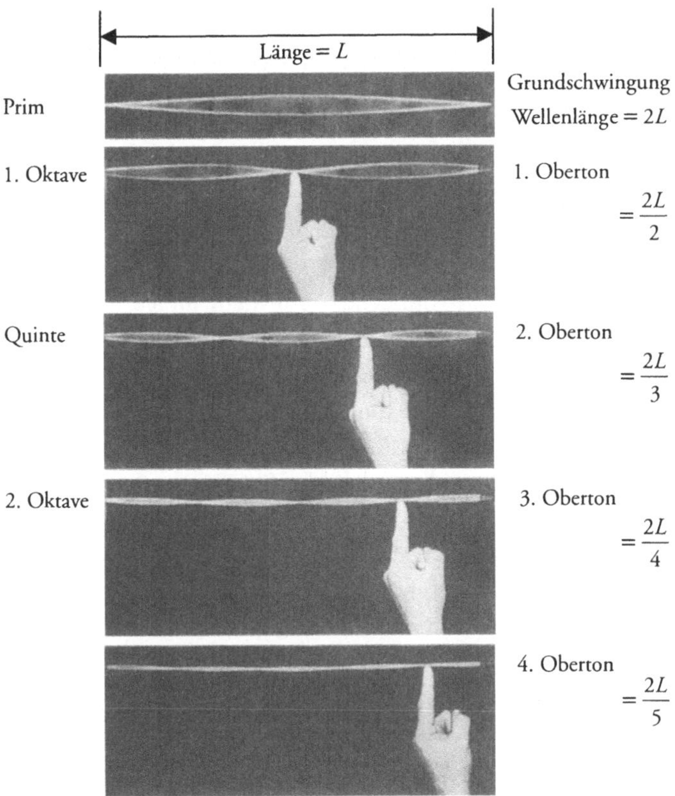

Abbildung 15: Saitenschwingungen: Die Saite der Länge L ist rechts und links ein-gespannt; oben sieht man die Grundschwingung mit einer Wellenlänge, die zweimal der Seitenlänge entspricht. In den folgenden Bildern wird die schwingende Seite mit dem Finger genau halbiert, gedrittelt, geviertelt usw., wobei die Oberschwingungen sichtbar werden. Wenn Geiger Flageolett-Töne spielen, machen sie diesen Effekt hörbar. (Aus: C. Taylor (1992): Exploring music: the science and technology of tones and tunes. © 1992 IOP Institute of Physics Publishing, Bristol, UK)

die Bedingung erfüllt, sich an den Klemmstellen nicht zu bewegen, dort einen Knoten zu haben, „paßt" und kann im Prinzip angeregt werden, wie dies in Abbildung 15 am Beispiel einer Saite gezeigt ist. Wie stark die einzelnen Teilschwingungen angeregt werden, hängt von der Konstruktion des Schwingers ebenso ab wie vom Spieler

56 oder Musikanten. Indem er die Saite an einer bestimmten Stelle zupft oder die Trommel an einer bestimmten Stelle schlägt, übt er einen weiteren Zwang auf den Schwinger aus. An dieser Stelle ist die Schwingungsamplitude, also die Anregung des Schwingers, maximal. Auch ein Schwingungsknoten kann erzwungen werden, wenn die Saitenbewegung mit dem Finger unterbunden wird, wie dies in Abbildung 15 demonstriert wird.

Da Schall nur ein Bild von dem ist, was der Taktgeber vorschreibt, ist ein „gewöhnlicher" Ton demzufolge ein Gemisch aus reinen Tönen, die mit verschiedener Intensität (Lautstärke) im Ton enthalten sind. Ein „gewöhnlicher" Ton ist ein Gemisch aus dem Grundton und den Obertönen, wobei der Grundton nicht immer der Teilton mit der größten Intensität sein muß. Lassen sich die Obertöne als ganzzahlige Vielfache (2-, 3-, 4fach ...) der Grundschwingung darstellen, wie bei Tönen, die von Flöten oder Geigen erzeugt werden, heißen die Obertöne auch *„Harmonische"*. Ist das nicht der Fall, wie bei Tönen, die von Schlagzeugen oder Glocken erzeugt werden, werden die Obertöne meist als *„Partialtöne"* (auch Teiltöne) bezeichnet.

Für Spezialisten sei angemerkt, daß höhere „Harmonische" meist nicht mehr streng harmonisch sind, sie sind gestreckt, das heißt es sind keine ganzzahlige Vielfache der Grundschwingung mehr, sondern „krumme" Vielfache wie das 7,1- oder 11,4fache. Sind nur wenige Obertöne mit geringer Intensität im produzierten Ton vertreten, spricht man unter Musikern von einem „mageren" Ton.

Bei Tonwiedergabegeräten (Verstärkern, Stereoanlagen), die selbst möglichst keine Obertöne produzieren sollen, spricht man von einem Gerät mit möglichst kleinem *Klirrfaktor*. Hier wollen wir den Begriff Klirrfaktor als ein Maß dafür verwenden, wie obertonreich ein Ton ist. Der Klirrfaktor ist das Verhältnis der Intensität aller produzierten Obertöne (ohne Grundton) zur Gesamtintensität des Tons. Der Klirrfaktor ist also die Angabe in Prozent, wie rein ein Ton ist – je kleiner der Klirrfaktor, desto reiner der Ton.

Das hat natürlich nichts damit zu tun, wie „rein" jemand sein Instrument spielt. Dies ist, wie wir sehen werden, eine Sache unserer Empfindung, die damit verknüpft ist, wie gut der Spieler unsere Vorstellung einer bestimmten Tonhöhe realisieren kann, oder anders gesagt, wie gut wir die erwartete Grundfrequenz des Tons aus dem präsentierten Ton heraushören können. Menschen aus anderen Kulturkreisen mögen da durchaus anders empfinden.

Der „Gehalt" an Obertönen in einem Ton ist spezifisch für die verschiedenen Musikinstrumente und die verschiedenen menschlichen Stimmen, er ist sozusagen ihr Fingerabdruck. Jedes Instrument, jede Stimme „klirrt" ganz charakteristisch, wie natürlich auch jedes Hörorgan. Da wir mit diesem unserem Gehör spezifischen „Geklirre" aufgewachsen sind, ist es uns unverzichtbar geworden, wenn Schall nicht befremdlich für unsere Ohren klingen soll.

Jede elektronische Reproduktion von Schall muß jedoch das den Instrumenten und Stimmen charakteristische Obertongemisch möglichst unverfälscht weitervermitteln und sollte deshalb selbst keine zusätzlichen Obertöne produzieren. Von einem elektrischen Verstärker, mit dem man Musik reproduzieren will, verlangt man deshalb Klirrfaktoren kleiner 0,01 %, was heute kein technisches Problem mehr darstellt. Nur, mit dem Verstärker alleine produziert man aber noch keine Töne. Man benötigt zusätzlich etwas, das die elektrische Energie in mechanische Energie umwandelt, eine Vorrichtung also, die die elektrische Schwingung in die entsprechende Druckvariation der Luft umsetzt. Dies wird mit Lautsprechern oder Kopfhörern bewerkstelligt. Diese elektromechanischen Umwandler sind das schwache Glied in der Kette, sie klirren zumeist wesentlich stärker als selbst der billigste elektronische Verstärker.

Ein Klirrfaktor von 30 % macht für unsere Wahrnehmung aus einem eher „summenden" Ton einen eher „schnarrenden" Ton. Eine elektronische Anlage mit großem Klirrfaktor bedeutet aber nicht notwendigerweise auch, daß man mit ihr keine anhörbare Musik produzieren kann. Musik hören ist, wie wir sehen werden, viel komplexer als das Hören von einzelnen Tönen.

Ein Ton kann, als ein Gemisch von reinen Tönen, in seine Teiltöne, Grund- und Obertöne, zerlegt werden. Diese Zerlegung nach

58 Partialtönen heißt auch *Frequenzanalyse*. Was dabei herauskommt, ist das *Frequenzspektrum* eines Tones. Dies ist eine Kurve, die angibt, mit welcher Lautstärke eine bestimmte Frequenz (Partialwelle) in der Schallwelle vertreten ist. Abbildung 16 zeigt solche Zusammenhänge für gedämpften transienten Schall. Auf der linken Seite dieser Abbildung sind die Schwingungsamplituden direkt gezeigt, wie sie sich zeitlich verhalten, und rechts sind die dazugehörigen Frequenzspektren zu sehen, wobei nach oben das Verhältnis aufgetragen ist, das angibt, wieviel Prozent der Schallgesamtintensität bei einer spezifischen Frequenz (Tonhöhe) im Schall vertreten ist.

Ein reiner Ton (auch „Sinus-Ton" genannt, weil sein Kurvenverlauf exakt einer mathematischen Sinusfunktion folgt) schwingt mit merklicher Amplitude nur bei einer einzigen Frequenz (Abb. 16a). Im Gegensatz dazu treten bei einem gewöhnlichen Ton neben der Grundschwingung auch noch Obertöne mit jeweils verschiedenen Schwingungsamplituden auf (Abb. 16b zeigt ein Beispiel mit 30 % Klirrfaktor).

Beim Klang sind mehrere, unterscheidbare Töne überlagert (in Abb. 16c sind es zwei Töne, die zu einem Klang überlagert wurden, einer *Terz* aus fis_1 und a_1). Auch beim Geräusch (Abb. 16d) werden mehrere Töne überlagert, nur lassen sich keine einzelnen Töne mehr unterscheiden. Bei einem Geräusch (Papierrascheln, Wasserrauschen) gibt es mehr oder weniger große Schwingungsamplituden über einen größeren Frequenzbereich.

Sprache oder Musik entsteht dann, wenn sich Frequenzzusammensetzungen von Tönen, Klängen, Geräuschen zeitlich strukturiert ändern, wobei es wesentlich auf die Geschwindigkeit dieser Änderungen ankommt. Sprache oder Musik läßt sich also nicht so einfach

---

Abbildung 16: Zeitspektren und Frequenzspektren von Schall: Vom reinen Ton zum Geräusch: links sind Zeitausschnitte von Schallwellen zu sehen, die a) einem reinen Ton mit 440 Hz, b) einem Ton a^1, c) einem Klang aus den Tönen a^1 und fis^1 (Terz) und d) einem Geräusch (Händeklatschen) entsprechen. Rechts zeigen die entsprechenden Frequenzsprektren, wie hoch die Schallintensität in den jeweiligen Grund- und Obertönen ist.

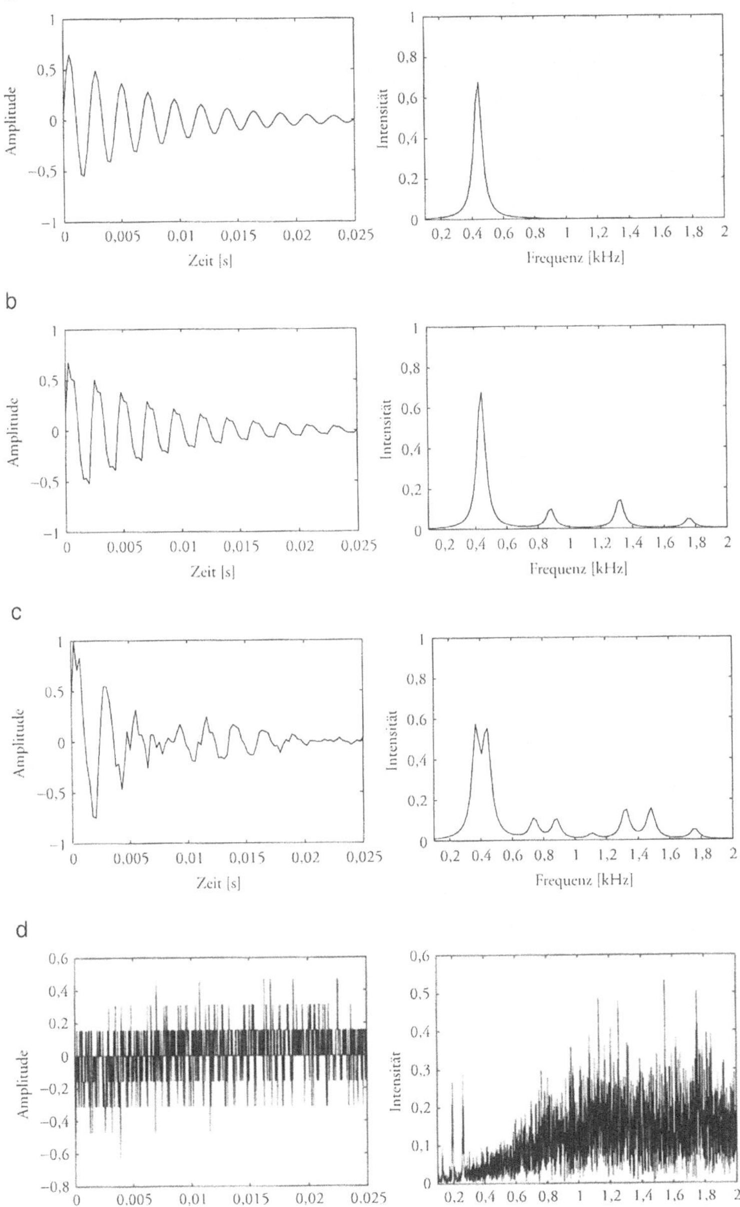
a
Amplitude
Zeit [s]
Intensität
Frequenz [kHz]
b
Amplitude
Zeit [s]
Intensität
Frequenz [kHz]
c
Amplitude
Zeit [s]
Intensität
Frequenz [kHz]
d
Amplitude
Zeit [s]
Intensität
Frequenz [kHz]

60   darstellen, wie dies in Abbildung 16 mit reinen und gewöhnlichen Tönen geschehen ist.

Für einen fast reinen Ton, für ein Geräusch wie Händeklatschen, für die englische Sprachsequenz „one point one sine", für einen Klavierklang, für Jazz und Rockmusik, für ein Streichquartett und für sinfonische Musik sind in Abbildung 17 zwei Sekunden der mit einem Mikrophon gemessenen Druckamplitude zu sehen. Gezeigt ist einmal der ganze Zeitbereich und Ausschnitte von 0,2 und 0,025 Sekunden. Diese Art der Darstellung von Schall nennt man Zeitspektren. In Abbildung 18 sind die Zeitspektren der Abbildung 17 nach Frequenzen analysiert und als Frequenzspektren dargestellt, wobei der Frequenzbereich von 50 Hz bis 10 kHz ausgewählt wurde.

Um so eine Abbildung nicht zu groß werden zu lassen, muß man die Skalen auf den Achsen stauchen. Man erreicht das dadurch, daß beispielsweise jeder Zehnerschritt auf der Skala gleich lang wird, der Abstand zwischen 20 Hz und 200 Hz ist dann genauso groß wie der zwischen 200 Hz und 2 kHz oder der zwischen 2 kHz und 20 kHz. So eine Skala wird eine „Logarithmische Skala" genannt. Man kann dann in einer Abbildung auf einer Strecke von wenigen Zentimetern den ganzen Frequenzbereich von 20 Hz bis 20 kHz darstellen, für den man in der sonst üblichen „linearen Skala" (z. B. 1 mm für 20 Hz Frequenzschritt) einen ganzen Meter benötigt hätte.

Da viele Eigenschaften unseres Hörens „logarithmischen" Gesetzen folgen, müssen sie mit Hilfe logarithmischer Skalen dargestellt werden, wie dies in der Abbildung 18 für die Tonhöhe, die Frequenz, geschehen ist. Aber nicht nur unser Empfinden für Tonhöhen gehorcht einem logarithmischen Gesetz, sondern auch das für

---

Abbildung 17: Zeitspektren verschiedener Schalle in von oben nach unten kürzer werdenden Zeitfenstern. a) 80 Hz Sinus-Ton, b) Geräusch (Klatschen), c) Sprache (Englisch: „one point one sine"), d) Klavier (George Wallington: „Jack finding his Jill"), e) Jazz (Lee Konitz), f) Rock (Phillip Boa, „Albert is a headbanger"), g) Streichquartett (F. Schubert, G D887; Emmerson), h) Symphonie (G. Mahler, Nr. 5; Chicago Symph., Cl. Abbado). Die Spektren b) bis h) sind jeweils um 1 in der Amplitude nach unten verschoben.

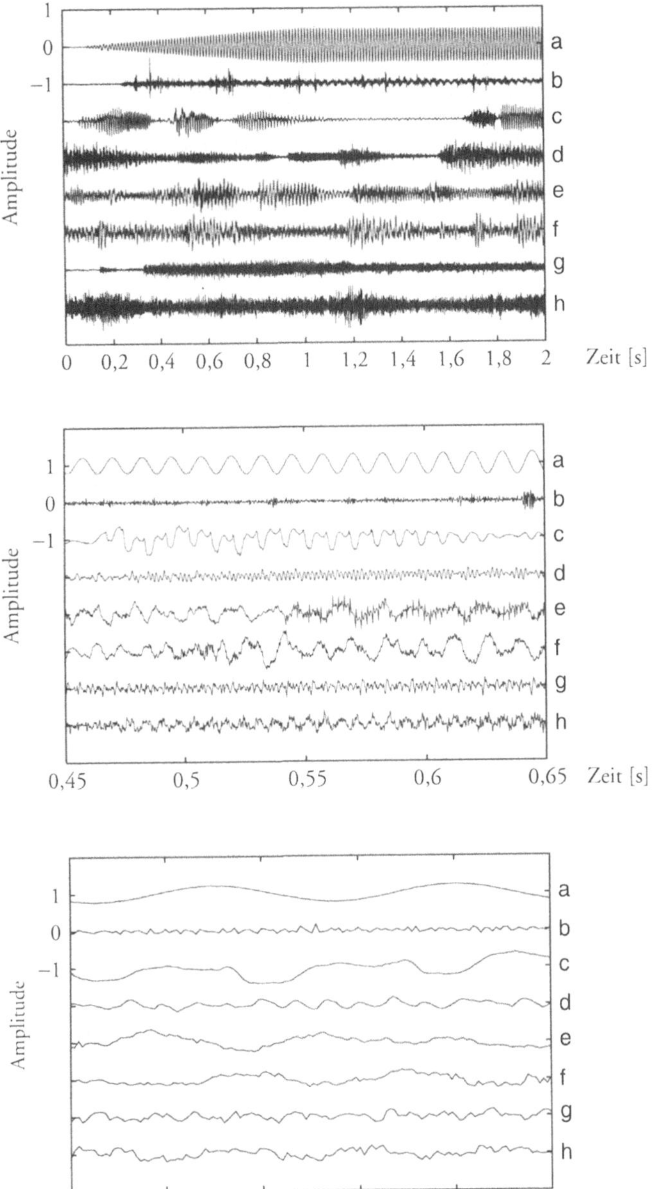
Amplitude
a
b
c
d
e
f
g
h
1
0
-1
0 0,2 0,4 0,6 0,8 1 1,2 1,4 1,6 1,8 2 Zeit [s]
Amplitude
a
b
c
d
e
f
g
h
1
0
-1
0,45 0,5 0,55 0,6 0,65 Zeit [s]
Amplitude
a
b
c
d
e
f
g
h
1
0
-1
0,475 0,48 0,485 0,49 0,495 0,5 Zeit [s]

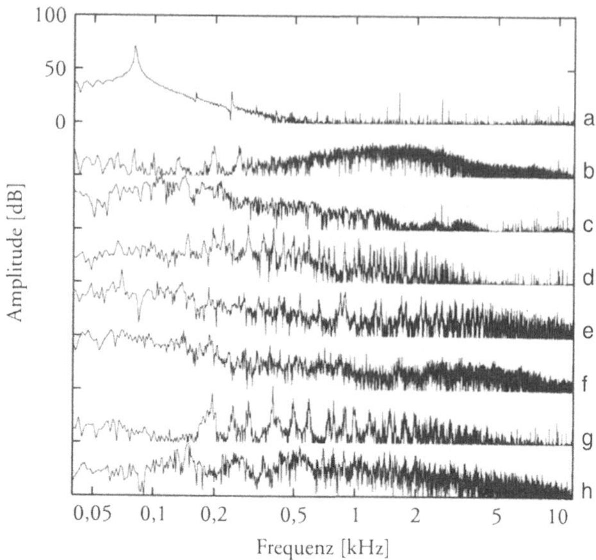

Abbildung 18: Frequenzspektren von Schall. Es sind die in einer Frequenzanalyse gewonnenen Amplituden der Partialwellen zu sehen, aus denen die entsprechenden Schallwellen der Abb. 17 zusammengesetzt sind. Gezeigt sind alle Frequenzen, die jeweils im Zeitintervall 0 bis 2 Sekunden vorkommen. Die Spektren b bis h sind jeweils um 50 dB nach unten verschoben.

Lautstärke (siehe Abb. 2). In der Abbildung 18 ist deshalb auch die Schallamplitude logarithmisch dargestellt, wobei in der Graphik hohe Schallpegel gegenüber kleinen Pegeln gestaucht erscheinen. Wie nötig das ist, kann man sich klarmachen, wenn man bedenkt, daß zwischen den Schallamplituden, die wir gerade noch hören, und solchen, die uns beim Hören schmerzen, der Schalldruck um den Faktor 10 Millionen zugenommen hat.

Diese enorme Empfindlichkeit unseres Gehörs kann man nicht auf einer üblichen Werteskala unterbringen. Würde man das tun und die Hörschwelle mit dem Hunderttausendstel eines Pascal (Druckeinheit, s. S. 72) gleich einem Millimeter setzen, müßte die Skala ganze 10 Kilometer lang sein, wollte man auf ihr noch die Schmerzschwelle mit einem Schalldruck von 100 Pascal darstellen.

Um die Übersicht zu behalten, bedient man sich deshalb eines Tricks: Man definiert eine andere Skala für die Lautstärke und gibt den Schalldruck in *Dezibel* an. Dezibel ist eine internationale physikalische Einheit. Wie für andere Einheiten (beispielsweise Pascal für den Druck), gibt es auch für das Dezibel eine Abkürzung. Dezibel wird mit dB abgekürzt und besagt auf dem akustischen Sektor: An der Hörschwelle eines reinen Tones von 1000 Schwingungen in der Sekunde (gleich 1000 Hertz, gleich 1 Kilohertz) entspricht der Druck der Schallwelle 0 dB. Für jeden um einen Faktor 10 größeren Druck nimmt dann der Druck der Schallwelle um 20 dB zu, für jeden um einen Faktor 10 kleineren Druck um 20 dB ab. An der Schmerzschwelle bekommt man damit 7 mal den Faktor 10, was den 7 Größenordnungen entspricht, so daß man für die Schmerzschwelle 140 dB (7 mal 20 dB) erhält. Die dB-Skala wird in den verschiedensten Gebieten der Technik benützt. Sie ist bequem, da sie eine „relative" Skala ist, Lautstärke wird in Bezug auf die Lautstärke an der Hörschwelle angegeben. So eine relative dB-Skala wurde bei den Frequenzspektren der Abbildung 18 benutzt, um die Amplituden verschiedener Schalle darzustellen.

In den Abbildung 17 bis 19 wird akustische Information visualisiert. Es werden in der Abbildung 17 jeweils zwei Sekunden verschiedenartiger Musik, Sprache, Geräusche und eines reinen Tons gezeigt. In Abbildung 18 wird dargestellt, welche Töne wir mit welcher Amplitude in diesen zwei Sekunden zu hören bekommen. Da man dieser Darstellung nicht entnehmen kann, in welcher Reihenfolge diese Töne unser Ohr erreichen, ist in Abbildung 19 das Tonhöhenspektrum (Frequenzspektrum) der in Abbildung 18 gezeigten Streichquartettsequenz mit besserer Zeitauflösung zu sehen: gezeigt ist, wie sich die Töne des Schalls in jeweils 0,25 Sekunden der Reihe nach verändern (von oben nach unten in Abb. 19).

Auf den ersten Blick kann keiner von uns mit dieser Art der Präsentation akustischer Information etwas anfangen. Wir sind nicht gewohnt zu sehen, was wir hören. Erst genaueres Hinsehen läßt erkennen, daß es sowohl im Zeitablauf wie im Tonhöhenspektrum Charakteristika gibt, die die verschiedenartigen Schalle auch visuell unterscheidbar machen. Heutige Synthesizer oder Spracherkennungsprogramme nutzen gerade solche Charakteristika aus. Auf einige dieser Besonderheiten soll hier schon im Vorgriff auf den psychoakustischen Teil hingewiesen werden:

Zuerst soll das Zeitverhalten von Schall aus zwei verschiedenen Blickwinkeln betrachtet werden, aus einem „neurologischen" und aus einem „informationsbearbeitenden" Gesichtspunkt. Aus neurophysiologischen Gründen ist die Reizverarbeitung in unserem Gehirn durch zwei Zeiten charakterisiert: der Tausendstelsekunde, die es dauert, bis ein Reiz die für die Reizweiterleitung zuständige Nervenzelle aktiviert, und den etwa zehn tausendstel Sekunden, innerhalb derer die Nervenzellen dann bei Dauerreizen adaptieren, das heißt ihren gereizten Zustand unverändert beibehalten. Akustisch verschlüsselte Information, ein Wort beispielsweise, muß deshalb länger andauern als die charakteristischen Zeiten des detektierenden, des sensorischen Nervensystems.

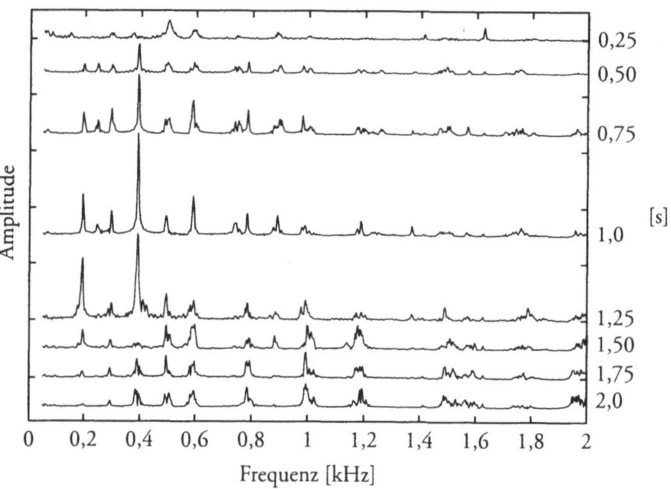

Abbildung 19: Zeitaufgelöste Frequenzanalyse des Schalls der Abb. 17g; in der Partitur des Quartetts ist für die analysierten zwei Sekunden ein Crescendo auf einem g-Dur-Dreiklang (g–h¹–d¹; 196–494–587 Hz) notiert. Man sieht die zeitliche Entwicklung des Klangs in jeweils 0,25-Sekunden-Zeitschritten von oben nach unten (wegen besserer Übersichtlichkeit sind die Spektren gegeneinander versetzt).

Andererseits muß akustische Information auch erzeugt werden. Die beim Sprechen, beim Spielen relevante Zeit ist die Zeit, in der es unserem motorischen Nervensystem gelingt, Zungen-, Rachen- oder Fingermuskeln gesteuert in Aktion zu versetzen, um Vokale, Worte oder musikalische Floskeln zu formen. Da bei dieser Artikulierung größere Massen, nämlich Muskeln, in Bewegung gesetzt werden müssen, sind diese Zeiten länger als die Ansprechzeit von Nerven und liegen typisch um 0,1 Sekunde (100 Millisekunden). Über einen ganz groben Kamm geschert bedeutet das: Empfindungen wie Tonhöhen oder Klang werden durch Schall auf der Zeitskala von Millisekunden ausgelöst, komplexere Informationen wie Worte oder Melodiesegmente benötigen zu ihrer Vermittlung deutlich längere Zeiten als 0,1 Sekunden (100 Millisekunden). Das kann man in den Teilabbildungen 17 von oben nach unten verfolgen.

Auf der Zeitskala von 25 Millisekunden (Abb. 17 unten) ist für das Auge kaum ein Unterschied zwischen den verschiedenartigen Schallen auszumachen. Am deutlichsten hebt sich da noch der reine Ton ab, er ist „glatt", ein reines auf und ab.

In einem Zeitfenster von 0,2 Sekunden (200 Millisekunden) hat sich die Situation auch für das Auge merklich geändert (Abb. 17 Mitte). Der reine Ton zeigt seine reine Schwingung. Das Geräusch hat auf einer unruhigen Grundlinie unregelmäßige, kurzzeitige „Ausbrüche" kleinerer und größerer Amplituden. Die Sprache, hier das gesprochene englische Wort „point", zeigt den abrupten Einsatz durch den Explosivlaut p mit anschließender gedämpfter Schwingung einer Grundfrequenz um 115 Hz (also männlicher Sprecher) und abschließendem Nachsetzen mit t.

Verglichen mit Sprache ist die Klaviermusik, das Streichquartett und die Sinfonie in diesem Zeitintervall (es entspricht in etwa der Dauer eines Allegro-Achtel) lautstärkemäßig ziemlich ausgeglichen, allerdings sind deutlich mehr Schwingungen mit kleinerer Schwingungsdauer auszumachen. Kein Wunder, denn innerhalb der Dauer eines Achtel gibt es schwerlich ein „crescendo" in der Musik, und: Musik ist aus mehreren gleichzeitig erklingenden Tönen komponiert. Bei Jazz und Rockmusik lassen sich zusätzlich noch hohe

66 Schallamplituden bei längeren Schwingungsdauern, also tiefen Tönen, ausmachen.

Die Abbildung 17 oben zeigt die Schalle über ein Zeitfenster
von zwei Sekunden. Generell muß angemerkt werden, daß es dieses relativ lange Zeitfenster nicht mehr erlaubt, die Schwingungen
höherer Töne im Detail abzubilden. Man kann aber aus der Schwärzung der Kurven auf den Anteil hoher Töne schließen: Je schwärzer
eine Kurve erscheint, desto größer ist der Anteil an hohen Tönen
im Schall. Sicher muß man sich bei der Vielfalt möglicher sprach-
licher und musikalischer Äußerungen hüten, den in Abbildung 17a
gezeigten ganz speziellen Ausschnitt solcher Äußerungen überzuin-
terpretieren – das wäre so, als würde man beschließen, die Welt
sei nur das, was man sieht, wenn man aus einem Fenster blickt.
Trotzdem, einige Dinge lassen sich an dieser Abbildung erkennen:

Schall, der uns etwas bedeutet, Sprache und Musik, weist eine klare Strukturierung der Schallamplitude in der Zeit aus. Diese
Zeitstrukturen sind am deutlichsten bei Sprache auszumachen. Sie
sind aber auch bei Jazz und Rockmusik deutlich sichtbar, bei der
klassischen Musik sind sie erkennbar, jedoch nicht mehr so deutlich
ausgeprägt. Diese zeitlichen Strukturen dauern in etwa 0,1 bis 0,2
Sekunden. Auf Tonhöhen umgerechnet heißt das Frequenzen von
10 bis 5 Hz.

Diese Frequenzen liegen deutlich unterhalb der Schwelle unseres
Tonhöhenempfindungsvermögens (~ 20 Hz). Unser über die Jahr-
tausende entwickeltes akustisches Informationssystem hat sich also
glänzend in der Nische angesiedelt, die ihm durch die Physiologie
unseres sensorischen und motorischen Nervensystems und der Mus-
kelmotorik vorgegeben war. Wir artikulieren uns, indem wir Schall
variabler Frequenz, Schall einer bestimmten Klangfarbe so in seiner Amplitude modulieren, daß diese Struktur selbst nicht mehr als
Klang empfunden werden kann.

Die Artikulation der englisch gesprochenen Sentenz „one point
one sine …“ ist im Sprachbeispiel der Abbildung 17 (oben) zu
sehen, wobei das letzte Wort noch nicht ganz zu Ende gesprochen
ist. Man erkennt an diesem Beispiel deutlich die Abgrenzung der

Worte mit einer klaren Separierung des Zischlautes „s" zu Beginn des letzten Wortes. Betrachtet man die Artikulation des ersten und dritten Wortes, das ja gleich lauten soll („one"), so wird unmittelbar einsichtig, warum sich heutige Spracherkennungscomputer noch so schwer tun, das ihnen Diktierte richtig zu schreiben. Die beiden Schall-„Bilder" des einen Wortes „one" könnten gar nicht ungleicher sein – und trotzdem werden beide Schalle von unserem Gehirn richtig ein- und zugeordnet. Akustische Wahrnehmung ist also mehr als das Detektieren amplituden- und frequenzmodulierter Schalle.

Aus der starken Schwärzung des „s" im Sprachbeispiel der Abbildung 17 (oben) kann man eine Eigenheit aller Zischlaute erkennen. Sie werden hauptsächlich aus Tönen hoher Frequenzen zusammengesetzt. Sie sind deshalb Geräuschen ähnlich. Geräusche enthalten viele hochfrequente Komponenten. Sie können aber, wie das Händeklatschen vieler Personen im Beispiel Abbildung 17 zeigt, auch „tonale" Komponenten bei sehr tiefen Frequenzen enthalten, die allerdings zu lange andauern, als daß ihre Zeitstruktur von uns als „interessant" wahrgenommen würde. Wie wir im letzten Kapitel sehen werden, gilt das für die meisten Schalle, die sehr viel länger als 0,5 Sekunden andauern.

In diesem Sinne ist auch der reine Ton (oberste Kurve der Abb. 17) für uns uninteressant. Er wurde nur zur Illustration mit aufgenommen, um zu zeigen, mit welchen Tönen bei einigen Fragestellungen der Psychoakustik gearbeitet werden muß. Nicht nur, daß man oft reine Töne benötigt, sie müssen auch noch „sanft" einsetzen, langsam von der unterschwelligen Lautstärke auf die benötigte gebracht werden.

Wie rein solche reinen Töne dann wirklich sind, legen Frequenzanalysen offen, wie sie in Abbildung 18 gezeigt werden. Die Frequenzanalyse für den reinen Ton zeigt die oberste Kurve. Der erste und zweite Oberton sind deutlich auszumachen, der Klirrfaktor dieses „reinen" Tons beträgt etwa 1 %. Vergleicht man diese Darstellung eines reinen Tons, dessen Schallamplitude in dB angegeben ist, mit der dem Auge vertrauteren linearen Darstellung, die in Abbildung 16a gewählt wurde, so wird die Art der Verzer-

68 rung der logarithmischen Darstellung deutlich. Es wird dann aber auch deutlich, welcher Art die Verzerrungen sind, die unser Gehör konstruktionsbedingt jedem Schall antut, den es detektiert.

Noch etwas wird in einigen der in Abbildung 18 gezeigten Frequenzspektren verschiedener Schalle deutlich: die immer wieder in gleicher Formation auftauchenden Frequenzkomponenten in der Nähe von 10 kHz. Sie entstehen über die beim Einspielen der Schalle benutzte Elektronik und demonstrieren, daß auch „gute Elektronik" ganz charakteristisch klirrt. Ob das beim Hören stört, können Sie vermutlich aus eigener Erfahrung beurteilen.

Im Frequenzspektrum des „Händeklatschens" kann man in Abbildung 18 im Detail sehen, wie neben den „tonalen" Frequenzen unter 0,25 kHz die Verteilung der hohen Töne im Geräusch zwischen 0,3 kHz und 2 kHz zu- und dann bis 5 kHz wieder abnimmt. Eine breite, fast unstrukturierte Verteilung im Frequenzbereich einiger Kilohertz ist charakteristisch für Geräusche (vergl. auch Abb. 16d). Schall von Geräuschen hat also hohe Intensitäten im Bereich höherer Töne.

Im Sprachschall ist bei genauerem Betrachten der Abbildung 18 auszumachen, daß von etwa 100 Hz an (männlicher Sprecher) die Schallamplitude in drei strukturierten Stufen bis circa 1,5 kHz abnimmt, und zwar um jeweils 5 bis 10 dB pro Stufe (bei 0,25 kHz, 0,65 kHz und 1,6 kHz), und daß dann, um 2,5 kHz, 3,3 kHz und 9 kHz, nochmals etwas höhere Schallamplituden zu finden sind. Diese Struktur hat etwas damit zu tun, daß wir bei der Formulierung von Sprache durch die Zungen- und Lippenstellung den Resonator modulieren, der durch unseren Rachen-, Mund- und Nasenraum gebildet wird. Dadurch kommt es in bestimmten Frequenzbereichen, die in der Fachwelt „Formanten" genannt werden, zu einem gezielten Anheben beziehungsweise Absenken der Schallamplituden. Die gezielte Veränderung des Resonanzraumes ermöglicht die Artikulation, die Erzeugung von Sprachlauten. Wie dies im einzelnen funktioniert, geht über den Umfang dieses Buches hinaus. Wichtig ist aber festzuhalten, daß zur Spracherkennung die tiefen Töne nicht benötigt werden. Man kann das aus der Tatsache ersehen, daß bei der Übertragung von Sprache durchs Telefon nur das Frequenzband von etwa 300 Hz bis 3 kHz genutzt wird. Man schränkt die übertragenen Frequenzen aus „ökonomischen" Gründen ein, denn je enger man dieses Band macht, um so mehr Telefonate können gleichzeitig über ein Kabel laufen. Natürlich kann man dies nur in dem Maße tun, in dem die Sprachverständlichkeit darunter nicht zu sehr leidet. Offensichtlich tut sie dies nicht, ja, man kann sogar Baßstimmen am Telefon erkennen, obwohl nur Frequenzen übertragen werden, die wenigstens dreimal höher sind als die Grundfrequenz typischer Baßstimmen. Wieso dies möglich ist, wird im letzten Kapitel diskutiert.

Vergleicht man in Abbildung 18 die verschiedenen Musiksegmente mit dem Sprachsegment, so fallen als Unterschied zwischen Sprache und Musik zuerst natürlich die vielen Resonanzspitzen in den Musikbeispielen auf, deren jede jeweils einem der gespielten Töne (inklusive der Obertöne) entspricht. Es fällt auch auf, daß nur Jazz-, Rock- und sinfonische Musik deutliche Schallamplituden über 5 kHz aufweisen. Ein Klavier oder Streichquartett hat in diesem Frequenzbereich nur wenig zu bieten. Bei Jazz- und Rockmusik werden die größten Schallamplituden relativ breitbandig bei tiefen und sehr tiefen Frequenzen erreicht. Klassische Musik hat die größten Schallamplituden in den Resonanzspitzen im mittleren Frequenzbereich von 0,2 bis 2 kHz, wobei sich manchmal auch für das Auge harmonisch aussehende Konstellationen ergeben können, dann, wenn Töne und Obertöne vom Klang her zusammenpassen. So ist der vom Streichquartett während der zwei gezeigten Sekunden gespielte Klang im wesentlichen ein G-Dur-Klang (wobei als „artfremd" nur die zum h und d gehörigen Obertöne ausgemacht werden können, z. B. das fis^2 und a^2 bei 0,75 und 0,88 kHz; Frequenz–Tonhöhezuordnung siehe Abb. 6).

Wie dieser Klang im Verlauf der Zeit gespielt wird, kann man der Abbildung 19 entnehmen. Solche zeitaufgelösten Frequenzanalysen werden dann benötigt, wenn man verstehen will, wie wir akustische Information wahrnehmen. Erst wenn bekannt ist, welcher Schall das Ohr in jedem Moment physikalisch erreicht, kann man das Konzept ergründen, nach welchem unser Gehör die akustisch angebotene Information aufbereitet.

Wie komplex die akustische Wahrnehmung ist, kann man sich klarmachen, wenn man sich anhört, was in Abbildung 19 gezeigt wird: Es ist das Paradebeispiel eines G-Dur-Klangs (g-h^1-d^2), ein Klang mit vielen Klangfarben, je nachdem wie ihn die Interpreten des Stückes innerhalb des gezeigten Zeitfensters präsentieren. Das in Abbildung 19 gezeigte Beispiel beginnt mit einem sehr leise einsetzenden Klang, der als Klang langsam immer intensiver wird, bevor er abbricht, um dann nochmals kurz anzuklingen. Beim Zuhören hat man nie die Empfindung, daß ein Ton aus diesem Klang besonders heraussticht. Aber genau dies ist physikalisch der Fall. Die anwachsende Intensität bezieht der Klang durch das Crescendo im Ton g (196 Hz) und dessen erstem Oberton (392 Hz). Trotzdem scheinen wir diesen Ton g^1 aber nicht zu benötigen, um den Klang G-Dur zu hören. Wir hören ihn auch, wenn die Töne g und g^1 nicht im Frequenzspektrum erscheinen (oberstes Spektrum bzw. untere drei Spektren der Abb. 19). Warum das Gehör uns da „irreführt", werden wir später ebenso erfahren, wie den Grund dafür, warum der Ton mit der höchsten Intensität bei g^1 (392 Hz) erscheint, obwohl er nicht in der Partitur dieses Schubertquartetts (G-Dur, op. 161, DV 887) steht.

Die Drucksensitivität unseres Hörorgans

Je größer die Amplituden in der Zeit- oder Frequenzdarstellung von Tönen sind (Abb. 17–19), desto größer sind auch, bei der entsprechenden Frequenz, die Druckunterschiede der zugehörigen Schallwelle. Der Druckunterschied einer Schallwelle zwischen Tal und Kamm ist ein Maß dafür, wie laut oder leise die Schallwelle empfunden wird. Je lauter, desto größer ist auch der ursprüngliche Druckunterschied. Dieser von einer Schallwelle periodisch erzeugte Druckunterschied muß kleiner als ein Tausendstel des Luftdrucks sein, soll unser Hörorgan nicht bleibende Schäden davontragen.

Leider hat es die Natur nicht so eingerichtet, daß die Schmerzgrenze beim Anhören von extrem lauter Musik vor der Grenze erreicht wird, wo das Hörorgan Schaden nimmt. Hörschäden, vor allem junger Leute, sind zum Teil auf dieses fehlende Warnsignal zurückzuführen und natürlich auch auf die Unkenntnis, daß vor allem im Bereich mittlerer und hoher Töne die heutigen Schallgeber der jungen Generation, die Kopfhörer, leicht gefährlich hohe Schallintensitäten produzieren. Dem könnte die Unterhaltungselektronikindustrie sehr leicht einen „elektronischen Riegel" vorschieben, indem sie insbesondere Kopfhörerausgänge ähnlich ansteuert, wie dies für Schallgeber in der Psychoakustik geschieht. Für die Psychoakustik muß im ganzen Tonhöhenbereich eine möglichst konstante Lautstärke am Trommelfell unseres Ohres erzeugt werden, denn es muß beispielsweise quantitativ bestimmt werden, ob Töne verschiedener Frequenzen gleich laut empfunden werden. Unser Gehörgang verhält sich aber in gewissen Grenzen ähnlich wie ein Blasinstrument: da er eine einseitig geschlossene Luftsäule bildet, kommt es zu Resonanzen im Gehörgang. Steckt man einen Kopfhörerknopf ins Ohr, werden diese Resonanzen geändert. In Abbildung 20 ist eine so geänderte Frequenzcharakteristik eines „Knopfes" im Gehörgang gezeigt. Wird ein Kopfhörer mit handelsüblicher Audio-Elektronik über den ganzen Tonbereich erregt, so werden dem Hörorgan bei mittleren Frequenzen 30mal so große Schallamplituden angeboten wie bei hohen und tiefen Frequenzen. Das rührt daher, daß das kombinierte System Kopfhörer-„Knopf" und Gehörgang ein spezielles „Instrument" bilden, das seine eigene Frequenzcharakteristik besitzt und bei circa 1 bis 2 kHz und bei circa 7 kHz besonders hohe Amplituden zuläßt. Wenn zu laute Musik gehört wird, kommt es deshalb zu einer Überlastung des Gehörs. Die dramatische Folge davon: Das Gehör altert frühzeitig.

Um dem gegenzusteuern, müßte der Verstärkerausgang, der den Kopfhörer bedient, besonders im Bereich mittelhoher Töne (um 1000 und 7000 Hertz), um etwa einen Faktor 30 in der Verstärkung zurückgenommen werden, damit über den ganzen Tonhöhenbereich hinweg Schall mit konstanter Lautstärke produziert wird

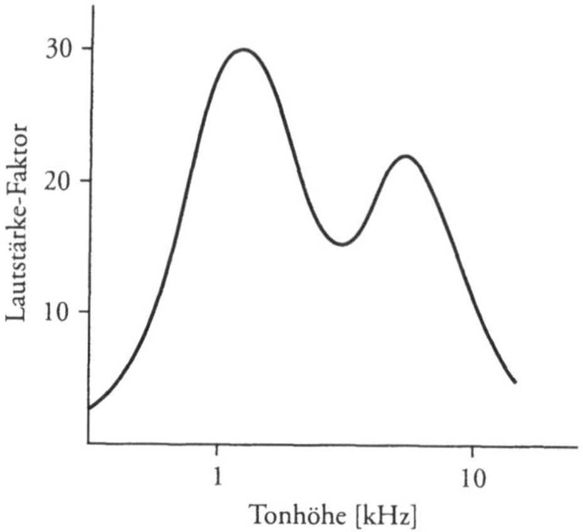

Abbildung 20: Frequenzcharakteristik eines Kopfhörerknopfs im Gehörgang. Die Lautstärke wird bei ca. 1000 und 7000 Hz bis zu einen Faktor 30 verstärkt, was bei zu lautem Spielen von Musik zu Hörschäden führt.

(ob wir so etwas akzeptabel oder schön fänden, wollen wir dahingestellt sein lassen). Da dies nicht getan wird, wirkt der „Knopf im Ohr" im wesentlichen als Filter für tiefe Töne, die daher nicht mit der gewünschten Lautheit wahrgenommen werden. Um sie lauter zu hören, wird am Verstärker die Verstärkung aufgedreht. Das führt wegen des Stimulus-Empfindungseffekts zwar zu größerer Lautheit der tiefen Töne, aber die sowieso schon laut tönenden Mittellagen werden nicht viel lauter klingen, obwohl sich ihre Lautstärke ebenfalls um den Verstärkungsfaktor erhöht hat (vgl. Abb. 2). Aus diesem Grund werden in Mittellagen leicht Schalldruckunterschiede erreicht, die, ohne daß man das merkt, nahe der Schädigungsgrenze des Hörorgans liegen.

Der Druck wird üblicherweise in der Einheit *Pascal* angegeben, so auch der Schalldruck (die Druckeinheit Pascal wurde nach B. Pascal 1623–1662 benannt – und wird mit dem Kürzel Pa angegeben). Normaler Luftdruck hat um die 1013 Hektopascal (hPa), wie man in jedem Wetterbericht hören kann, das sind 101 300 Pa. Periodische Druckänderungen von circa 100 Pascal bereiten uns bereits Schmerzen. Dieselbe Druckänderung ergibt sich auch, wenn man eine Treppe 8 Meter hinaufsteigt, der Luftdruck nimmt dann um 100 Pa ab. Nur: Diese Druckänderung erfolgt so langsam, daß wir uns zu jedem Zeitpunkt auf die geänderte Drucksituation einstellen können. Erfolgt die Druckänderung schnell, zum Beispiel bei einer schnellen Fahrt mit einer Bergbahn, und können wir uns auf den geänderten Luftdruck nicht rasch genug einstellen, etwa durch Schlucken oder Gähnen, dann schmerzt unser Ohr. Das ist nicht verwunderlich, denn bei einer Schallwelle, deren Druckunterschied zwischen Minimum und Maximum 100 Pa beträgt, erreicht die entsprechende Trommelfellauslenkung Amplituden von ungefähr 0,2 mm, was zweimal der Dicke des Fells entspricht. Erstaunlich ist jedoch, daß mit dieser „klobigen" Membran noch Amplitudenschwankungen von dem Zehnbillionstel eines Meters (0,01 Nanometer) detektiert werden können, das ist 10mal kleiner als der Durchmesser eines Wasserstoffmoleküls. Mit dieser Sensitivität stellt das Ohr jeden Membrandruckaufnehmer in den Schatten, den die Meßtechnik heute zur Verfügung hat. Es können mit dem Hörorgan noch Druckänderungen von einem Hunderttausendstel eines Pascal wahrgenommen werden. Jedes Einatmen, jedes Kopfschütteln produziert am Trommelfell größere Druckschwankungen als diese 10 Micropascal. Warum wir ein Kopfschütteln nicht „hören", dazu mehr im physiologischen Teil des Buches.

Das Ohr ist ein äußerst empfindliches Instrument zum Detektieren von Druckwellen, also von Schall im Frequenzbereich von 16 Hz bis 20 kHz. Es ist über sieben Größenordnungen der Druckamplitude empfindlich, von einem Zehnmillionstel eines Pascals bis etwa 100 Pa, oder anders ausgedrückt, für periodische Auslenkungen der Luftmoleküle von 10 Picometer bis 0,1 Millimeter.

Abbildung 21 zeigt die Empfindlichkeitskurve unseres Hörorgans für reine Töne. Diese Kurve gibt die Lautstärke an, die ein reiner Ton haben muß, damit er gerade noch wahrgenommen werden kann. Abbildung 21 gilt für einen 20jährigen Menschen dann, wenn ihm nichts, aber auch gar nichts anderes zu Gehör gebracht wird als reine Töne, die wenigstens für 0,1 Sekunden andauern. Das ist länger als die „transienten“ Vorgänge beim Hören. Töne, deren Druckamplituden bei der entsprechenden Frequenz unterhalb der „Kurve des Schweigens“ liegen, können wir nicht mehr wahrnehmen. Abhängig vom Alter wird diese Empfindlichkeitskurve vor allem bei hohen Frequenzen in Richtung einer geringeren Empfindlichkeit verschoben. Das bedeutet, daß es einer höheren Lautstärke bedarf, damit es noch zu einer Hörempfindung kommt. Die entsprechenden Kurven für 40- und 60jährige sind in Abbildung 21 zusätzlich angegeben.

Aus dem Kurvenverlauf entnehmen wir, daß unser Gehör bei hohen Tönen am empfindlichsten ist. Bei tieferen und sehr viel höheren Tönen nimmt die Sensitivität ab. Wir sehen auch, daß ganz tiefe Töne um mehr als tausendmal lauter angeboten werden müssen, sollen sie noch wahrgenommen werden. Bei den höchsten Tönen ist ein Anheben um ungefähr 40 dB (Faktor 100) pro Oktave nötig (zur Erinnerung: eine Oktave ist ein Tonabstand mit einer Frequenzdifferenz von einem Faktor 2).

Mit eingezeichnet in Abbildung 21 ist eine Kurve, die angibt, ab welchem Schalldruck es zur Schädigung des Gehörs kommen kann. Auch die Schmerzschwelle ist eingezeichnet. Die gestrichelte

---

Abbildung 21: Die Hörfläche: Unterhalb der Hörschwellenkurve (a), die hier für einen 20jährigen gezeigt ist, kann kein Schall wahrgenommen werden. Wie sich diese Kurve mit dem Alter vor allem bei hohen Tönen verschiebt, zeigen die Kurven für 40- und 60jährige (b und c). Die mit (d) bezeichnete Kurve zeigt den Hörschaden eines Jugendlichen durch zu laute Musik. Alle diese Kurven gelten nur für das Wahrnehmen von reinen, lang andauernden Tönen in Abwesenheit von Störschall. Die individuelle Schwankungsbreite der Hörschwellenkurve beträgt nicht mehr als ca. 6 dB. Mit höherem Schalldruck kommt man in den Bereich, in dem Musik (e) und Sprache (f) ablaufen (jeweils innerhalb der Kurven e) bzw. f)), bei einem Schalldruck um 100 dB beginnt das Risiko für einen Hörschaden (g), ab 120 dB ist die Schmerzgrenze (h) erreicht. Tonhöhen und Lautstärken sind in verschiedenen Einheiten angegeben, und um die Vorstellung anzuregen, was ein Schalldruck von 100 dB (Risikolinie) bedeutet: Dies entspricht einer Schalleistung von 0,01 Watt pro Quadratmeter (= 10 mW/m²); wenn Sie einen Lautsprecher hätten, der 100 Watt wirklich auf die Beine bringt, die Stereoanlage voll aufdrehen und sich in 10 Meter Abstand davorsetzen, sind Sie gefährdet. Ebenso gefährdet sind Sie, wenn Sie sich einen Kopfhörerknopf mit nur 3 Milliwatt Leistung ins Ohr stecken.

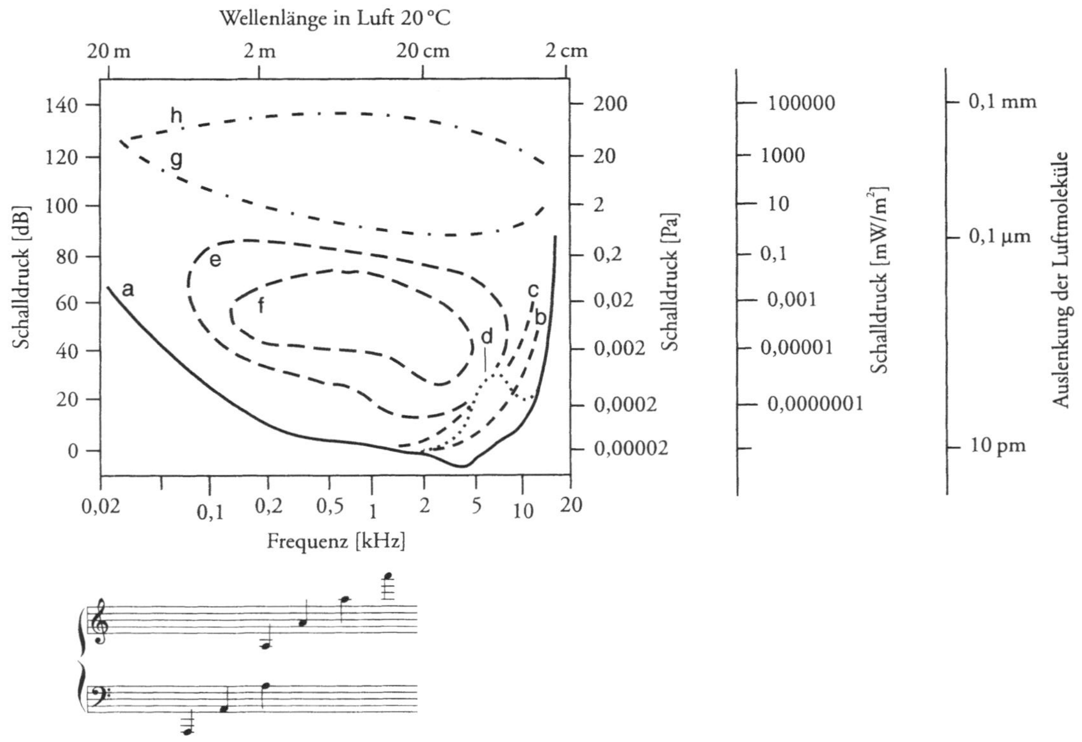

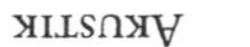

Wellenlänge in Luft 20 °C
20 m   2 m   20 cm   2 cm
Schalldruck [dB]
140
120
100
80
60
40
20
0
Schalldruck [Pa]
200
20
2
0,2
0,02
0,002
0,0002
0,00002
Schalldruck [mW/m²]
100000
1000
10
0,1
0,001
0,00001
0,0000001
Auslenkung der Luftmoleküle
0,1 mm
0,1 µm
10 pm
Frequenz [kHz]
0,02   0,1   0,2   0,5   1   2   5   10   20
a
b
c
d
e
f
g
h

Kurve rechts unten zeigt, wie sich die Empfindlichkeitskurve bei exzessivem Hören von zu lauter Musik irreparabel verschiebt. Die Empfindlichkeitskurve ist individuell verschieden. Der Variationsbereich, also der Bereich, in dem sich das Hörvermögen von Mensch zu Mensch unterscheiden kann, liegt mit etwa +/− 6 dB in der Variationsbreite von einem Faktor vier. Das ist erstaunlich wenig, wenn man bedenkt, wie verschieden wir Menschen sein können.

Als *Hörfläche* wird die gesamte Fläche der Abbildung 21 bezeichnet, die zwischen der Schmerzkurve und der Empfindlichkeitskurve liegt. Die nierenförmigen Bereiche in dieser Fläche geben den Raum an, in dem Musik vom Pianissimo bis Fortissimo gespielt wird (30 bis 90 dB und 40 bis 10 000 Hz), und den Bereich, in dem wir sprechen (40 bis 70 dB und 120 bis 7500 Hz). Dabei sollten wir nicht vergessen, daß Musik oder Sprache nicht aus reinen Tönen aufgebaut ist. Der hier angegebene Bereich schließt die Partialtöne (Obertöne) ein. Bezogen auf die Grundtöne, endet der Bereich von Sprache bzw. Musik bereits bei circa 1500 Hz bzw. bei 3000 Hz. Das ist noch unterhalb der Frequenzen, bei denen das Gehör eines Jugendlichen am empfindlichsten ist (3–4 kHz). Es ist auch gerade noch unterhalb der Schwelle, an der das Gehör eines älteren Menschen schlechter zu werden beginnt. Im ganzen Hörbereich wird so das aktive Sprach- und Musikgebiet weder von individuell- noch altersbedingten Variationen tangiert, und jeder sollte jeden „verstehen" oder zumindest hören können.

Man beachte, daß in der Abbildung 21 auch die Tonhöhe in einer logarithmischen Skala nach rechts aufgetragen ist. Oben, über der Abbildung, ist die der Frequenz entsprechende Wellenlänge in Luft angegeben, und unter der Figur findet sich die Tonhöhe zusätzlich in Notenschrift. Links in Abbildung 21 ist der Schalldruck in Dezibel (alte Bezeichnung: Phon) und zum Vergleich rechts auch noch in Pascal angegeben. Zusätzlich finden sich noch abgesetzte Skalen, die die Schallintensität und die entsprechende Auslenkungsamplitude der Luftmoleküle angeben. Die Schallintensität ist eine Größe, die die Energie des Schalls angibt, die pro Zeiteinheit durch die Fläche von einem Quadratmeter fließt. Sie wird häufig anstelle des Schalldrucks angegeben. Wird die Schallintensität relativ in Dezibel angegeben, wird dies auch *Schallpegel* genannt.

Wird am Arbeitsplatz längerfristig (40-Stundenwoche) ein Schallpegel erreicht, der 5 dB unter der Gefährdungsschwelle liegt (z. B. 120 dB um 50 Hz, 85 dB um 1 kHz und 95 dB um 15 kHz), müssen Schallschutzmaßnahmen ergriffen werden. Ist die Schallbelastung zeitlich geringer, kann der Pegel in dem Maße ansteigen, wie die Zeitdauer der Belastung geringer wird. Im sensitiven Bereich des Gehörs bedeutet das, daß Schall mit 100 dB oder Schall mit 110 dB nur 50 beziehungsweise 5 Minuten lang einwirken darf, ohne daß eine direkte Gefährdung besteht. Solche Schallpegel werden gerade in diesem Frequenzbereich mit Kopfhörern leicht erreicht. Bei kurzzeitigen Überlastungen kommt es dann zu einer temporären Verschiebung der Hörschwelle, die wieder ausheilt. Bei wiederholtem Überlasten wird diese Verschiebung dauerhaft, wie in der gestrichelten Kurve d in Abbildung 21 zu sehen ist.

Abbildung 21 demonstriert, daß unser Gehör ein Sinnesorgan mit einem immensen Wahrnehmungsbereich ist, sowohl was die Intensität des Schalls als auch was den Wellenlängenbereich (Tonhöhe, Frequenz) angeht. Die Intensität kann um das Zehnmillionenfache variieren, die Tonhöhe immerhin noch um den Faktor 1000. Zum Vergleich: Die Sensitivität des Auges für das Äquivalent zur Tonhöhe, die Farbe, liegt zwischen tiefblau und dunkelrot in einem Wellenlängenbereich, der nur um den Faktor 2 variiert. Auf Kontraste in der Lichtintensität (Graukontraste) spricht das Auge nur in einem Bereich an, der um knapp einen Faktor 1000 variiert werden kann.

Zusammenfassung des Akustikteils

Schwingungen können durch ihre *Amplitude*, ihre *Frequenz* und ihre *Phasenlage* charakterisiert werden. Die Amplitude gibt die Auslenkung aus der Gleichgewichtsposition an, die Frequenz den Kehrwert der Periodendauer und die Phase den Schwingungszustand bezüglich eines bestimmten Zeit- oder Ortspunkts.

Taktgeber für Schwingungen sind elektronische Schaltungen in der E-Musik oder die Saiten von Musikinstrumenten, Blätter und Zungen von Blasinstrumenten, die Lippen der Blechbläser oder unsere Stimmbänder.

Die Schwingungsenergie, die von den Taktgebern erzeugt wird, reicht meist nicht aus, um effektiv Schall zu erzeugen. Deshalb muß die Schwingung des Taktgebers verstärkt werden; eine schwingende Stimmgabel wird erst dann laut, wenn man sie auf eine Holzplatte aufsetzt. Diese Verstärkung kann elektrisch oder mechanisch erreicht werden, sie kann frequenzselektiv sein (beispielsweise Resonanzverstärker, wie die Luftsäule in Blasinstrumenten oder der Nasen- und Rachenraum bei unserer Stimme), oder sie kann viele verschiedene Frequenzen gleichwertig behandeln (Elektronik, Holzplatte, Resonanzboden oder Instrumentenkorpus). Bei Tönen gibt es nur einen Taktgeber (Saite, Rohrblatt). Bei Klängen wirken mehrere Taktgeber koordiniert zusammen (Duett, Orchester). Bei Geräuschen wirken mehrere Taktgeber gleichzeitig und unabhängig voneinander (Klatschen von Zuschauern; Motorengeräusch, hervorgerufen durch Klappern von Ventilen, Zylinderköpfen etc.).

Schall muß mechanisch mittels Schallquellen (Lautsprecher, Instrumentenkörper) erzeugt werden, die an die Umgebungsluft angepaßt sind (Trichter der Blasinstrumente, Korpus von Streichinstrumenten).

Schall ist eine *Druck-* oder *Dichtewelle*, die sich mit einer charakteristischen Geschwindigkeit, der *Schallgeschwindigkeit,* ausbreitet. Dabei findet periodisches Komprimieren und Dekomprimieren der Luft oder des Materials statt, in dem sich der Schall ausbreitet.

Die Schallgeschwindigkeit in einem Medium ist um so größer, je weniger das Medium zusammengedrückt werden kann. In Luft hängt die Schallgeschwindigkeit neben der Temperatur auch von der relativen Feuchte ab.

Die Amplitude der Druck- (Dichte-) Welle im Medium ist ein Maß für die *Lautstärke* des Schalls. Die *Schallschnelle* ist die Geschwindigkeit, mit der die Moleküle (Atome) des Mediums schwingen. Je mehr sie dabei aus ihrer Ruhelage ausgelenkt werden, desto lauter ist der Schall. Das Verhältnis der Schalldruckamplitude zur Amplitude der Schallschnelle ist ein Maß für den *Schallwiderstand.*

Die *Frequenz* der Schallwelle ist ein Maß für die *Tonhöhe,* mit der wir den Schall empfinden; dabei entsprechen hohe Frequenzen hohen Tönen, tiefe Frequenzen tiefen Tönen.

Bei der Schallausbreitung werden tiefe Töne sehr viel weniger abgeschwächt als hohe Töne. Die Schalldämpfung ist in Wasser besonders gering. In Luft hängt sie stark von der Tonhöhe, der Luftfeuchtigkeit und von der Temperatur ab.

Tiefe und hohe Töne werden von einer Schallquelle in unterschiedlicher Weise abgestrahlt. Je tiefer der Ton, desto gleichmäßiger erfolgt die Abstrahlung in alle Raumrichtungen. Ist die Schallquelle sehr viel kleiner als die Wellenlänge des Schalls, werden Kugelwellen abgestrahlt. Je höher die Töne sind, desto gerichteter wird der Schall abgestrahlt. Ist die Schallquelle sehr viel größer als die Wellenlänge des Schalls, werden *ebene Wellen* ausgestrahlt. Wie bei jeder Wellenausbreitung kommt es auch beim Schall zu den Phänomenen *Reflexion, Brechung, Beugung* und *Interferenz.*

Reflexion von Schall geschieht an jeder Grenzfläche, die zwei Medien mit unterschiedlichem *Schallwiderstand* (Schallimpedanz) trennt. Soll Schall weitergeleitet (transmittiert) werden, müssen die Schallwellen der Luft fast senkrecht auf die Grenzfläche treffen (unter einem Winkel kleiner 15 Grad zum Lot). Ist das nicht der Fall, wird Schall total reflektiert. Selbst bei senkrechtem Einfall wird Schall an massiven Hindernissen noch stark reflektiert, da die Schallimpedanz der Luft im Vergleich zu allen anderen Medien klein ist. Eine Ausnahme vom eben geschilderten Reflexionsverhalten für Schallwellen gibt es dann, wenn die Dicke des „Reflektors" (beispielsweise Fensterglas, Schallschutzwand) sehr viel weniger als ein Viertel der Wellenlänge des Schalls beträgt. In diesen Fällen wird Schall fast vollständig transmittiert, d. h. durchgelassen. Durch geeignete Materialauswahl und Kombination von Stoffen verschiedener Absorptionseigenschaften kann dieser Effekt umgangen werden (Schallschutz).

Schallwellen ändern ihre Richtung, wenn sie durch Gebiete mit

80 unterschiedlicher Schallgeschwindigkeit laufen müssen *(Brechung)*. Für verschiedene Tonhöhen ist diese Richtungsänderung verschieden.

Schall wird um Hindernisse gebeugt, wenn deren Abmessungen kleiner sind als die Schallwellenlänge. Man kann um die Ecke hören. Einen „Schallschatten" werfen nur große Gebilde im Schallfeld sehr hoher Töne.

Schallwellen können *interferieren*, das heißt Schallwellen können sich überlagern, wobei komplizierte Interferenzmuster entstehen können. Solche Muster sind für unser Richtungshören sehr wichtig.

Das Gehör

Aufbau und Funktion des peripheren Hörorgans

Wenn wir verstehen wollen, wie es zu dieser immensen Sensitivität unseres Hörorgans kommt, müssen wir über den grundsätzlichen Aufbau dieses Sinnesorgans Bescheid wissen. Dies betrifft sowohl den anatomischen Aufbau als auch den sinnesphysiologischen Prozeß, der die mechanische Energie der Schallwelle in elektrische Impulse umsetzt, die dann vom Hörnerv an das zentrale Nervensystem zur Verarbeitung weitergeleitet werden. Im Laufe dieses Kapitels wird Stück für Stück die Funktionsweise der einzelnen Teile des Außen-, Mittel- und Innenohrs erläutert werden. Dabei wird klar werden, daß unser Außenohr zusammen mit dem Kopf, auf dem es sitzt, ein ganz spezifischer „Adapter" ist, der den einfallenden Schall bereits entscheidend aufbereitet. Es wird deutlich werden, daß das Mittelohr, neben der Schutzfunktion, die es hat, auch die Anpassung des Luftschalls an den Schall vornimmt, der sich in der Lymphflüssigkeit des Innenohrs ausbreitet.

Manches von dem, was wir heute über das Hören wissen, wurde durch die Arbeiten von Georg v. Békésy (1899–1972) initiiert, der sich als Nachrichtentechniker zunächst damit beschäftigte, wie man Sprache durchs Telefon schickt. Später, in den 30er und 40er Jahren, trug er viel zur Aufklärung der Funktionsweise unseres Hörorgans bei, wofür er im Jahre 1961 den Nobelpreis für Medizin erhielt. Trotz der Jahre, die seither vergangen sind, sind wir einem Verständnis, wie Hören funktioniert, nur in Detailfragen nähergekommen. Wir wissen zwar relativ gut, wie Schallenergie in neuronale Impulse umgesetzt wird, wir wissen aber noch wenig darüber, wie akustische Information vom Zentralnervensystem verarbeitet wird.

Um sich vorzustellen, in welcher Form akustische Information auf uns einfällt, vergegenwärtigen wir uns nochmals Abbildung 14 und denken daran, daß diese Abbildung eine Situation illustriert, wie sie bei Schall einer einzigen Frequenz, bei einem reinen Ton also, vorliegt. Wieviel komplizierter dieses Bild für Töne oder Klänge wird, bei denen sich viele solcher Wellen unterschiedlicher Amplituden und Wellenlängen überlagern, kann man sich vorstellen und damit auch, wie sich der menschliche Kopf im Wellensalat eines auf ihn einfallenden Schallfelds ausnimmt, das dann noch zusätzliche Information wie Sprache oder Musik enthalten kann.

Wie wir im letzten Kapitel gesehen haben, findet an Hindernissen neben der Reflexion von Schallwellen auch deren Beugung statt, so daß um den Kopf herum stark von der Tonhöhe abhängige Interferenzmuster zwischen direkt einfallenden, reflektierten und gebeugten Schallwellen entstehen. Die Muster, die aus den sich überlagernden Schallwellen entstehen, sind asymmetrisch, das heißt die Schallfelder ober- und unterhalb unseres Kopfes unterscheiden sich stark. Diese Unterschiedlichkeit entsteht durch die Reflexion des Schalles am Boden und der Beugung der Schallwellen am menschlichen Körper. Die Reflexions- und Beugungsprozesse sind, wie wir bereits wissen, frequenzabhängig: sie hängen von der Wellenlänge der Schallwelle und den Abmessungen des reflektierenden oder beugenden Objektes ab. Handelt es sich bei diesem Objekt um einen Menschen oder Teile seines Körpers, so spielen mehrere Wellenlängen- und Frequenzbereiche eine Rolle, da unsere schallrelevanten Körpermaße zwischen unserer Körpergröße (ca. 175 cm) und dem Durchmesser unserer Ohrmuschel (5 cm) variieren.

Ein simpler Versuch zeigt, daß frequenzabhängige Beugungsphänomene um den Kopf eine Rolle beim Hören spielen. Man kann sich in einer wirklich „ruhigen Stunde" zum Beispiel mit einem Finger der linken Hand den Gehörgang des rechten Ohres verstopfen und dann mit Daumen und Mittelfinger der rechten Hand circa 10 cm und circa 60 cm vor dem rechten Ohr zuerst einmal reiben

und dann etwa gleich laut schnippen, so daß der Mittelfinger auf
den Handballen schlägt. Beim Reiben entsteht ein Geräusch, das
hauptsächlich hohe Frequenzen enthält, beim Schnippen bringt das
„Plop" auch tiefere Frequenzen ins Spiel. Vom Fingerreiben hört
man nichts, wenn es nahe am Kopf geschieht, obwohl doch Schall
eigentlich umso lauter sein sollte, je näher er am Kopf erzeugt wird.
Für hohe Frequenzen ist das linke Ohr vom Kopf abgeschattet. Reibt
man die Finger weiter weg, hört man dies leise, da die tieferen Frequenzen des Reibgeräusches um den Kopf herumgebeugt werden
können. Beim Schnippen sind wesentlich tiefere Frequenzen beteiligt, und die werden effektiver gebeugt, so daß Schnippen auch noch
nahe am Kopf zu hören ist.

Richtungshören

Je nachdem, aus welcher Richtung und mit welcher Tonhöhe der
Schall einfällt, unterscheiden sich die Interferenzmuster vor dem
linken und rechten Ohr. Die Bewertung und Analyse dieser komplexen Muster kann nicht angeboren sein, sie muß erlernt werden.
Wie weit uns bei der Auswertung solcher Muster zeitabhängige Effekte helfen, wird später im psychophysikalischen Teil etwas näher
erläutert.

Ob Schall von oben oder unten, von hinten oder vorne oder
von nah oder fern kommt, können wir entscheiden, auch wenn nur
ein Ohr ihn vernimmt *(monoaurales Hören)*. Das kann jeder einfach
ausprobieren, indem er sich mit einem Finger den Gehörgang eines
Ohres verstopft und – am besten im Freien – auf verschiedene Geräusche hört. Man wird feststellen, daß wir die verschiedenen Geräuschquellen zwar lokalisieren können, daß es aber vor allem bei
tieferen Tönen zur Entscheidungssicherheit beiträgt, wenn wir den
Kopf ein wenig bewegen oder aber beide Ohren benützen können.
Im ersten Fall ändern wir durch die – oft unbewußte – Änderung
der Kopfstellung das Intensitätsmuster, das vom Schall am Ohr erzeugt wird. Wir benutzen den Kopf zum „Peilen". Im zweiten Fall
benutzen wir zusätzlich die Information, daß Schall das der Schall-

quelle zugewandte Ohr um bis zu 0,6 tausendstel Sekunden eher erreicht als das abgewandte Ohr (die Zeitdifferenz ergibt sich aus der Schallgeschwindigkeit und der längeren Laufstrecke).

Für den „Stereo-Effekt" beim Hören sind jedoch solche Laufzeiteffekte von untergeordneter Bedeutung. Dies wird sofort plausibel, wenn man bedenkt, daß es keine Laufzeitunterschiede gibt, wenn uns Schall direkt von vorne oder hinten trifft, da dann der Weg von der Schallquelle zu den beiden Ohren gleich weit ist. Wir wissen auch in diesem Fall, ob wir die Schallquelle hinter oder vor uns zu suchen haben.

Es sind primär die Unterschiede in der Schallintensität an den beiden Ohren, die die Stereo-Empfindung links–rechts hervorrufen. Davon kann sich jeder überzeugen, der mit einem Kopfhörer Musik hört, wenn er an der Stereoanlage den Balance-Regler zwischen linkem und rechtem Kanal hin und her dreht. Die Richtungsinformation ist also zum Großteil in der Schallintensität verschlüsselt, die ja an den beiden Ohren verschieden ist, je nachdem wie die verschiedenen Tonhöhen durch den Kopf abgeschattet werden.

Da unser Kopf (wir wollen der Einfachheit halber annehmen, er sei kugelförmig) einen Durchmesser von etwa 22 cm hat, muß man für Schallwellenlängen, die kleiner als 22 cm sind, also für Töne über 1600 Hz (g³), erhebliche Beugungseffekte erwarten. Diese Effekte treten allerdings nicht erst bei dieser Tonhöhe auf, sondern sie werden mit zunehmender Tonhöhe (abnehmender Schallwellenlänge) immer drastischer. Wahrnehmbar sind Beugungseffekte am Kopf schon ab etwa 500 Hz (h¹), also bei wesentlich tieferen Tönen, bei denen der Kopfdurchmesser etwa einem Viertel der Wellenlänge entspricht. Bei den höheren Tönen (kürzeren Wellenlängen) wirft der Kopf immer „stärkere" Schatten. Der Schall beginnt sich dann am Kopf zu „stauen", ähnlich dem Druckstau, den man fühlt, wenn man die Hand ins fließende Wasser hält. Dieser Druckstau wird um so größer, je höher der Ton wird. Unser Kopf wird dabei für den hochfrequenten Schall immer „härter", der Schall wird immer „besser" reflektiert. Ähnliches kennt jeder Tennisspieler, der schon auf hartem und weichem Hallenbelag gespielt hat: je härter der Belag, desto effektiver wird der Impuls auf den Ball übertragen und desto „kräftiger" springt der Ball zurück. Aus der Schulphysik erinnert man sich vielleicht noch, daß im Idealfall maximal der doppelte Impuls vom Ball auf den Boden übertragen werden kann. Der Unterschied im Druckstau an einer im akustischen Sinne harten oder weichen „Birne" beträgt somit etwa einen Faktor zwei.

Deswegen wird die Druckamplitude für hohe Töne (hochfrequenter Schall) gegenüber tiefen Tönen an unserem Kopf etwa zweifach verstärkt. Unser Kopf ist für hohe Frequenzen also „hart". Dem Faktor zwei entspricht in der Sprache des Akustikers etwa 6 dB im Schalldruck (oder 3 dB in der Schallintensität) und in der Sprache des Musikers in etwa dem Unterschied in der Lautheit zwischen piano und mezzoforte.

Direkt auf das Ohr einfallender Schall höherer Töne kann also schon durch das bloße „Kopfhinhalten" verstärkt werden. Dies gilt für die der Schallquelle zugewandte Seite des Kopfes. Auf der Seite des Schallschattens ist die Situation komplizierter, da dann auch Schallbeugungseffekte mitspielen, die von der Schallfrequenz und der Richtung abhängen, aus der der Schall kommt.

In Abbildung 22 ist diese Situation skizziert, und zwar für verschiedene Einfallsrichtungen von Schall. Ein Winkel von Null Grad bezeichnet den Schalleinfall von vorne, positive beziehungsweise negative Winkel beziehen sich auf das der Schallquelle zu- beziehungsweise abgewandte Ohr. In dieser Abbildung ist nicht nur die Veränderung der Verstärkung oder Abschwächung von Schall in Abhängigkeit von der Tonhöhe (Frequenz) gezeigt, sondern es ist auch dargestellt, wie sich das Verhältnis zwischen der Größe des Schallhindernisses und der Schallwellenlänge auf den wahrnehmbaren Schalldruck auswirkt. Aus dieser Abbildung kann man ermitteln, daß ein gutes Mikrophon nicht viel größer als ein Viertel der Schallwellenlänge sein sollte, was etwa 5 mm entspricht, da es ja bis zu den höchsten vernehmbaren Frequenzen (20 kHz, entsprechend 2 cm Wellenlänge) unverzerrt und gleichmäßig aufnehmen sollte.

Man kann das auch anders ausdrücken: Es ist gut, daß wir so

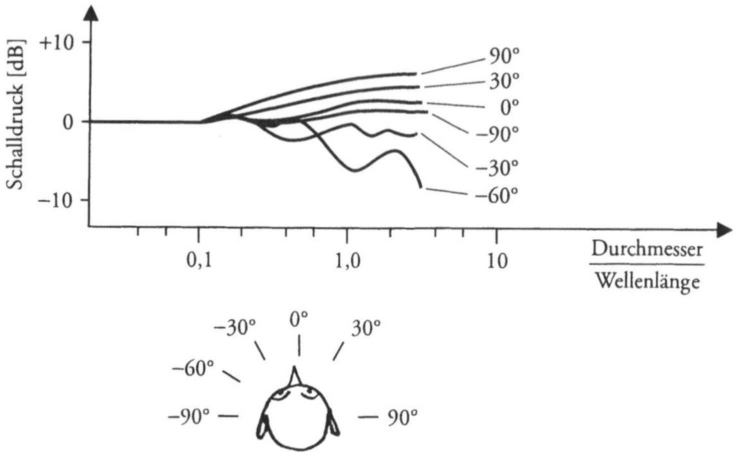

Abbildung 22: Das Richtungshören. Angegeben ist die Anhebung (positiv) bzw. die Abschwächung (negativ) des Schalldrucks in Dezibel, wenn sich das Verhältnis der Abmessung des Beugungsobjekts (z. B. Kopf = 22 cm) zur Wellenlänge des Schalls (z. B. 20 cm = 2 kHz) ändert. Die Zahlen an den Kurven beziehen sich auf den Winkel, unter dem Schall auf unseren Kopf einfällt. (Die Durchmesser über Wellenlängenverhältnisse lesen sich für den Kopf als Beugungsobjekt etwa wie: 0,1 entspricht 200 Hz, 1,0 entspricht 2 kHz und 10 entspricht 20 kHz.

einen großen Kopf haben, denn nur so fällt der Tonhöhenbereich, in dem sich größere richtungsabhängige Schalldruckpegel aufbauen, auch in den Bereich, in dem unser Hörorgan besonders empfindlich ist (um 2 kHz, was Tonhöhen um h^3 entspricht; vergl. Abb. 6 und 21). Natürlich darf auch spekuliert werden, ob umgekehrt nicht gerade deswegen unser Gehör dort so sensitiv ist: In unserer Entwicklungsgeschichte war es überlebenswichtig, die Richtung zu ermitteln, aus der Gefahr droht.

Im Tonhöhenbereich unterhalb von circa 600 Hz (d^2) funktioniert Richtungshören mit reinen Tönen kaum, da es in diesem Frequenzbereich nur sehr geringe richtungsabhängige Intensitätsunterschiede für unsere Ohren zu detektieren gibt. Erst wenn wie bei gewöhnlichen Tönen deren Obertonsequenz hinzukommt, oder bei Geräuschen ein ganzes Spektrum von höheren Frequenzen mit erzeugt wird, ergeben sich wieder wahrnehmbare Intensitätsunterschiede an beiden Ohren. Unser zentrales Nervensystem hat gelernt, diese Intensitätsunterschiede im Bereich höherer Frequenzen zu interpretieren und daraus die Richtung zu ermitteln.

Die Kunst der Bewertung von Schallinformation kann soweit verfeinert sein, daß sogar durch einohriges Hören richtig analysiert wird, etwa nach dem vereinfachten Schema: wenn es keine Intensitätsmodulation der Obertöne durch Abschattungs- oder Beugungseffekte gibt, dann befinden sich Schallquelle und Ohr auf derselben Seite des Kopfes und umgekehrt. Unsere Bewertung überprüfen wir dadurch, daß wir den Kopf in die Richtung der Schallquelle drehen und damit das Klangbild ändern, das ja gerade vom Gehalt an Obertönen geprägt ist. Änderungen im Klangcharakter sind also der Schlüssel zum Richtungshören. Dazu vergleiche man nochmals Abbildung 22, in der vor allem auf der schallabgewandten Seite des Kopfes etwa ab 1600 Hz (g^3) eine gewisse „Welligkeit" im Schalldruck zu sehen ist, die von den hervorstehenden Merkmalen unseres Kopfes wie Nase und Ohrmuscheln herrührt. Sie machen die Klangfarbe des Schalls richtungsabhängig.

Sprache hat ein komplexes Klangbild. Bei beidohrigem Hören *(binaural)* können wir einen Sprecher auf weniger als zwei Grad genau orten, wenn er vor uns horizontal in einem Winkelbereich von plus/minus 30 Grad auf und ab wandert. Kommt der Schall horizontal mehr von der Seite, oder werden die Grundfrequenzen deutlich höher, nimmt unsere Fähigkeit ab, die Schallrichtung zu bestimmen. Bei 75 Grad Schalleinfallswinkel ist für uns nur noch eine Ortung innerhalb von 6 Grad möglich, und kommt der Schall direkt von der Seite (90 Grad Einfall), gelingt uns das nur noch auf plus/minus 20 Grad genau.

Dies kann man sich auch an Hand von Abbildung 23 deutlich machen. Sie zeigt, wie sich der an beiden Ohren gemessene Schalldruck ändert, wenn sich die Richtung ändert, aus der der Schall kommt. Gezeigt ist die gesamte Intensität des Schalls, also über alle Obertöne summiert, so daß sich die in Abbildung 22 bei höheren Frequenzen noch zu sehenden Schwankungen des Schalldrucks am abgewandten Ohr zum Teil aufgehoben haben. Bei seitlichem Ein-

88 fall ist die Differenz der Schallintensitäten an den beiden Ohren fast konstant. Selbst wenn wir den Kopf um größere Winkel nach links oder rechts drehen, ändert sich an der Situation kaum etwas. Anders ist das, wenn der Schall von vorne oder hinten kommt. Dann ändern sich die Schallintensitäten an beiden Ohren gegenläufig sowohl bezüglich der Richtung (vorne/hinten) wie auch bezüglich der Kopfdrehung. Wir können uns also entscheiden.

Weniger gut als zwischen links und rechts können wir uns entscheiden, wenn der Schall in der Richtung einfällt, die unseren Kopf längs des Nasenrückens vertikal teilt *(Medianebene)*. Die Schallquelle kann in dieser Ebene je nach Position zwischen 10 und 45 Grad auf und ab bewegt werden, ohne daß wir einen Unterschied wahrnehmen. Auch Kopfneigen hilft da nicht viel. Diese Mittelebene ist auch anderweitig von besonderer Bedeutung, besonders dann, wenn der Kopf nicht bewegt werden kann: Unabhängig vom Ort der entsprechenden Geräuschquelle im Raum, hören wir die von ihr kommenden Geräusche immer „von vorne", falls es sich um ein Geräusch aus einem kleinen Tonhöhenbereich um 300 Hz (d^1) oder um 3000 Hz (fis^3) handelt. Ähnliches gilt für schmalbandige Geräusche um 8 kHz (h^5), die grundsätzlich „von oben" kommen, und Geräusche um 1 kHz (h^2) beziehungsweise um 10 kHz (dis^6), die grundsätzlich als „von hinten" kommend vernommen werden.

Entfernungshören
Die unterschiedliche Lautstärke des Schalls an beiden Ohren ist die Entscheidungsgrundlage für all unsere Richtungsbestimmungen. Auch das Entfernungshören, die Lokalisierung von Schallquellen in der Nähe oder in der Ferne, geschieht über die Bewertung der Lautstärke des Schalls.

Sind die Schallquellen nicht in unserer unmittelbaren Nähe, benützen wir unbewußt die Tatsache, daß hohe Töne auf ihrem Weg durch die Luft viel stärker abgeschwächt werden als tiefe Frequenzen. Wir haben das im Akustikkapitel schon angesprochen. Naher Donner klingt grell, ferner dumpf, da die hohen Frequenzen von der Luft

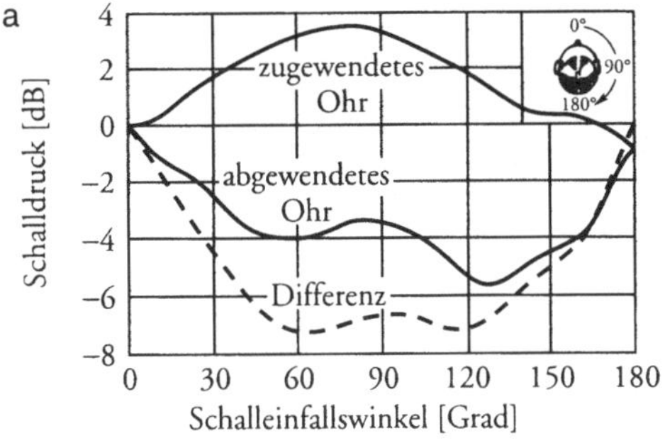

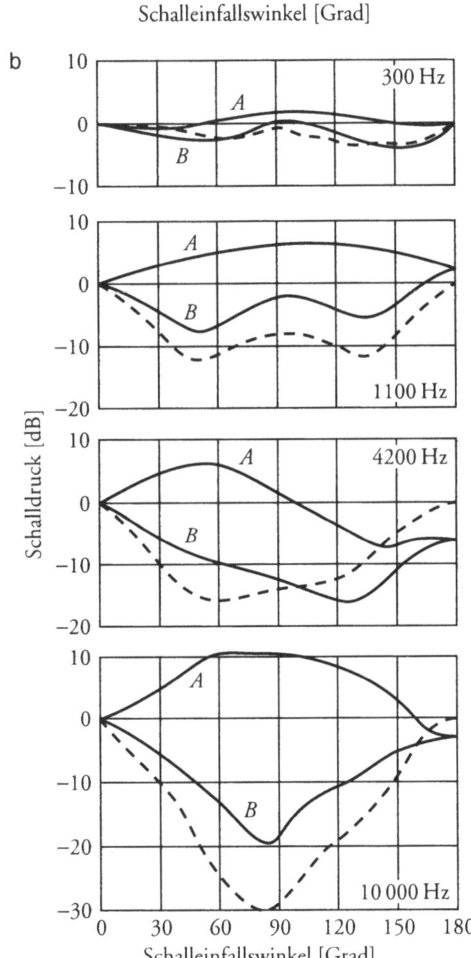

Abbildung 23:
Das Richtungshören. Gezeigt ist die Variation des Schalldrucks an beiden Ohren. Schalldruckvariation a) für Sprache und b) für reine Töne unterschiedlicher Frequenz als Funktion des Schalleinfallswinkels. Kurve A bzw. B entspricht jeweils dem der Schallquelle zu- bzw. abgewendeten Ohr. Die gestrichelte Linie gibt die Druckdifferenz zwischen den beiden Ohren an. (Aus: O. F. Ranke, H. Lulliers (1953): Gehör – Stimme – Sprache, © 1953 Springer-Verlag, Berlin)

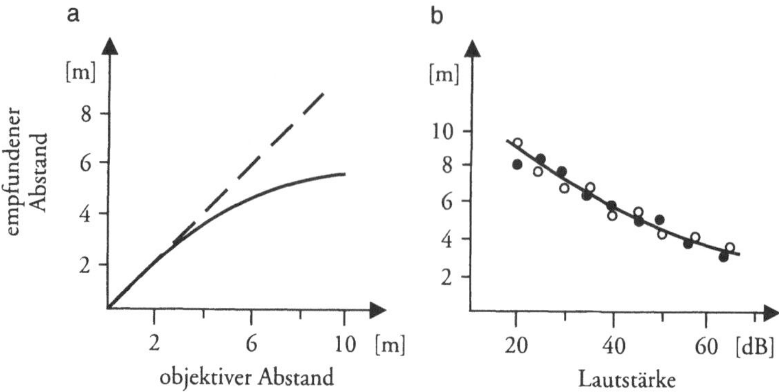

Abbildung 24: Das Entfernungshören. Aufgetragen ist der subjektiv empfundene Abstand einer Schallquelle als Funktion a) des wirklichen Abstands eines Sprechers und b) der Lautstärke einer 3 Meter (Kreise) bzw. 9 Meter (gefüllte Kreise) entfernten Schallquelle.

herausgefiltert wurden. Ähnlich wie beim Richtungshören bewerten wir wieder die Klangfarbe, und damit wieder den Frequenzbereich der Partialtöne im sensitivsten Frequenzenbereich unseres Gehörs. Auch dies muß gelernt sein. Daß es dabei zur Konfusion zwischen Richtungs- und Entfernungsdiagnostik kommen kann, ist fast zwangsläufig. Mit Blick auf unsere Entwicklungsgeschichte scheint es plausibel, daß uns die Richtungsinformation wichtiger sein mußte als eine Entfernungsabschätzung: wenn die Richtung, aus der Gefahr droht, nicht bekannt ist, nützt es wenig zu wissen, daß diese Gefahr schon ganz nahe ist. Wie sehr wir uns bei der Entfernungsbestimmung aber täuschen können, demonstriert Abbildung 24.

In dieser Abbildung ist die Entfernung, in der wir im Freien einen Sprecher vermuten, der Entfernung gegenübergestellt, in der er sich tatsächlich befindet. Bis zu einem Abstand von ungefähr zwei Metern haben wir unsere Lektion offensichtlich gut gelernt. Bei so geringen Abständen spielen Schalldämpfungseffekte in Luft noch kaum eine Rolle, und die Schallwellen, die ein so naher Sprecher erzeugt, sind Kugelwellen, bei denen die Schallintensität quadratisch mit dem Abstand zur Quelle abnimmt, oder anders ausgedrückt, der

Schalldruck, den ein Sprecher in einem Meter Abstand erzeugt, ist
etwa viermal größer als der eines Sprechers in zwei Metern Abstand.
Wir haben gelernt, dieser akustischen Information eine Entfernung
zuzuordnen. Je weiter der Sprecher sich jedoch von uns entfernt,
desto diffuser wird, was wir von ihm vernehmen. Im kritischen
Zeitraum von 1 bis 40 tausendstel Sekunden, in dem sich Nerven-
potentiale aufbauen, trifft dann unsere Ohren nicht nur der direkte
Schall, sondern auch das durch Reflexionen am Boden verkompli-
zierte Schallfeld, und wir verschätzen uns ganz deutlich bei der Interpretation dieser akustischen Daten. Wie Abbildung 24a demonstriert, orten wir einen 10 Meter entfernten Sprecher im subjektiven
Abstand von ungefähr 5 Metern.

Aus Abbildung 24b ersieht man, daß wir für größere Entfernungen als 3 m alles aus der am Ohr herrschenden Lautstärke schließen.
Diese Abbildung zeigt das Resultat eines Experiments, bei dem die
Lautstärke von zwei Lautsprechern in 3 und 9 Meter Entfernung so
geregelt war, daß unabhängig von den Lautsprecherpositionen die
Schallintensität an den Ohren die gleiche war. Diese Schallinten-
sität wurde anschließend verändert. War die Intensität gering, die
übertragene Sprache sehr leise, wurde die Entfernung der Quelle
auf etwa 10 Meter taxiert, gleichgültig ob der 3 oder 9 m entfernte
Lautsprecher betrieben wurde. War die Sprache sehr laut, wurde die
Quelle im subjektiven Abstand von 3 Metern lokalisiert. Wir haben
gelernt, daß Sprechen nur auf kürzere Distanzen Sinn macht. Die
Lautstärke beim Sprechen wird immer den Umständen angepaßt.
Deshalb wird eine normal sprechende Stimme, die leise wahrgenommen wird, weit entfernt angesiedelt, und eine laute Stimme
nahe. Fern und nah sind relative Begriffe, und bei Sprache sind für
unsere Erfahrung 10 Meter eben „weit weg".

Wir haben auch gelernt, die Interferenzmuster um unseren Kopf
zu bewerten. Werden Stereoaufnahmen über Kopfhörer abgehört,
so hat man die Empfindung, daß die Schallquelle im Kopf sitzt
und nicht im Abstand von circa drei Metern, in dem sich die Mikrophone bei der Aufzeichnung befunden haben. Wir ziehen also

92 auch zur Bewertung komplexer Schalle, wie Sprache oder Musik, die „Muster" heran, die sich um unseren Kopf herum durch seine „Filterwirkung" und die der Ohrmuscheln ergeben. Wenn ein Schall diese gewohnten Beugungsstrukturen nicht vorweisen kann, können wir diesen Schall räumlich nicht einordnen. Es kommt deshalb zur Lokalisation der Schallquelle im Kopf. Dabei ist es gleichgültig, wie diese Filterwirkung zustandegekommen ist. Wir erkennen nur die am eigenen Kopf erlernte Struktur. Daher vermitteln Stereoaufnahmen, die über Lautsprecher angehört werden, eine Art räumlichen Eindruck, weil der Klang vom eigenen Kopf gefiltert wurde. Wird die gleiche Aufnahme über Kopfhörer angehört, erklingt sie im Kopf, es sei denn, die Aufnahme wurde mit einem Kunstkopf gemacht. Dann wird auch über Kopfhörer der Schall als von außerhalb des Kopfes kommend empfunden. Voraussetzung dazu ist allerdings, daß bei der Aufnahme die Mikrophone richtig im Kunstkopf plaziert waren, nämlich da, wo beim Abhören dann die Kopfhörerknöpfe sitzen.

„Visuelles Hören"

Es gibt noch andere Kriterien, die uns helfen, Schall besser zu begreifen. Wenn wir einen Sprecher schlecht verstehen, wenden wir ihm das Gesicht zu. Wir tun dies ganz unwillkürlich und obwohl wir dadurch den Schalldruck zumindest an einem Ohr verringern (vergl. Abb. 20). Sprache wird verständlicher, wenn man dem Sprecher „auf's Maul schauen" kann. Es gibt, wie wir im nächsten Kapitel sehen werden, eine Kopplung im zentralen Nervensystem zwischen den optischen und akustischen Nervenzentren. Wir haben ein Leben lang unbewußt unseren Gesprächspartnern beim Zuhören gleichzeitig von den Lippen gelesen, wenn sie gesprochen haben, und diese Erfahrung ist mehr wert als der mögliche Zugewinn im Schalldruck: wir verstehen besser, wenn wir zusehen.

Ein anderes Beispiel für eine opto-akustische Kopplung ist beim Fernsehen zu beobachten. Wir hören den Nachrichtensprecher aus seinem Mund sprechen, obwohl der Lautsprecher, der ihn sprechen läßt, etwa 30 Zentimeter davon entfernt ist. Wenn wir circa 3 m vor dem Fernseher sitzen, entspricht dieser Lautsprecherabstand einem Winkel von circa 6 Grad, was wir bei Schall von vorne normalerweise sicher diagnostizieren. Hier „überschreibt" der optische Eindruck die akustische Realität: Wir hören, was wir sehen und korrigieren – und dies gilt ganz allgemein – die akustische Realität gemäß unserem optischen Eindruck. Dieses Phänomen wurde auch in psychoakustischen Experimenten gezeigt. Versuchspersonen wurden die Worte „List" und „Mist", die sich hinsichtlich der Mundstellung bei der Artikulation stark unterscheiden („L"– Mund offen, Zunge an den Zähnen, „M" – Mund geschlossen, Lippen zusammengepreßt) als akustisches Signal präsentiert und gleichzeitig sahen sie Videoaufnahmen der Mundstellungen, wenn die Worte List und Mist gesprochen wurden. Die Testpersonen hörten nur das, was sie gesehen hatten, auch wenn das gleichzeitig dazu angebotene Wort nicht paßte.

Noch etwas haben wir gelernt, das uns hilft, einen Sprecher besser zu verstehen: Wir halten die Hand ans Ohr. Das vergrößert die Ohrmuschel, die wir ja im Gegensatz zu anderen Säugern nicht bewegen können. Damit schatten wir Schall, der von hinten kommt, effektiver bis zu tieferen Frequenzen ab und können deshalb den uns interessierenden Schall, der von vorne kommt, besser bewerten. Nichts anderes macht ein Esel, der seine Ohren in die Schallrichtung stellt. Er fängt deshalb nicht mehr vom „interessanten" Schall auf, sondern er schirmt damit den Schall besser ab, der nicht aus dieser Richtung kommt und ihn deshalb stört. Des Esels Ohren müßten nicht größer sein, sondern wesentlich dicker und schwerer, wenn es durch das Stellen der Ohren zusätzlich auch noch zu einem Zugewinn im Druck des Nutzschalls kommen sollte.

Außen- und Mittelohr

Ein anatomisches Schnittbild unseres Hörorgans ist in Abbildung 25 zu sehen. Diesen Teil unseres Hörorgans bezeichnet man auch als

Außenohr   Mittelohr   Innenohr   Zentralnervensystem

a) Anatomie:

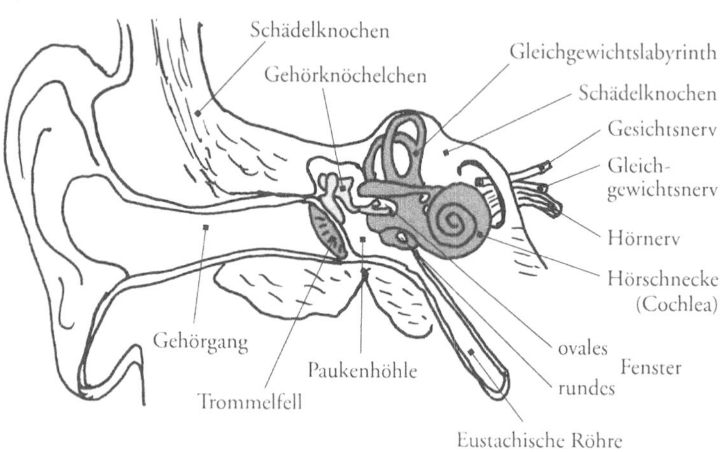

b) Schema:

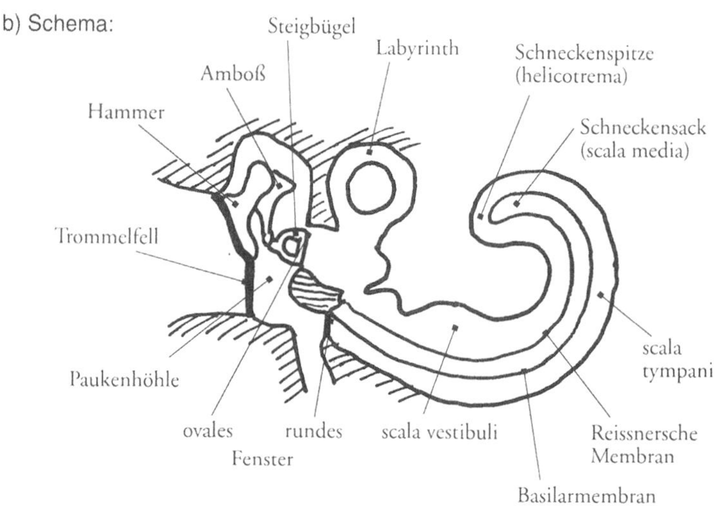

Außenohr   Mittelohr   Innenohr   Zentralnervensystem

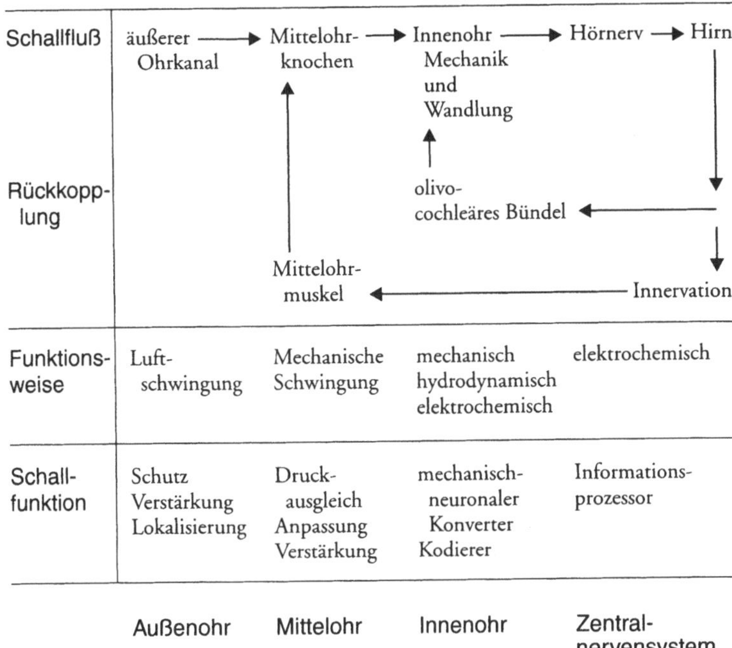

Abbildung 25: *Peripheres Hörorgan (Schnitt- und Prinzipbild)*

peripheres Hörorgan und meint damit all das, was nicht unmittelbar mit den Schaltstationen unseres Hörapparates im zentralen Nervensystem zu tun hat. Abbildung 25 zeigt auch eine Skizze, in der angedeutet ist, welche Stufen Schall bei seiner Aufbereitung durchläuft: Die Schallwellen der Luft werden von der Ohrmuschel in den Gehörgang geleitet, an dessen Ende sie das Trommelfell in Schwingungen versetzen. Eine Brücke aus drei Knöchelchen (Hammer, Amboß, Steigbügel) leitet die Schwingungen des Trommelfells zum Eingang des Innenohrs, das mit Lymphflüssigkeit gefüllt ist, die sich dann im Takt des letzten der drei Knöchelchen bewegt. Die Bewegung der Flüssigkeit reizt je nach Frequenz ganz bestimmte Sinneszellen, die auf einer länglichen, zu einer Schnecke aufgerollten Membran angeordnet sind. In der Schnecke geschieht die Umwandlung der mechanischen Energie, die in den Schallwellen steckt, in die elektrochemische Energie, die zum Informationstransport über die Nervenfasern benötigt wird. Die Nervenfasern werden zum Hörnerv gebündelt, über den die Information über mehrere Schaltstationen schließlich zur Großhirnrinde gelangt. Je nach Ereignis kann es dann passieren, daß das Zentralnervensystem seinerseits Rückmeldung an die einzelnen Komponenten unseres Hörorgans macht. Diese Intervention des Großhirns kann direkt die Sinneszellen beeinflussen oder beispielsweise die Muskeln, die die Gehörknöchelchen spannen. Meist hat dies eine Art von Blockade des Schallflusses zur Folge, wie wir im weiteren sehen werden. Da fast alle Bauteile unseres Hörorgans im Kopf verborgen liegen, sind für Interessierte deren Maße angegeben (im Mittel bei Erwachsenen). Im folgenden Text finden Sie auch ihre lateinischen Namen, ohne die man wohl kaum beim Lesen weiterführender Literatur auskommt.

Aufbau und Funktionsweise
Beim Menschen ist die ungefähr 3,5 cm breite und circa 6,5 cm lange Ohrmuschel (auricula) des Außenohrs fast unbeweglich unter einem Winkel von etwa 15 Grad am Kopf angewachsen. Ihre akustische Funktion ist die eines Beugungsfilters, wie wir es im letzten Abschnitt kennengelernt haben. Der von der Muschel umschlossene Ohrtrichter (concha) hat ein Volumen von annäherungsweise 2,5 Kubikzentimetern und wird deshalb bei Frequenzen um 4,5 kHz (cis[5]) akustisch aktiv. Der Trichter mündet im Gehörgang (meatus acusticus), der einen Durchmesser von rund 7 Millimetern hat und bei einer Länge von knapp 3 Zentimetern ein Volumen von etwa einem Kubikzentimeter umschließt. Dieser Gehörgang ist im Außenbereich verknorpelt, im Inneren aber liegt er in einem Schädelknochen, dem Felsenbein, von dem ihn nur eine dünne Knochenhaut trennt. Schwingungen des Felsenbeins können deshalb direkt in die Luftsäule des Gehörgangs einkoppeln.

Da der Gehörgang auf einer Seite mit dem Trommelfell (membrana tympani) abgeschlossen ist, wirkt die Luftsäule in ihm akustisch ähnlich wie in einer einseitig geschlossenen Pfeife. Die Resonanzfrequenz der Luftsäule liegt zwischen 2,5 und 3 kHz (dis^4 und fis^4). Schall in diesem Tonhöhenbereich wird also bis zu seinem Dreißigfachen verstärkt. Diese Konstruktion unseres Gehörgangs ist ein weiterer Grund dafür, warum unser Hörorgan in diesem Tonhöhenbereich so extrem empfindlich ist. Wird der Gehörgang verschlossen, ändern sich seine Resonanzeigenschaften, und er resoniert dann eher bei 1000 und 7000 Hz (entsprechend h^2 und a^5), wie dies bereits in Abbildung 20 für das Abschließen mit einem Kopfhörer gezeigt wurde. Auf den Mechanismus, der zur Entstehung von Hörschäden als Konsequenz dieses Faktums führt, wurde oben hingewiesen.

Das Trommelfell ist ein insgesamt 0,1 mm dickes, dreiteiliges Gewebe, dessen äußere Schicht der normalen Haut entspricht. Innen ist es von einer Schleimhaut überzogen. Dazwischen befindet sich speziell strukturiertes Bindegewebe, das dem Fell seine Festigkeit verleiht. Die Reißfestigkeit der Trommelfellmembran ist nur 2000mal geringer als die einer Stahlmembran. Das Trommelfell ist in etwa so groß wie der Nagel des kleinen Fingers (rund 8,5 mm Durchmesser). Etwas mehr als drei Viertel der gesamten Fläche von 0,7 Quadratzentimeter kann durch Luftschall zum Schwingen gebracht werden, wobei eine Falte am unteren Rand des Fells das Schwingen erleichtert.

Bei den tiefsten noch vernehmbaren Tönen (ca. 20 Hz) beträgt die Schwingungsamplitude ungefähr 0,1 mm, im sensitivsten Bereich unseres Gehörs, also um 3 kHz, genügt es, wenn das Trommelfell nur um das Hundertmillionstel eines Millimeters ausgelenkt (10 Picometer) wird, damit ein Höreindruck entsteht. Das ist weniger als der Durchmesser der Luftmoleküle, die das Fell zum Schwingen bringen. Über 4 kHz steigt an der Hörschwelle die Schwingungsamplitude des Fells wieder an und erreicht bei rund 18 kHz einen Wert, der etwa hundertmal größer ist. An der Schmerzgrenze

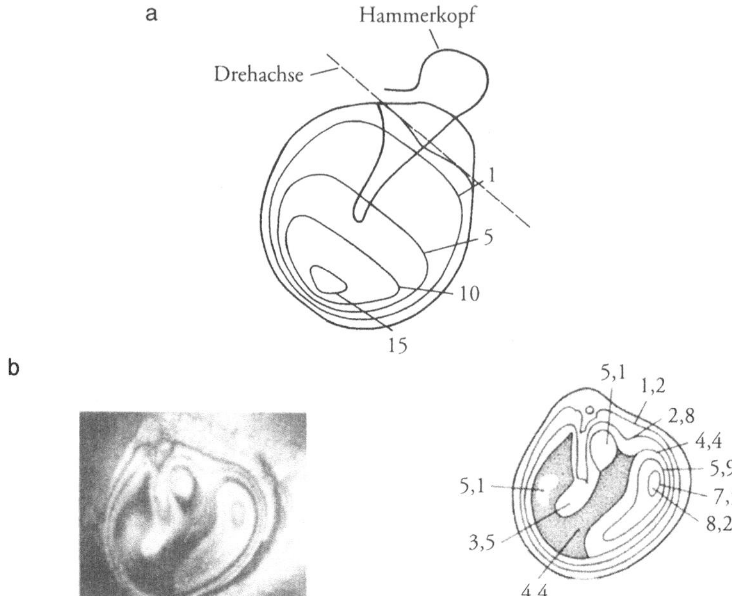

Abbildung 26: Trommelfellschwingungen. a) Modellvorstellung bei Anregung mit einem 2 kHz-Ton. Die Linien sind „Höhenlinien", und die Zahlen geben die Auslenkung der verschiedenen Trommelfellregionen in Tausendstelmillimetern an. b) links: holographische Aufnahme bei Anregung mit Schall von 120 dB Lautstärke und einer Frequenz von 525 Hertz; rechts: schematische Verdeutlichung der holographischen Aufnahme; die Zahlen geben wieder die Auslenkungsamplituden in Mikrometern. Man sieht, daß im Vergleich zur Modellvorstellung (a) die Trommelfellauslenkungen in Wirklichkeit sehr komplex sind. (Aus: W. A. Yost, D. W. Nielsen ([2]1985): Fundamentals of hearing. Holt, Rinehart und Winston, Inc., Fort Worth, Texas, USA)

kann man die Auslenkung des Trommelfells mit Laser-Holographie bestimmen. Bei Schall mit so hoher Intensität sind die Trommelfellauslenkungen mit ungefähr einem tausendstel Millimeter (einem Micrometer) hunderttausendmal größer als bei leisem Schall. Abbildung 26 zeigt solch eine holographische Aufnahme.

Das Trommelfell ist keine glatt gespannte Membran, sondern eher trichterförmig (Trichtertiefe circa 2 mm), da es auf der Innenseite über den halben Durchmesser an ein Knöchelchen, den „Hammer" angewachsen ist. Dieser Hammer ist nur 8,3 mm lang

und wiegt nur 25 mg. Auf ihn wird die Schwingung der Membran
übertragen und dann über Gelenke an zwei weitere Knöchelchen
weitergegeben, zuerst an den etwa gleich großen und gleich schweren „Amboß" und dann an den „Steigbügel". Dieses letzte der drei
Gehörknöchelchen ist unser kleinster Knochen. Er wiegt nur 3 mg
und schaut so aus, wie sein Name sagt. Er erregt mit seiner 1 mal
3 mm großen Fußplatte die Flüssigkeit in der Schnecke des Innenohrs. Gehalten wird der Bügel durch ein kleines ringförmiges Band
im ovalen Fenster, das den Zugang zum Innenohr darstellt.

Abbildung 27 zeigt, in Ergänzung zum Schema der Abbildung
25, eine Fotographie der Gehörknöchelchen. Sie sitzen in einem
mit Schleimhaut ausgekleideten Hohlraum, der Paukenhöhle oder
dem Tympanon, das ein Volumen von nur 0,8 Kubikzentimeter
hat. Die Paukenhöhle ist über die Ohrtrompete, auch Eustachische
Röhre genannt, mit dem Rachenraum (pharynx) und damit mit
der Außenluft verbunden. Diese Verbindung sorgt für den nötigen
Druckausgleich, der jedesmal stattfindet, wenn die im Ruhezustand
verschlossene Eustachische Röhre durch die Schlundmuskulatur bei
Schluckbewegungen auseinander gezogen wird. Bei jedem Schnup-
fen kann man erfahren, was es heißt, wenn diese Verbindung wegen Verstopfung nicht vernünftig funktioniert, die Stimme verändert sich, und oft hören wir schlechter. Bei schweren Entzündun-
gen kann es zur Schädigung des lufthaltigen Zellsystems der zarten
Schleimhäute im Paukenraum kommen und damit letztendlich zur
Zerstörung der Gehörknöchelchen.

Die Knöchelchen des Mittelohres bilden ein Hebelsystem mit
einer Kraftverstärkung von etwa 1,3fach. Wie bei jedem Hebel wird
dadurch die Auslenkungsamplitude am ovalen Fenster gegen die
Trommelfellauslenkung reduziert. Das knöcherne Hebelsystem ist
über Bänder so aufgehängt, daß die Verbindungslinie ihrer Aufhän-
gungspunkte durch die Schwerpunkte der Knöchelchen geht. Diese Konstruktion gewährleistet, daß die Gehörknochen „schwerelos"
scheinen und nicht mitschwingen, wenn wir den Kopf bewegen.
Das ist der Grund, warum wir unser Kopfschütteln nicht hören.

a

1
2
3
1 cm

b

Stirn
I. Geruch
II. Sehen
III. Augenbewegung
(Lid, Pupille)
IV. Augenbewegung
(Apfel)
V. Trigeminus
VI. Augenmuskel
VII. Gesichts-
muskel
VIII. Gleichgewicht
und Gehör
IX. Geschmack
X. Eingeweide
XI. Kopf-
bewegung
XII. Sprache
Rückenmark

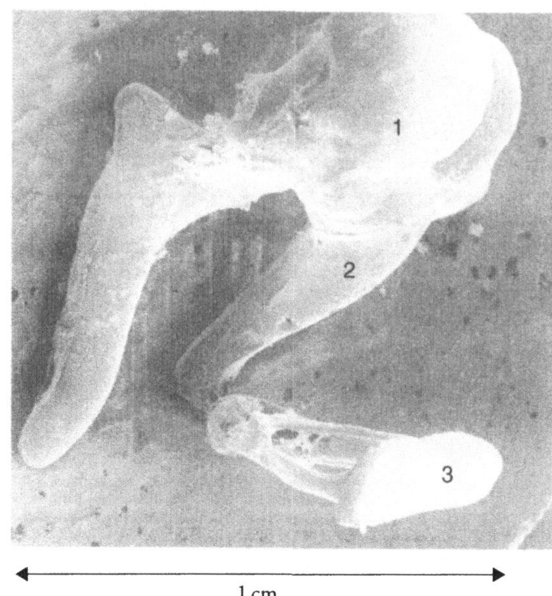

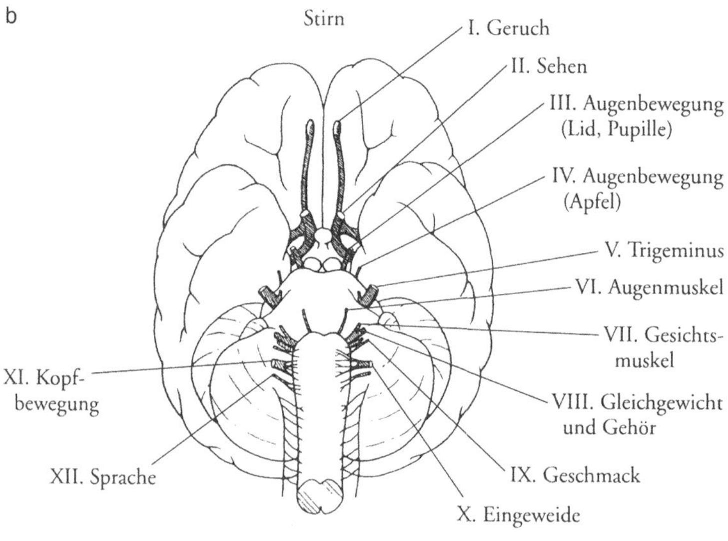

Da jedes mechanische Gebilde, das sich bewegen soll, ein gewisses „Spiel" braucht, läßt sich allerdings nicht vermeiden, daß die Knöchelchen in den Gelenken etwas wackeln. Bei geringen Schallintensitäten reicht die Spannung der Bänder aus, mit denen die Gehörknöchelchen aufgehängt sind, um sie in die Gelenkpfannen zu drücken. Wenn die Bewegungsamplituden jedoch größer werden, heben sie teilweise ab. Deswegen kommt es bei zunehmender Schallintensität zu einer immer stärker werdenden Störung der schallinduzierten Schwingung, es werden Oberwellen angeregt, anders gesagt: es klirrt. Bei größeren Schwingungsamplituden verzerrt das Mittelohr also das, was wir hören. Doch diese Verzerrungen nehmen wir nicht wahr, weil wir von Kindesbeinen an gelernt haben, mit diesem „Geklapper" zu hören. Dies bedeutet aber auch, daß wir selbst reine Töne gar nicht rein hören, sie sind nur die obertonärmsten Töne, die wir zu hören bekommen.

Über die Bänder werden die Gehörknöchelchen nur in den Gelenkpfannen gehalten. Über sie kann nicht regulierend in den Hörvorgang eingegriffen werden. Um aktiv in den Hörvorgang einzugreifen, besitzen wir zwei Muskeln im Mittelohr. Beide Muskeln sind normalerweise etwas angespannt und laufen im Schädelknochen in engen Kanälen, so daß sie selbst nicht vibrieren können. Sie tragen also nicht noch zusätzlich zum „Klirren" bei. Diese Muskeln

---

Abbildung 27: Mittelohrknochen und Hirnnerven. a) Gehörknöchelchen: eine Aufnahme, bei der links der Hammer mit Stiel und Kopf zu sehen ist. Der Hammerkopf (1) bewegt sich in der Gelenkpfanne des Amboß (2) (im Hintergrund des Bildes), der den Steigbügel bewegt, dessen Fußplatte (3) rechts unten sichtbar ist. Zum Größenvergleich ist die Strecke von 1 cm angegeben. b): Die zwölf Nervenstränge des Gehirns (von unten gesehen): Die Stränge I, II und VIII sind rein „sensorisch"; III, IV und VI sind rein motorisch, und alle anderen haben gemischte Funktionen. Der Trigeminus (V) versorgt Gesichtshaut, Lippen, Zunge, Zähne und läßt uns kauen und Gesichtsberührung spüren. Der VII. Strang ist für den Gesichtsausdruck, für Speichel und Tränensekretion und zum Teil für den Geschmack zuständig. Der IX. Strang steuert zusätzlich das Schlucken, zusammen mit dem XI. und dem XII. Strang, der auch die Zungenbewegung beim Sprechen steuert. (Teilbild (a) aus: W. A. Yost, D. W. Nielsen (²1985): Fundamentals of hearing. Holt, Rinehart und Winston, Inc., Fort Worth, Texas, USA, © 1997 Dr. Ivar Hunter-Duvar)

 werden entweder reflexartig aktiviert oder aber von zwei verschiedenen Zentren im Gehirn gesteuert.

Einer dieser Muskeln, der nur 2,5 cm lange Trommelfellspanner, zieht über eine Sehne am Hammerstiel und spannt damit das Trommelfell ein wenig. Er wird von einem Ableger des auch fürs Kauen zuständigen Nervus Trigeminus gesteuert. Dies ist der fünfte unserer 12 Nervenstrang-Paare, die vom Gehirn ausgehen.

Abbildung 27b skizziert, wo diese Nervenstränge vom Gehirn abzweigen. Sie werden von der Stirne weg gezählt. Die zwei ersten sind für Riechen und Sehen verantwortlich und kommen vom Vorhirn. Die anderen zehn Paare kommen vom Stammhirn. Der 8. Hirnnerv ist der Hörnerv, und der 7. Hirnnerv ist für Gesichtsmuskulatur und Tränensäcke zuständig. Von einer Faser dieses Nerves wird der zweite Muskel unseres Mittelohrs innerviert. Dieser Muskel zieht am Steigbügel. Er ist mit 6 mm Länge der kleinste Muskel unseres Körpers. Durch das Zusammenwirken der beiden Muskelchen des Mittelohrs können die Gehörknöchelchen gegeneinander gezogen werden, was das Spiel zwischen den Gelenkpfannen verkleinert und damit den Klirrfaktor reduziert. Dies geschieht reflexartig schon bei relativ geringen Schallpegeln um etwa 40 dB (leises Sprechen).

Bei höheren Schallpegeln wird die wichtigere Funktion dieser Muskeln deutlich, es ist eine Schutzfunktion: Zu große Schallamplituden zerstören, zumindest wenn sie länger einwirken, die äußerst diffizil gebauten Sinneszellen, die im Innenohr sitzen. Zu lauter Schall darf also das Innenohr nicht erreichen. Es muß eine Schallbremse in Aktion treten und die wird von den Muskeln betätigt. Übersteigt der Schallpegel etwa 80 dB (lautes Schreien), setzt eine über das Innenohr und Nervensystem initiierte Reaktion ein, die die Muskeln des Mittelohrs umso mehr spannt, je lauter der Schall wird. Durch das Anspannen wird die Übertragungscharakteristik des Mittelohrs geändert, und es kommt zu einer tonhöhenabhängigen Abschwächung der Schwingungsamplituden am Steigbügel. Die Muskelanspannung bewirkt, daß eine dreimal größere Schallintensität das Innenohr nur etwa zweimal so stark erregen kann. Dieser Mechanismus ist einer der Gründe, warum die empfundene

Lautheit in der in Abbildung 2 gezeigten Erregungskurve bei hohen
Schallpegeln hinter der physikalischen Lautstärke zurückbleibt.

Das lautstärkenabhängige Zurückschalten kann bis zu einem Faktor 30 ausmachen. Es ist am effektivsten bei tiefen Frequenzen. Über circa 2 kHz (h^3) wird es ineffektiv. Gerade in unserem empfindlichsten Hörbereich haben wir deshalb keinen natürlichen Schutz gegen Überreizung. Die Natur hat nicht daran gedacht, daß wir einmal unsere Kinder mit Kopfhörern ausstatten werden. Auch bei tieferen Tönen ist der Schutz nicht hundertprozentig. Der Reflex hat nämlich eine Latenzzeit von wenigstens 10 tausendstel Sekunden und wirkt deshalb erst, nachdem schon zu lauter Schall das Innenohr erreicht hat. Deshalb können über diesen Mittelohrreflex nur Dauerschalle, nicht aber kurze, und dann zumeist auch noch plötzlich einsetzende Schallpulse abgeschwächt werden.

Schallanpassung und Schallverstärkung im Mittelohr
Wir haben gesehen, daß die drei Gehörknöchelchen ein Hebelsystem bilden, das über die Kraftverstärkung etwa einen Übersetzungsgewinn von 30 % bringt. Da Druck aber die auf eine Fläche bezogene Kraft ist, gewinnt man durch das Flächenverhältnis von Trommelfell (55 mm^2) zu der Fußplatte des Steigbügels (3,2 mm^2) für den Schalldruck zusätzlich nochmals eine Verstärkung um den Faktor 17. Damit ergibt sich ein konstruktionsbedingter Druckgewinn von insgesamt einem Faktor 22. Der Schalldruck am Eingang zum Innenohr kann also bis zu einem Faktor 22 höher sein als der Druck, der das Trommelfell zum Schwingen bringt.

Dieser Zugewinn kommt aber nicht voll zum Tragen. Wieviel wirklich gewonnen wird, hängt in komplizierter Art und Weise von der Tonhöhe ab, da Luftschallwellen das Trommelfell nicht nur in Schwingung versetzen können, sondern an ihm auch reflektiert werden. Wer das Kapitel über Akustik gelesen hat, wird sich erinnern, daß Schall an allen Grenzflächen reflektiert wird, die zwei Medien mit unterschiedlichem Schallwiderstand trennen. Da die Schallwiderstände von Luft und Knochen sowie Knochen und Wasser

104 (Lymphflüssigkeit) sehr verschieden sind, würde fast der gesamte Schall reflektiert werden. Nur ein ganz kleiner Bruchteil der Schallintensität würde in die Lymphflüssigkeit des Innenohrs gelangen und dort die Sinneszellen anregen können. Aus diesem Grunde hat das Mittelohr eine zusätzliche Aufgabe, nämlich den Schall zwischen der Luft im Gehörgang und der Lymphflüssigkeit des Innenohrs zu vermitteln. Das Mittelohr paßt den hohen Schallwiderstand der Flüssigkeit (s. Tab. 1) dem kleinen Schallwiderstand der Luft an. Diese Anpassung geschieht in fast optimaler Weise über das Hebelsystem der Gehörknöchelchen. Wenn wir im Wasser leben würden, wäre dieser Anpassungsmechanismus des Mittelohres nicht notwendig, da ja der Schallwiderstand des Außenmediums (Meer) ungefähr so groß wäre wie im Innenohr (Lymphflüssigkeit). Deshalb besitzen marine Säugetiere wie die Delphine und Wale nur ein rudimentäres Außen- und Mittelohr.

Den Schallwiderstand des Mittelohrs kann man messen, indem man die Schallreflexionen des Luftschalls am Trommelfell mißt. Dabei hat man gefunden, daß er auf komplizierte Weise sowohl von der Frequenz wie auch von der Lautstärke abhängt. Dies ist nicht überraschend, denn der Schallwiderstand, den das Mittelohr darstellt, hängt nicht nur vom Widerstand ab, den die Lymphflüssigkeit des Innenohrs der Bewegung der Gehörknöchelchen, speziell dem Steigbügel, entgegensetzt, sondern er hängt auch von den Massen der Knöchelchen, der Muskeln, Bänder und Membranen und von deren Steifigkeit ab. Wie wir gesehen haben, ist die Vorspannung der Muskeln aber eine reflexartig von der Schallintensität beeinflußte Größe. Der Einfluß der Massen auf die Übertragungseigenschaften des Mittelohrs kommt bei Frequenzen über 2 kHz verstärkt ins Spiel, und die Vorspannung der Bänder und Muskeln beeinflußt sie bei tieferen Frequenzen um und unter 1 kHz stärker. Im Frequenzbereich von 700 Hz bis 1600 Hz kompensieren sich diese beiden Beiträge zum Teil, und es kommt zu einer Übertragungscharakteristik, wie sie in Abbildung 28 zu sehen ist.

Sieht man einmal von dem „Resonanzen-Gebirge" zwischen 700

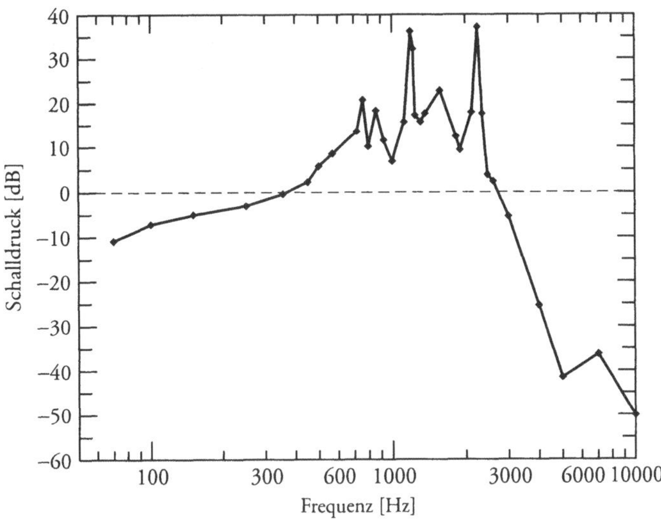

Abbildung 28: Die Schallübertragungscharakteristik von Gehörgang und Mittelohr. Die Resonanz bei 2,2 kHz kommt vom Gehörgang, die anderen Resonanzstrukturen von den Gehörknöchelchen. Der generelle Trend, Anstieg der Empfindlichkeit um ca. einen Faktor 30 (ca. 30 dB) bis zu Frequenzen um 2 kHz mit anschließendem steilen Abfall (ca. 60 dB), spiegelt sich auch in der Hörschwellenkurve (Abb. 21) wider.

und 2500 Hz ab und vergegenwärtigt man sich zum Vergleich die Hörschwellenkurve (Abb. 21), erkennt man, daß der generelle Trend in Abbildung 28 die „auf den Kopf" gestellte Hörschwellenkurve ist. Gute Übertragung durch das Mittelohr bedeutet, daß der Schall nicht laut zu sein braucht, um wahrgenommen zu werden. Schall im Bereich um 1000 bis 3000 Hz dringt bevorzugt bis zum Innenohr vor und die Hörschwelle wird mit geringer Lautstärke erreicht. Bei tieferen und höheren Tönen wird der Schalldruck am Innenohr kleiner (Abb. 28). Unser Gehör benötigt dann höhere Schallpegel, um bei diesen Frequenzen noch etwas zu vernehmen.

Doch zwei Dinge fallen auf, die in Abbildung 28 etwas anders sind als in Abbildung 21.

Zuerst einmal gibt es in der Übertragungsfunktion des Mittelohrs die starken Überhöhungen um 1 kHz, die von der in Resonanz geratenden Mittelohrmechanik kommen. Sie werden mit zunehmender Lautstärke nach höheren Frequenzen verschoben, da dann die Mittelohrmuskeln zunehmend versteifen. Die Überhöhung um 2,2 kHz rührt nicht vom Mittelohr her, es handelt sich um die Gehörgangsresonanz, von der schon öfter gesprochen wurde und die hier bei der Bestimmung der Reflexionen am Trommelfell mitgemessen wurde.

Zum anderen fällt auf, daß die Übertragung durch das Mittelohr schon bei Frequenzen um 3 kHz schlechter wird, wohingegen die Hörschwellenkurve erst bei Frequenzen um 6 kHz deutlich nach höheren Schallpegeln verlangt. Es muß also noch irgendeinen anderen Weg geben, auf dem Schall irgendwie zu unserem Innenohr gelangt. Dieser andere Weg scheint bei hohen und höchsten Tönen bevorzugt eingeschlagen zu werden.

Mit dem Schädelknochen hören

Es ist bekannt, daß man auch bei geschädigtem Mittelohr nicht gänzlich das Gehör verliert. Die Schallamplitude muß nur sehr stark angehoben werden (um circa das hundertfache, entsprechend 40 dB), damit man wieder hört. Jeder, der schon einmal mit einem Schwerhörigen gesprochen hat, kennt das. Wenn man sich beim Anhören von Musik kurzzeitig mit den Fingern die Gehörgänge beider Ohren verstopft (dabei keinen Luftspalt lassen!), bekommt man in etwa eine Idee, wieviel vom Schall verloren geht, wenn er nicht den Weg über den Gehörgang findet. Auch wenn noch nicht gänzlich verstanden ist, welche anderen Wege, zusätzlich zum Gehörgang, beschritten werden können, weiß man doch, daß die Schallübertragung über die Schädelknochen eine wesentliche Rolle spielt. Elektromechanische und operative Hörhilfen machen von dieser „Knochenleitung" des Schalls Gebrauch.

Jeder, der sich schon einmal die Tonbandaufnahme seiner eigenen Stimme vorgespielt hat, weiß, daß er seine Stimme beim Abspielen stark verfremdet, wenn nicht gar als unkenntlich empfindet. Andere Personen, die das gleiche Tonband abhören, identifizieren aber unschwer den Sprecher. Andere Personen hören unsere Stimme immer über das Medium Luft, so daß es keinen Unterschied macht, ob sie die Originalstimme oder deren Abbild vom Tonband zu hören bekommen. Wir hören unsere eigene Stimme nicht nur über die Luft, da wir beim Sprechen neben der Luft in den Rachen- und Nasenhöhlen auch die Schädelknochen anregen. Schwingungen des Schädels gelangen dann entweder direkt in die Lymphe des Innenohrs, oder die Schädelschwingungen versetzen die Luft im Gehörgang zusätzlich zum Luftschall in Schwingungen.

Zur Veranschaulichung können Besitzer einer Stimmgabel ein kleines Experiment machen (wenn es nicht funktioniert, sollte ein Arzt aufgesucht werden): Setzt man sich eine angeschlagene Stimmgabel in die Mitte auf die Stirne, hört man sie in der Mitte, hinten oben im Kopf schwingen. Wenn man sie schon fast nicht mehr hört, halte man sie direkt vor einen Gehörgang. Man hört sie dann wieder lauter, eine Konsequenz dessen, daß Schall dieser Tonhöhe effektiver über das Mittelohr als über den Schädel zum Innenohr gelangt. Setzt man sich die angeschlagene Stimmgabel auf die Stirne und verschließt einen Gehörgang mit dem Finger, so hört man die Stimmgabel lauter auf dem Ohr, dessen Gehörgang verschlossen ist. Dies kommt daher, daß am verschlossenen Gehörgang kein Schall nach außen fließen kann. Die Schallenergie, die vom Schädelknochen in die Luft des Gehörgangs transportiert wird, geht dann nicht an die Außenluft verloren, und der Schall wird am verschlossenen Ohr lauter wahrgenommen.

Schallwahrnehmung, die den Weg über den Knochen in den Gehörgang findet, nennt man *osseotympanale* Wahrnehmung. Der Schall, den unsere Stimme produziert, wird im Frequenzbereich zwischen 1 und 2 kHz besonders effektiv auf diesem Weg transportiert. Wieviel das am Höreindruck in etwa ausmacht, kann man sich vergegenwärtigen, wenn man bei gleichmäßigem Sprechen der eigenen Stimme lauscht und dann mit den Fingern die Gehörgänge verschließt.

Trifft Schall aus anderen Quellen unseren Kopf, so bringt er den ganzen Schädel zum Schwingen. Wir haben bereits im Abschnitt

108 über den Kopf als Schallfilter gesehen, daß es für höhere Töne zu einem Druckstau in Schallrichtung kommt und daß gleichzeitig ein Schallschatten auf der schallabgewandten Seite entsteht. Es kommt beispielsweise zu einem Schalldruckunterschied zwischen vorne und hinten. Dieser Druckunterschied bringt den Schädel zum Schwingen. Wie jedes Musikinstrument hat auch der Schädel seine ganz spezifischen Schwingungsmoden, ähnlich den spezifischen Schwingungsmoden, wie sie in Abbildung 3 für eine Gitarre dargestellt sind. Es zeigt sich, daß etwa bei Tonhöhen über 2 kHz die Schädelschwingungen so sind, daß die größten Auslenkungsamplituden in dem Schädelbereich auftreten, wo sich unser Hörorgan befindet. Der Weg über den Schädelknochen öffnet sich also zunehmend dann, wenn der Weg über das Außen- und Mittelohr beschwerlicher wird. Dies funktioniert bis zu Tonhöhen entsprechend circa 7 bis 10 kHz. Dabei werden die Schwingungsmoden des Schädels immer komplizierter, die Schalldämpfung wird immer größer, und unsere Gehörempfindlichkeit nimmt stark mit der Frequenz ab, wie dies in der Hörschwellenkurve (Abb. 21) zum Ausdruck kommt.

Das Innenohr

Der eigentliche akustische Wandler, der die Schallschwingungen aus der Luft in Nervensignale umwandelt, befindet sich im Innenohr. Die Schwingungen des Trommelfells werden durch die Gehörknöchelchen Hammer, Amboß und Steigbügel auf das Innenohr übertragen. Das Innenohr ist schneckenförmig aufgerollt und mit einer natriumionenreichen Flüssigkeit gefüllt. Es wird von einem Sack, manchmal Schneckenspindel genannt, in zwei Teile geteilt. In dieser Spindel befindet sich kaliumionenreiche Lymphe, was zu einer elektrischen Spannung zwischen Sack- und Innenohrflüssigkeit führt. Längs der einen Seite dieses Sacks sind innen die Sinneszellen, die Haarzellen, auf einer Membran angewachsen, die *Basilarmembran* heißt. Aufgrund der Schwingungen, die auf das Innenohr übertragen werden, „verbeult" sich die Basilarmembran, dabei erregen hohe Töne insbesondere die Haarzellen an der Öffnung der Schnecke, während tiefe Töne die Haarzellen am Ende der Schnecke anregen. Das heißt, daß es je nach Tonhöhe zu einer ortsabhängigen elektrischen Potentialänderung kommt, die zu Reizströmen in den mit den entsprechenden Haarzellen verbundenen Nervenfasern führt. Diese Reizströme werden über den Hörnerv an das Gehirn weitergeleitet, wo es dann zur Schallempfindung kommt.

Alle, die weniger neugierig sind, wie dies im Detail geschieht, können die nächsten Abschnitte überblättern, in denen für die Neugierigen ausführlicher geschildert wird, wie der Schall im Innenohr aufbereitet wird.

Der Aufbau des Innenohres

Das Innenohr sitzt zusammen mit dem Gleichgewichtsorgan im härtesten Knochen unseres Organismus, dem Felsenbein. Die Abbildung 29 zeigt ein Schnittbild, bei dem der von Haut umschlossene Teil beider Organe herausgezeichnet ist. Die drei Bogengänge des Gleichgewichtsorgans (Vestibularapparat) sind direkt mit der Schnecke (cochlea) des Innenohrs verbunden. In Abbildung 29 ist der Hautsack zu sehen, der das „Negativ" im Knochen, das knöcherne Labyrinth, auskleidet. Der Hautsack besteht im wesentlichen aus Bindegewebe und ist mit Lymphflüssigkeit, der Perilymphe, gefüllt. Im Hautsack befindet sich ein weiterer, mit Endolymphe gefüllter Schlauch. In diesem geschlossenen Schlauch befinden sich die Sinneszellen des Innenohrs. Die in Abbildung 29 sichtbare Schnecke hat ein Volumen von nur etwa 0,1 Millilitern (ml) und windet sich, immer enger werdend, 2⅝mal wie eine Wendeltreppe um ein zentrales knöchernes Geländer, wie das in der Abbildung 30 im Querschnitt zu sehen ist.

Dieses knöcherne Geländer teilt die Schnecke in eine obere und untere Hälfte, wobei ein Spalt zur knöchernen Außenwand der Schnecke freibleibt. Dieser Spalt ist am dicken Ende der Schnecke nur 0,15 mm weit und am blinden Ende etwa 0,5 mm breit. Er ist mit einer Membran zugewachsen, der *Basilarmembran*, die auf ihrer

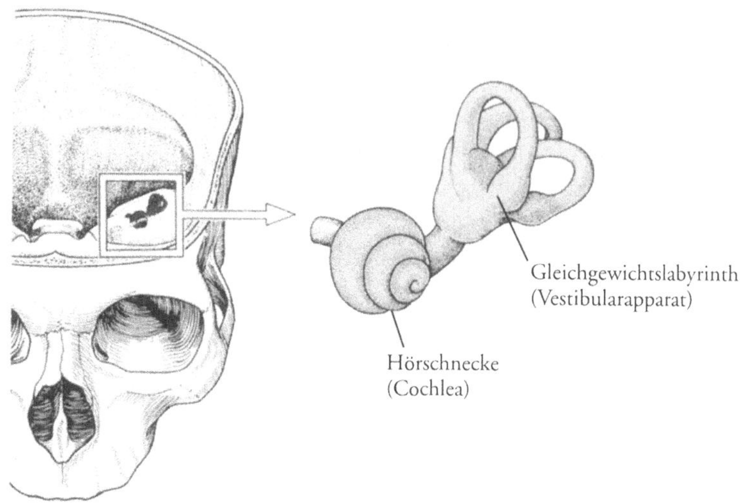

Abbildung 29: Schnittbild, um die Lokalisierung der Gehörschnecke des Innenohrs (rechts, mit Gleichgewichtsorgan) im Schädel sichtbar zu machen. (Aus: K. Zilles, G. Rehkämper (1994): Funktionelle Neuroanatomie, © 1997 Springer-Verlag, Berlin)

Unterseite von einem Blutgefäß versorgt wird und auf deren Oberseite die Sinneszellen sitzen. Der Schlauch, der sie beherbergt, hat einen etwa dreiecksförmigen Querschnitt, wie das in Abbildung 30 zu erkennen ist. Der Schlauch verjüngt sich zum blinden Ende der Schnecke hin. Er bildet den mittleren der drei übereinander angeordneten Kanäle, die die Hörschnecke in ihrem Inneren beherbergt (Abbildungen 25 und 30).

Der mittlere, dreiecksförmige Kanal endet blind und besitzt ein Volumen von nur etwa 0,007 ml. Er heißt *scala media* und enthält die für die Schallwahrnehmung wesentliche Zell- und Membrankonstruktion, das *Cortische Organ*. Die gesamte Länge dieses „Sacks" beträgt etwa 3,2 cm. Seine Trennwand zum oberen Kanal ist eine sehr dünne Membran, die *Reissnersche Membran* genannt wird.

Der obere Kanal heißt *scala vestibuli*, da er sich zum Gleichgewichtsorgan hin öffnet. In ihm befindet sich auf der Seite des Mit-

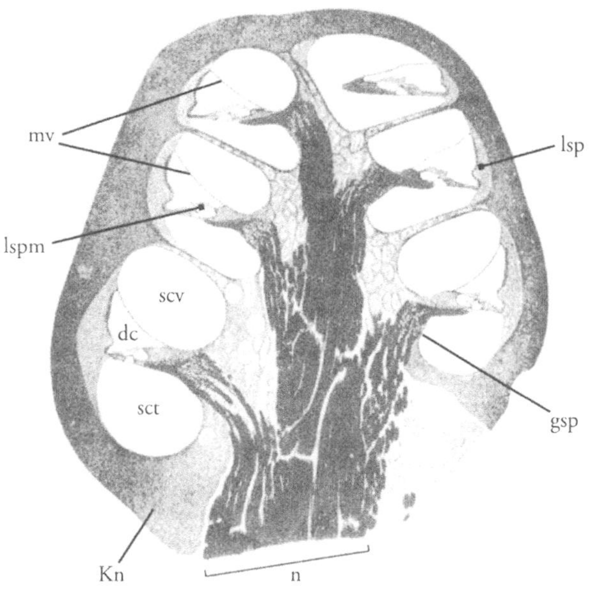

Abbildung 30: Schnittbild durch die Gehörschnecke im Knochen (Kn) einer Katze: Im Zentrum ist der Hörnerv (n) zu sehen, der die einzelnen Schneckengänge über die Ganglionspirale (gsp) versorgt. In jedem der 2⅝ Schneckengänge gibt es drei Kanäle, den oberen (scv), den mittleren (dc) und den unteren (sct). Der mittlere enthält die Sinneszellen im Cortischen Organ auf der Basilarmembran (lspm). Der Stoffwechsel wird über einen Gefäßstreifen (lsp) aufrechterhalten. Mit mv ist die Trennmembran gegen den oberen Kanal (Reissnersche Membran) bezeichnet. Der Aufbau des menschlichen Innenohrs unterscheidet sich vom hier gezeigten nur unwesentlich. (nach Rein, H. (1936): Physiologie des Menschen, Springer-Verlag, Berlin, aus W. D. Keidel (Hrsg.) (1975): Physiologie des Gehörs, Georg Thieme Verlag, Stuttgart)

telohrs das ovale Fenster, in das die Fußplatte des Steigbügels eingespannt ist. Der Schall kommt also über die Mittelohrknöchelchen in diesem Kanal an und läuft längs der Schneckenwindung weiter, um dann durch eine klitzekleine Öffnung von nur 0,25 Quadratmillimetern am Schneckenende, dem *Helicotrema*, in den unteren Kanal, der *scala tympani*, zu gelangen. Der untere Kanal endet auf der Seite des Mittelohrs in einem mit einer dünnen Membran verschlossenen Fenster. Es heißt zwar „rundes Fenster", ist aber bei einer Abmessung von 1 mal 2 mm eher rechteckig. Dieses Fenster dient im wesentlichen zum Ausgleich der Druckstöße, die die Steigbügelplatte in der inkompressiblen wässerigen Flüssigkeit des Innenohrs erzeugt.

Die Zusammensetzung und Konsistenz dieser Flüssigkeit ist sowohl für die Dispersion der Schallwellen von großer Bedeutung als auch für die elektrochemischen Vorgänge beim Hören. Wie bereits erwähnt, befindet sich *Perilymphe* in den beiden äußeren Kanälen. Diese Lymphe enthält im Verhältnis 30:1 sehr viel Natrium- und nur wenige Kaliumionen. Im mittleren Kanal befindet sich die wenige Natrium- aber viele Kaliumionen enthaltende zähflüssige *Endolymphe* (Verhältnis Natrium–Kalium 1:10).

Hier von „Kanälen" zu sprechen, verzerrt die Realität, die man sich einmal bewußt machen sollte: Die Hörschnecke ähnelt abgerollt viel eher einer dünnen Kapillare als einem Schlauch. Das platzsparende Aufrollen dieses sehr dünnen Schlauches zur Schneckenform ist nicht überall im Tierreich realisiert. Es gibt Tiere, bei denen das Innenohr tatsächlich langgestreckt ist, wie bei der Taube und einigen anderen Vögeln. Beim Menschen sind die Querschnitte der Schneckenkanäle alle sehr viel kleiner als die eines Strohhalms. Sowohl die scala vestibuli wie die scala tympani haben auf über 90 % ihrer gesamten Länge von 3,2 cm nur einen Querschnitt von weniger als einem Quadratmillimeter, die dünnere scala media hat entsprechend weniger. Nur zu den Fenstern am Mittelohr hin weitet sich der Querschnitt. Auch die Basilarmembran verdient eigentlich die Bezeichnung „Membran" nicht, sieht sie doch eher wie eine plattgewalzte dünne Faser aus. Sie trägt die Zellen, die von den Schallwellen in der Lymphe gereizt werden und die diesen Reiz in Nervenreize umsetzen.

Diese Sensorzellen des Cortischen Organs besitzen an dem Ende, das in die Endolymphe ragt, 80 bis 150 feine Härchen, weshalb sie auch Haarzellen genannt werden. Sie verlaufen in vier Reihen von der Schneckenbasis zum Schneckenende. Der Abstand zwischen den Sinneszellen in diesen Reihen beträgt etwa 0,01 Millimeter. Wie die vier Reihen auf der Basilarmembran angeordnet sind, entnimmt man am besten dem Schnittbild durch den mittleren Kanal, das in

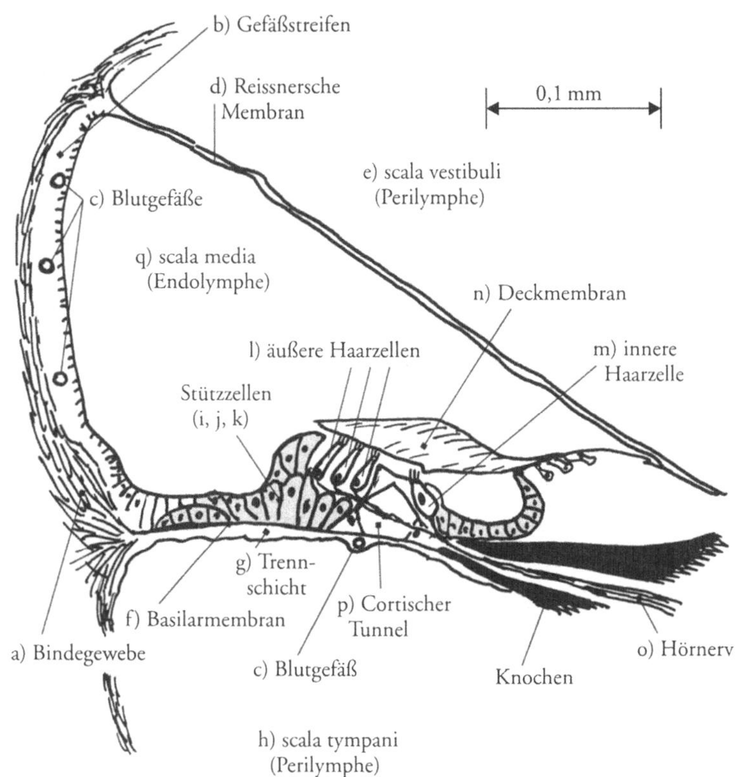

Abbildung 31: Schnitt durch den mit Endolymphe gefüllten mittleren Schnecken-kanal (q; scala media) und das Cortische Organ. Zu sehen sind: die Außenhaut (a) mit daran anschließendem Gefäßstreifen (b; stira vascularis) mit Blutgefäßen (c) und der Trennmembran (d; Reissnersche Membran) zum oberen Kanal (e; scala vestibuli, mit Perilymphe gefüllt). Unten sieht man die Basilarmembran (f), die auf der Unterseite eine dünne Trennschicht (g) zum mit Perilymphe gefüllten unteren Kanal (h; scala tympani) trägt und die oben neben verschiedenartigen Stützzel-len (i,j,k) auch die eigentlichen Sinneszellen (l,m) trägt. In diesem Schnitt sind 3 äußere Haarzellen (l) und eine innere Haarzelle (m) zu sehen. Die Haare dieser Zellen werden durch die von Schallwellen erzeugten Scherbewegungen gegen die Deckmembran (n) gereizt. Der Reiz wird über Nervenfasern (o), die z. T. durch einen Tunnel (p) laufen, zur Ganglionspirale (s. Abb. 30) weitergeleitet.

114 Abbildung 31 zu sehen ist. Man erkennt, daß es eine Gruppe von drei Sinneszellen gibt, die durch einen mit Endolymphe gefüllten Tunnel von einer fast rechtwinklig dazu stehenden einzelnen Sinneszelle getrennt sind. Über den Haar- und Stützzellen sieht man eine etwas dickere Deckmembran und die sehr dünne Reissnersche Membran, die die dreiecksförmige scala media nach oben hin abschließt. An die Außenhaut aus Bindegewebe fügt sich auf der Innenseite eine gefäßreiche Zellschicht an, in der die für die Elektrochemie wichtige Zusammensetzung der Endolymphe kontrolliert und aufrechterhalten wird. Fällt die Blutversorgung des Innenohrs aus, bricht auch das Hören zusammen, es kommt zum *Hörsturz*, dem Schlaganfall des Hörens.

Die Härchen der drei äußeren Haarzellen berühren die Deckmembran. Ob die Härchen der einzeln stehenden inneren Haarzelle dies auch tun, weiß man noch nicht sicher, denn das Präparieren der Schnecke ist äußerst schwierig. Das ist wenig verwunderlich, denn schließlich sind die größten Abmessungen, die in Abbildung 31 dargestellt sind, kleiner als ein Millimeter!

Das Cortische Organ jeden Ohres enthält etwa 15 000 Haarzellen, die den durch akustische Schwingungen der Perilymphe hervorgerufenen mechanischen Reiz in eine Erregung umsetzen. Ungefähr 3600 dieser Haarzellen bilden die innere Reihe. Vom Rest sitzen je etwa 4000 auf den drei äußeren Reihen, wobei die Zellen der mittlere Reihe auf „Lücke" zwischen den zwei anderen Reihen stehen. In Abbildung 32 kann man sich das an photographischen Aufnahmen des Cortischen Organs klarmachen.

Auf jeder Haarzelle sind die zwischen 2 und 6 tausendstel Millimeter langen Härchen in etwa U- bis W-förmig angeordnet. Wie man in Abbildung 32 sieht, sitzen die Härchen auf einer hauchdünnen, netzförmigen Membran. Die Härchen sind an ihren Spitzen durch ein Netz sehr dünner Proteinfäden verbunden (die man in Abb. 32 nicht erkennt). Das führt dazu, daß selbst bei der Anregung von wenigen Härchen die anderen mit angeregt werden, so daß die Sinneszelle durch die reizsynchrone Scherbewegung der Härchen gegen die Deckmembran sicher erregt wird. Die Haare der inneren

Zellreihe sind etwa 1,5mal so lang wie die der äußeren Reihen, und am Schneckenende sind sie dreimal länger als am Schneckenanfang.

Warum das so ist, warum die Härchen U-förmig angeordnet sind, warum es Härchen verschiedener Länge in diesen U's gibt (s. Abb. 32b), warum diese U-Form bei den inneren Haarzellen schwächer ausgeprägt ist (Abb. 32a) als bei den äußeren Zellen, warum die äußeren Zellen jeweils zu Dreien gruppiert sind und warum eine davon auf Lücke steht, warum die inneren Sensorzellen in einem Winkel zu den äußeren stehen und von ihnen durch einen Tunnel getrennt sind, – das alles sind Fragen, über die zwar spekuliert wird, die aber auch heute noch nicht schlüssig beantwortet werden können.

Fest steht jedoch, daß die äußeren Haarzellen wesentlich leichter zu schädigen sind (s. Abb. 32c) als die viel robustere Einzelzelle. Fest steht auch, daß die Verschaltung und Vernetzung der drei äußeren Zellen mit Nervenfasern ganz anders erfolgt als die der inneren Zelle. Außerdem steht fest, daß es das Hin- und Herwackeln der Härchen im Takt der Deckmembran und der Endolymphe ist, das zur Stimulierung der Zelle führt, die dann die angeschlossene Nervenfaser aktiviert. Eine dieser Nervenfasern ist in Abbildung 32 zu erkennen, und zwar eine, die von einer (nicht sichtbaren) äußeren Haarzelle kommt, durch den Tunnel läuft und dann unterhalb einer Stützzelle verschwindet.

Die Nervenimpulse werden im Hörnerv weitergegeben, der selbst aus wesentlich mehr Nervenfasern besteht, als wir Sinneszellen haben, da nicht nur Nervenfasern von den Haarzellen weg- und zum Zentralnervensystem hinführen, sondern auch in umgekehrter Richtung von diesem zu den Sinneszellen zurückkommen. Wie diese „Verkabelung" im Detail aussieht, werden wir noch kennenlernen. Alle diese Nervenfasern (circa 30 000–50 000, jede zwischen 2 und 5 tausendstel Millimeter dick) werden von der Innenseite der Schnecke, also von der Seite des „Geländers" her, an das Cortische Organ herangeführt. Dies ist in Abbildung 30, dem Schnittbild durch die Schnecke (cochlea) einer Katze, deutlich zu sehen. Diese Abbildung zeigt auch, daß die Nerven zu den Sinneszellen der oberen Schneckenwindung im Zentrum des Hörnervs laufen und daß

a

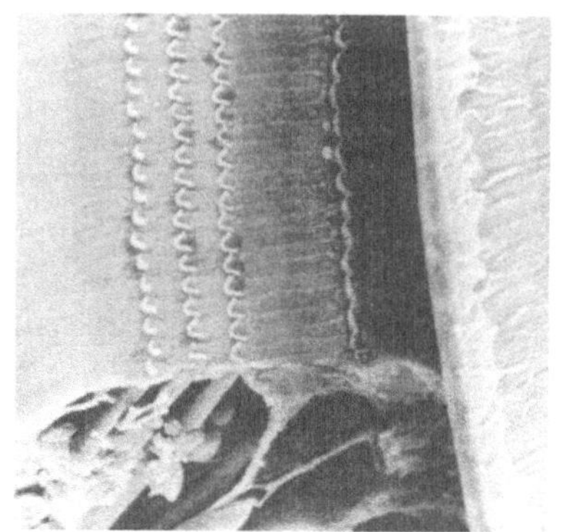

b

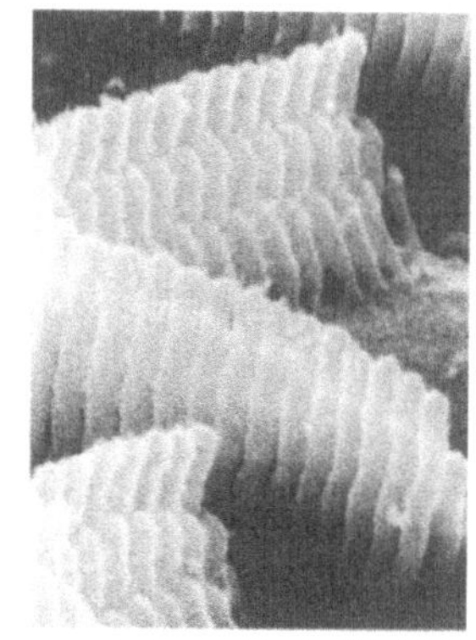 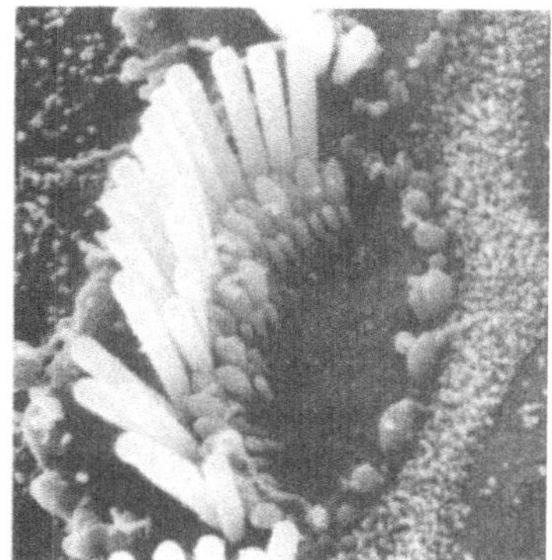

c

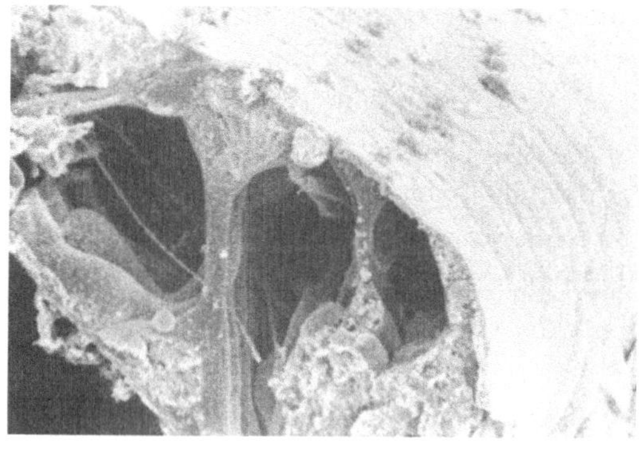

die der unteren Windung außen am Hörnerv geführt werden. Wie wir im nächsten Abschnitt sehen werden, läuft deshalb die Information über tiefe Töne innen, die über hohe Töne außen im Hörnerv zum Gehirn, da hohe Töne nahe am Mittelohr, also in der unteren Windung, tiefe Töne aber in der oberen Windung der Schnecke wahrgenommen werden.

Wie Schallwellen die Haarzellen aktivieren

Die Kodierung der Tonhöhe an bestimmten Orten auf der Basilarmembran hängt mit dem Umstand zusammen, daß sich die über die Steigbügelplatte der Perilymphe aufgezwungenen Schwingungen in einer ganz spezifischen Weise in der Schnecke ausbreiten und schließlich „totlaufen". Wie es im Detail dazu kommt, ist nicht gänzlich verstanden, aber in groben Zügen geschieht folgendes:

Die Schläuche des Innenohrs sind viel zu eng und die Viskosität (Zähigkeit) der Lymphen ist viel zu hoch, als daß sich Schall in den Schneckenkanälen ungehindert ausbreiten könnte. Je enger es zugeht, desto mehr wird der Schall in den Kanälen eingeklemmt. Es kommt zur *Schalldispersion*. Die Geschwindigkeit, mit der sich Schallwellen im Innenohr voranbewegen, ist nicht mehr konstant, sondern sie hängt von der Wellenlänge und der Dämpfung ab. Im Kapitel über Akustik wurde die Dispersion von Wellen schon angesprochen. In Abbildung 12 wurde das optische Beispiel für Dispersionseffekte, die Farb- und Frequenzzerlegung von Licht beim Regenbogen vorgestellt. Für akustische Wellen im Lymphschlauch des Innenohrs gilt, je kleiner die Frequenz und je größer die Wellenlänge

Abbildung 32: Elektronenmikroskopische Aufnahmen der Haarzellen im Cortischen Organ: a) Blick von oben auf die Haarzellen, nachdem die Deckmembran abgenommen wurde, links die drei Reihen der äußeren und rechts die Einzelreihe der inneren Haarzellen. b) Vergrößerung der Härchen der äußeren (links) und inneren (rechts) Haarzellen. c) Blick auf die geschädigten drei Reihen der äußeren Haarzellen. Im Teilbild a) ist auch der Tunnel zu sehen und eine Nervenfaser (rechts unten), die in Richtung Ganglionspirale läuft. (Aus: W. A. Yost, D. W. Nielsen (^{2}1985): Fundamentals of hearing. Holt, Rinehart und Winston, Inc., Fort Worth, Texas, USA, © 1997 Dr. Ivar Hunter-Duvar)

ist (je tiefer der Ton), desto kleiner ist die Ausbreitungsgeschwindigkeit und desto geringer ist die Schalldämpfung.

Hohe Töne überholen also im Innenohr die tiefen, da sie schneller laufen. Hohe Töne kommen aber im Innenohr nicht so weit wie die tiefen, da sie stärker gedämpft werden. Von daher ist es also plausibel, daß hohe Töne am Anfang und tiefe Töne am Ende der Schnecke zu einer Erregung führen. Den verschiedenen Tonhöhen im Schall entsprechen verschiedene Plätze längs des Schneckenkanals, so daß im Cortischen Organ einer bestimmten Tonhöhe ein ganz bestimmter Platz zugeordnet werden kann.

Das Phänomen der Schalldispersion alleine reicht aber nicht aus, um die gute Tonhöhenauflösung unseres Innenohrs zu erklären. Dispersion beobachtet man immer, wenn es dem Schall „zu eng" wird, also nicht nur im Innenohr. Was aber im Innenohr hinzukommt, ist, daß auch der Endolymphschlauch mit dem Cortischen Organ sein akustisches Eigenleben hat. Er ist in der Nähe des Schneckeneingangs steifer als am Schneckenende und verbeult sich dementsprechend unterschiedlich. Außerdem verbiegen sich die Basilar- und Deckmembran in unterschiedlicher Weise, so daß es zur Reizung der Haarzellen nicht nur deswegen kommt, weil Endolymphe an bestimmten Stellen im Takt der Frequenz an ihnen vorbeigequetscht wird, sondern auch deswegen, weil an bestimmten Stellen die Scherung zwischen Basilar- und Deckmembran besonders stark ist.

Die Detailabläufe bei diesen äußerst komplexen hydrodynamisch-mechanischen Vorgängen sind noch nicht alle aufgeklärt. Man weiß aber, daß sehr tiefe Töne nur mit einer Geschwindigkeit von etwa 3 Metern pro Sekunde und sehr hohe Töne mit etwa 100 m/s auf der Basilarmembran vorankommen. Sie tun dies in Form einer Wanderwelle, also etwas ähnlichem, das längs eines Seils entlangläuft, wenn man an einem Ende des Seils hin und her wackelt. Im Gegensatz zum Seil kommen aber die Wellen auf der Basilarmembran je nach Frequenz nur bis zu einem bestimmten Ort voran.

Von einem Klang aus sehr hohen und sehr tiefen Tönen erreichen diesen Stop-Punkt die sehr hohen Töne schnell, die tiefen

und sehr tiefen Töne erst ungefähr 5 beziehungsweise 10 tausendstel
Sekunden später. Bei jedem neuen Ton in einer Tonsequenz vernehmen wir also die Obertöne des Tons, bevor wir seinen Grundton
wahrnehmen. Es sollte uns daher nicht wundern, wenn wir im nächsten Kapitel erfahren, daß man den Grundton gar nicht braucht,
um ihn zu hören, er ist Zeit unseres Lebens sowieso immer zu spät
gekommen.

Erinnern wir uns auch, daß wir die Richtungsinformation beim
Hören höherer Töne aus Beugungs- und Interferenzeffekten gewinnen, da normalerweise die Tausendstelsekunde Laufzeitdifferenz des
Luftschalls zwischen den beiden Ohren zu kurz ist, um sie elektrochemisch sicher genug in eine Richtungsinformation umzusetzen.
Läuft aber eine Richtungsanalyse bereits ab, sind also die Zellen
und Nerven bereits dadurch aktiviert, daß in dem der Schallquelle
zugewandten Innenohr das Eintreffen einer hohen Frequenz signalisiert wurde, dann kann die Verzögerungszeit von 5 bis 10 tausendstel
Sekunden, die tiefe Töne später wahrgenommen werden, zu einer
Richtungsanalyse genutzt werden. Unser Gehör ist nämlich durchaus in der Lage zu unterscheiden, ob es beispielsweise 10 tausendstel
Sekunden dauert, bis der tiefste Ton auf dem der Schallquelle zugewandten Ohr ankommt, oder aber 11 tausendstel Sekunden, bis
der tiefste Ton am gegenüberliegenden Ohr ankommt. Wir werden
darauf nochmals zurückkommen.

Man kann sich eine Vorstellung davon machen, wie die Schwingung der Basilarmembran aussieht, wenn man Abbildung 33a betrachtet. Das rechnerisch simulierte Momentbild solch einer Mem-
branauslenkung ist dort stark überhöht aufgezeichnet. Der Maßstab
dieser Abbildung ist stark verzerrt. Man muß sich vergegenwärtigen, daß die Länge der Basilarmembran 32 mm beträgt, ihre Breite
aber nur weniger als 0,5 mm mißt, und daß die größte Auslenkung
bei Zimmerlautstärke weniger als das Milliardstel eines Millimeters
beträgt. Das ist auch unter dem besten Mikroskop nicht sichtbar.

Ein kleines Beispiel soll eine Vorstellung davon geben, was die
Haarzellen leisten, wenn sie auf so kleine Längenänderungen reagieren. Unsere Zunge ist gar nicht so schlecht, wenn sie beim Abtasten

des Mundraums ein Haar aus der Suppe herausfischt. Wäre unsere Zungenspitze aber so gut wie die Härchen einer Haarzelle, dann könnte sie noch tausendmal dünnere Gegenstände als ein Haar aus der Suppe fischen.

Bei extrem hohen Schallintensitäten überschreiten die Basilarmembranauslenkungen mit etwa 0,01 mm die Länge der Härchen. Aufgrund des lauten Schalls kommt es zum Bruch oder zum Abscheren der Härchen, so daß ein dauerhafter Hörschaden entsteht. Wie danach das Cortische Organ aussieht, ist in Abbildung 32c exemplarisch zu sehen: die Haarzellen sind verschwunden.

Das in Abbildung 33a gezeigte Schwingungsbild der Membran ändert sich im Laufe der Zeit, wie in der Abbildung 33b angedeutet ist. Gezeigt sind Auslenkungen, die alle eine viertel Periodenzeit auseinander liegen. Man sieht, daß sich zwar die Punkte der größten momentanen Auslenkungen zeitlich wie örtlich so verschieben, daß der Eindruck entsteht, als wandere eine Welle die Basilarmembran entlang, daß sich aber aus der *Summe* all dieser momentanen Auslenkungen ergibt, daß die Basilarmembran immer an der gleichen Stelle zur Ruhe kommt beziehungsweise ihre maximale Auslenkung erreicht. Vom ovalen Fenster ausgehend baut sich die Membranschwingung langsam und stetig auf, um nach Erreichen der maximalen Auslenkung gegen die Schneckenspitze hin rasch abzuebben. Für tiefere Töne verschiebt sich der Punkt maximaler Auslenkung in der Abbildung nach links, zum Schneckenende hin, und für höhere Töne in Richtung Schneckenbasis.

Im Prinzip wäre damit erklärt, wieso verschieden hohe Töne die Haarzellen an ganz bestimmten Positionen der Basilarmembran erregen. Unser Innenohr wirkt wie ein akustisches Prisma. Wie das Licht in seine Farben zerlegt wird, so zerlegt das Innenohr den „Wellensalat" von Klängen oder Geräuschen in seine einzelnen Frequenzkomponenten, die dann die Haarzellen an ganz bestimmten Orten der Basilarmembran erregen.

Da die Schwingungen der Basilarmembran die Haarzellen im Eingangsbereich der Schnecke nicht nur bei hohen Tönen erregen, sondern auch dann beanspruchen, wenn tiefe Töne auf ihrem Weg

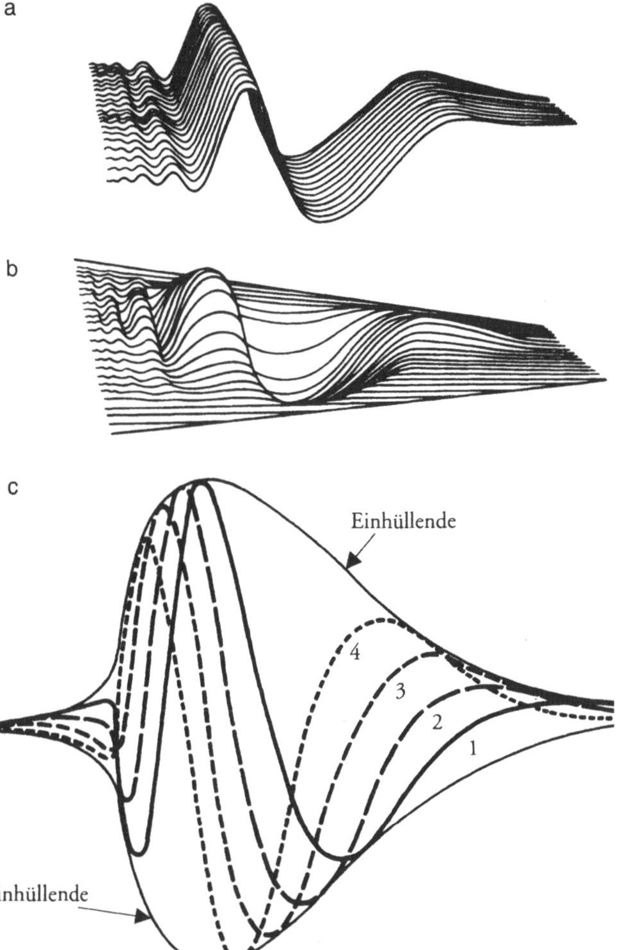

Abbildung 33: Berechnete, aber stark überzeichnete Auslenkungen der Basilarmembran (Schneckeneingang rechts, Schneckenspitze links) unter der Annahme, daß der Rand der Membran nicht (a) bzw. angewachsen (b) ist. c) Momentane Schwingungsbilder, wie sie sich mit fortlaufender Zeit entwickeln (in Richtung 1, 2, 3, 4). Man erkennt, wie mit fortschreitender Zeit die Schwingung in Richtung Schneckenspitze läuft (Wanderwelle), wie aber auch die Einhüllende all dieser Schwingungen ein ortsfestes Maximum auf der Basilarmembran hat. (Abb. 33a, b verändert, nach J. Tonndorf in J. V. Tobias (Hrsg.) (1970): Foundations of modern auditory theory, Bd. 1, Academic Press, New York, aus: E. Zwicker, H. Fastl (1990): Psychoacoustics. Facts and Models. Springer-Verlag, Berlin)

122 zum Bestimmungsort an ihnen vorbeilaufen, sind die Haarzellen dieses Teils der Schnecke stark beansprucht. Es wird deshalb verständlich, daß mit zunehmendem Alter oder bei langandauernder intensiver Beschallung vor allem die Haarzellen am Eingang der Schnecke Schaden nehmen. Alters- und schallintensitätsbedingte Innenohrschwerhörigkeit beginnt daher immer im Bereich hoher Töne. Jugendliche hören noch Töne von 18 kHz, 60jährige oft nur noch solche mit Frequenzen unter 14 kHz (vergl. Abb. 21).

Abbildung 34 zeigt die Ortskodierung der verschiedenen Tonhöhen auf der Basilarmembran, die in der Aufsicht als Wendel zu sehen ist. In dieser Abbildung sind die Frequenzangaben so zu verstehen, daß bei Beschallung mit dieser Frequenz die Membran vom Schneckenanfang bis zur angegebenen Position mit zunehmender Amplitude in vertikaler Richtung schwingt und von dieser Position an bis zum Schneckenende hin in Ruhe bleibt. Die Haarzellen in der Nachbarschaft zu dieser Position erfahren die stärkste Reizung.

Wenn man bedenkt, daß die Haarzellen in etwa gleicher Dichte längs der Basilarmembran aufgereiht sind, macht ein Blick auf Abbildung 34 klar, daß im sensitivsten Bereich unseres Gehörs, bei Frequenzen zwischen 1 und 4 kHz, ebenso viele Zellen zur Verfügung stehen wie im wesentlich größeren Frequenzbereich von 4 bis 20 kHz oder für die Frequenzen unter 1000 Hz. Streckt man die Schnecke auf ihre volle Länge aus und überträgt die Frequenzen auf die gestreckten 32 mm Schneckenlänge, so ergibt sich eine Zuordnung, wie das in Abbildung 34b zu sehen ist. Bis circa 500 Hz liegen die Frequenzen in den ⅝ der oberen Schneckenwindung, dort gibt es einen linearen Zusammenhang zwischen der Frequenz und der Position, das heißt Halbieren des Abstands zur Schnekkenspitze halbiert auch die Frequenz, auf die die Sinneszellen an dieser Position ansprechen. Zwischen 500 Hz und etwa 8 kHz, also in der mittleren und über ¾ der unteren Windung, erfolgt in jeweils gleichen Abständen auf der Basilarmembran eine Verdoppelung der Frequenz, bei der die Haarzellen ansprechen. Der Tonumfang von einer Oktave ist also über den größten Teil der Schnecke auf jeweils gleich langen Stücken der Basilarmembran untergebracht. Über die

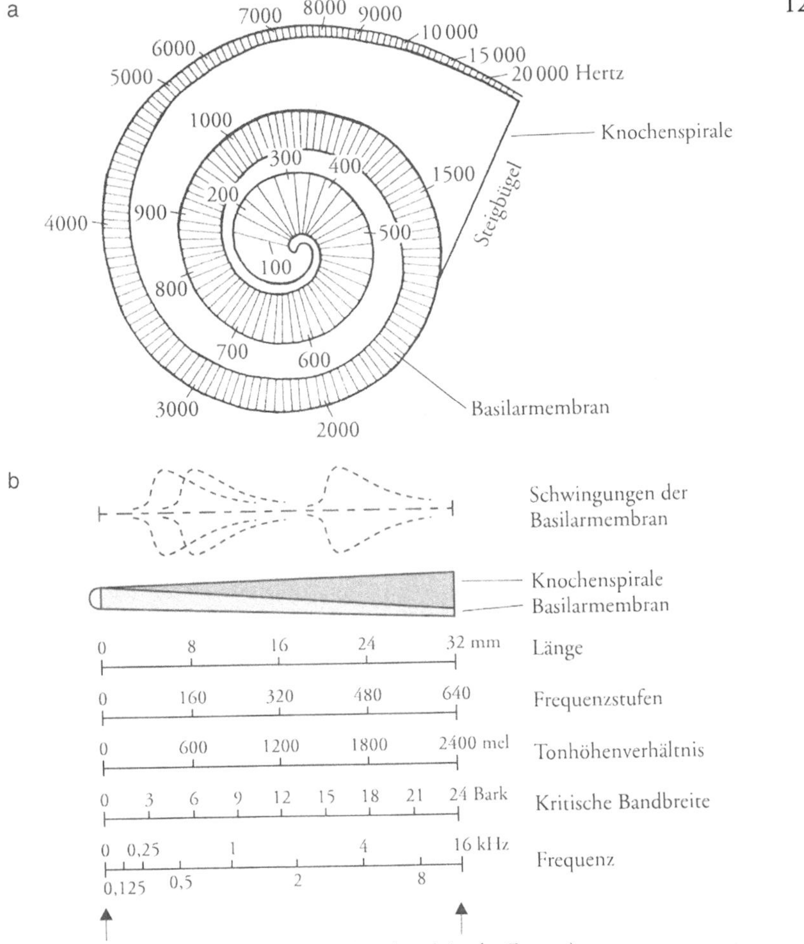

Abbildung 34: Die Frequenzkodierung auf der Basilarmembran. a) In Draufsicht auf die Schnecke. Die Zahlen geben an, bei welchen Frequenzen der Bereich am besten anspricht. b) Schematisch bei gestreckter Schnecke (rechts geht es Richtung Mittelohr, links Richtung Schneckenspitze) mit Längenangabe (von der Spitze gemessen). Die Frequenzzuordnung ist neben einigen anderen in der Psychoakustik wichtigen Skalen zusätzlich angegeben. Diese für unsere Empfindung wichtigen Skalen werden im letzten Kapitel benützt. Die Einhüllenden von Basilarmembranschwingungen bei 3 verschiedenen Frequenzen sind auch mit eingezeichnet. (Teilbild (a) nach K.-H. Plattig; Teilbild (b) aus E. Zwicker, H. Fastl (1990) Psychoacoustics, © 1990 Springer Verlag, Berlin)

gesamte Hörschnecke hinweg ändert sich die Charakteristik, nach der Tonhöhen analysiert werden. Die strömungsmechanischen Gegebenheiten sind in der wesentlich kleineren oberen Schneckenwindung andere als in der unteren Windung.

Für viele Höreigenschaften ist nicht die Frequenz das Wesentliche, sondern die Zahl der Haarzellen, die bei der Detektion des akustischen Ereignisses beteiligt sind. Psychoakustisch sind deshalb andere Skalen als die der Frequenz aussagekräftiger. Solche auf der Anzahl der involvierten Haarzellen basierenden Skalen sind in Abbildung 34b zusätzlich angegeben. Sie lassen sich alle ineinander umrechnen. Wir kommen darauf zurück.

Hier sei als Beispiel die Einheit *Bark* (nach dem Physiker Barkhausen benannt) herausgegriffen. Ein Bark faßt jeweils 150 in einer Reihe nebeneinander liegende Haarzellen zusammen. Daß gerade so eine Bündelung zu etwa 150 Zellen Sinn macht, werden wir im nächsten Abschnitt sehen. Man nennt dieses Bündel, das Bark, auch die *kritische Bandbreite*. Die kritische Bandbreite ändert sich mit der Frequenz, wie man der Abbildung 34b entnehmen kann. Ein Bark entspricht 1,3 mm auf der Basilarmembran und gibt deshalb unter 500 Hz ein Frequenzband konstanter Breite von etwa 100 Hz an. Über 500 Hz wird dieses Band mit steigender Frequenz zunehmend breiter und beträgt dann ungefähr 20 % der Frequenz selbst, was dem Tonabstand einer kleinen Terz entspricht. In Abbildung 35 ist dieser Zusammenhang dargestellt.

Wer jetzt spekuliert, daß das etwas mit Musik, mit der vor allem in der Volksmusik beliebten Terzführung zweier gleichwertiger Stimmen in mittleren Tonlagen zu tun hat, ahnt richtig, denn für viele unserer akustischen Wahrnehmungen macht es einen großen Unterschied, ob zwei Schalle innerhalb oder außerhalb des kritischen Bandes liegen. Männerstimmen singen in einem Tonbereich, in dem der Frequenzabstand einer Terz innerhalb des kritischen Bandes liegt (s. Abb. 35), bei Frauenstimmen liegt sie immer außerhalb. Bassisten „terzeln" deswegen nie.

Einige werden jetzt protestieren, da sie ja erfahren haben, daß sie Zweiklänge auch dann noch erkennen, wenn der Frequenzabstand

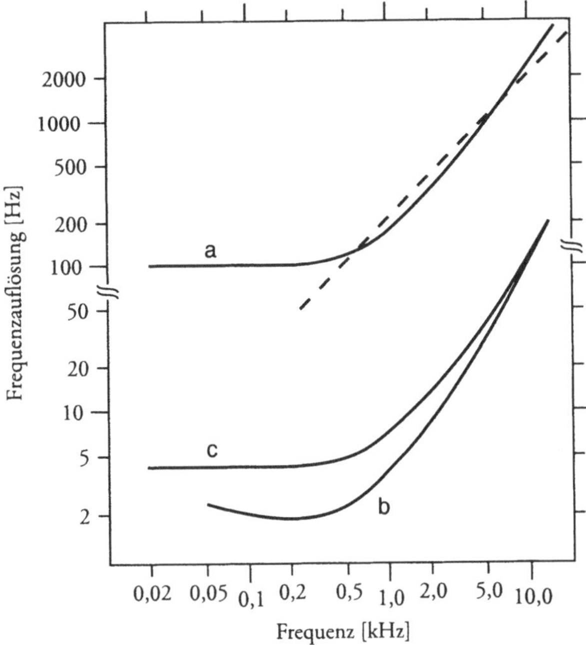

Abbildung 35: Die Tonhöhenabhängigkeit der Frequenzauflösung unseres Gehörs. a) Das kritische Frequenzband, um das zwei einzeln zu hörende Töne auseinander liegen müssen, damit sie als unterschiedlich hohe Töne empfunden werden (die schräge, gestrichelte Linie entspricht in etwa dem Tonabstand einer Terz). b) Frequenzauflösung für einzelne, reine Töne, wenn sie unter optimalen Bedingungen zu hören sind. Für Musiker übersetzt heißt dies: über einer Tonhöhe von 500 Hz (h¹) kann man einen Frequenzabstand von ca. 25 Cent (siehe Fußnote Seite 189; entsprechend dem Fünftel eines Halbtons) auflösen; bei tiefen Tönen wird die Auflösung schlechter. Bei den tiefsten Tönen auf einem Flügel, Kontrabaß oder einer Tuba (würden sie wirklich als reine Töne angeboten werden) kann unser Gehör nicht einmal einen Halbton auflösen! Die mit c) bezeichnete Kurve gibt die Frequenzunterscheidungsschwelle an, d. h. die Frequenzdifferenz, die zwei gleichzeitig zu hörende Töne wenigstens auseinanderliegen müssen, damit sie als zwei Töne empfunden werden.

der Töne kleiner als eine Terz wird. Das liegt aber nur daran, daß wir bei der Bewertung eines Klanges auch andere Kriterien berücksichtigen, wie die Obertöne, und deren relative Intensitäten zueinander sowie vor allem die zeitliche Strukturierung des Klangs. Einem strukturlosen reinen Dauerton sind die meisten hilflos ausgeliefert, da dieser Ton für uns beziehungslos ist. Das „absolute Gehör", das einige Personen haben, die Fähigkeit, Tonhöhen absolut zu erkennen, versagt immer dann, wenn nur reine Töne angeboten werden.

Für die Wahrnehmung zweier hintereinander gespielter Einzeltöne gilt nicht, was gerade für den Zwei- beziehungsweise Mehrklang gesagt wurde. Die Frequenzauflösung unseres Ohres ist dann sehr viel besser als eine kritische Bandbreite, da wir die Änderung von einer zur anderen Frequenz als Zusatzinformation mitbekommen. Mit dieser zusätzlich zeitstrukturierten Information kann unser Gehirn etwas anfangen und greift aktiv in den Hörvorgang ein.

Im angesprochenen Fall führt dies zu einer Einengung der kritischen Bandbreite und damit zu einer Schärfung des Gehörs. Bei optimierten Bedingungen, wenn die Frequenzänderungen periodisch viermal in der Sekunde bei mittleren Schallpegeln vorgenommen werden, hören wir über 500 Hz noch Tonhöhenunterschiede von etwa 0,3 % der Frequenz. Bei tieferen Tönen als 500 Hz ist die kleinste wahrnehmbare Frequenzänderung konstant und beträgt circa 1,8 Hz (s. Abb. 35). Erst über die Rückkopplung des Hörorgans mit dem Gehirn kommt es über eine Kette von Ja/Nein-Entscheidungen zu einer Empfindlichkeitssteigerung um das Hundertfache gegenüber der Frequenzauflösung der Basilarmembran.

In der Frequenzbreite von einem Bark, also innerhalb des Abstands von circa 1,3 mm, kommt die Wanderwelle auf der Basilarmembran von ihrer größten Auslenkung zum Stillstand, wie man sich in Abbildung 34b an den Einhüllenden-Kurven der Basilarmembranauslenkungen für Töne gleicher Intensität aber verschiedener Frequenzen klarmachen kann. Die Breite von einem Bark wird offensichtlich von den Haarzellen benötigt, um dieses Charakteristikum der Basilarmembranschwingung zu detektieren. Die in Abbildung 34b skizzierten Schwingungsformen für die beiden tieferen Töne liegen nur zwei kritische Bandabstände auseinander und können daher gerade noch an ihren Maximalwerten auseinandergehalten werden. Rücken die Töne in ihrer Frequenz näher als etwa eine halbe Bandbreite zusammen, können die Maximalwerte der Basilarmembranschwingungen nicht mehr eindeutig getrennt werden, und es kommt zu Effekten, die wir im letzten Kapitel diskutieren werden. Jedenfalls können wir dann trotz der Trennschärfesteigerung durch das Zentralnervensystem keine zwei getrennten Töne mehr wahrnehmen. Bei welchen Frequenzabständen dies geschieht, ist auch in Abbildung 35 in der Kurve c zu sehen, die diese Frequenzunterscheidungsschwelle angibt.

Mit der Vorstellung, daß unser Innenohr aufeinanderfolgende Frequenzen in aufeinanderfolgende Orte auf der Basilarmembran umwandelt und damit bestimmte Frequenzen ganz bestimmten Gruppen von Haarzellen zuweist, die ihrerseits wieder über ganz bestimmte Nerven mit ganz bestimmten Regionen im Gehirn verbunden sind, wird der Befund verständlich, daß im gesamten Verlauf der Hörbahn vom Innenohr zur Hirnrinde die Tonhöhenwahrnehmung immer an eine Ortskodierung gebunden ist. Beim Hörnerv haben wir das schon kennengelernt, tiefe Töne werden in seinem Inneren weitergeleitet. Diese örtliche Trennung von Frequenzen ist ganz wesentlich für unser Hören, denn nur dadurch ist gewährleistet, daß wir mehrtonige Klänge hören können.

Wir werden später noch genauer sehen, wie Nervenzellen über elektrochemische Vorgänge zur Reizweiterleitung aktiviert werden. Ein einmal aktivierter Nerv bleibt aber meist bis zu seiner Beruhigung für eine weitere Aktivierung gesperrt. Wenn deshalb ein zweiter Ton am gleichen Ort ankäme, an dem bereits ein erster Ton die Nervenzellen aktiviert hat, ginge die Information, daß ein zweiter Ton vorliegt, verloren.

Für Berührungsreize kennen wir dieses Phänomen, und die kritische Bandbreite läßt sich einfach an uns selbst demonstrieren: Schließen Sie die Augen und spreizen Sie etwas die leicht gekrümmten Finger einer Hand. Berühren Sie jetzt ihren Unterarm abwechselnd ganz leicht mit dem kleinen Finger und dem Zeigefinger. Achten Sie darauf, wo sie die Berührung empfinden. Tun Sie dann dasselbe abwechselnd mit dem Mittel- und dem Ringfinger. In allen Fällen sollten Sie die Berührung an unterschiedlichen Orten empfinden. Berühren Sie jetzt gleichzeitig (Sie müssen etwas üben, daß das wirklich gleichzeitig geschieht) den Unterarm einmal mit dem kleinen Finger und dem Zeigefinger und dann mit dem Mittel- und dem Ringfinger. Im ersten Fall werden Sie vielleicht gerade noch sagen können, daß zwei verschiedene Orte berührt wurden, im zweiten Fall empfinden Sie die Berührung nur noch an einem Ort. Nichts anderes geschieht auf der Basilarmembran im Falle einer etwa gleich starken Erregung mit Einzel- oder Doppeltönen. Im Fall des Berührungsreizes am Unterarm ist die kritische Bandbreite nur eben nicht 1,3 mm wie beim Hören, sondern zwischen 5 und 10 cm. Eigentlich ist diese Ähnlichkeit nicht verwunderlich, denn die Basilarmembrane hat sich aus einem Stückchen Haut entwikkelt. Sie ist nichts anderes als ein sehr sensitives Stück Haut spezieller Konstruktion.

Wie ein Nervenreiz entsteht und weitergeleitet wird

Wie alle Zellen bestehen auch die Sinneszellen aus dem Zellkern, dem Zellplasma und der Zellmembran, die das Zellinnere vom Zelläußeren trennt. Bei den Haarzellen trennt die Zellmembran das Zellplasma von der Lymphflüssigkeit im Cortischen Organ. Die chemischen Zusammensetzungen dieser intrazellularen und extrazellularen Flüssigkeiten sind verschieden, und damit sind auch die Konzentrationen von Ionen verschieden, Ionen wie den Natrium- (Na^+) und Chloridionen (Cl^-), die beim Lösen von Kochsalz ($NaCl$) im Wasser entstehen. Gibt es gleich viele negative wie positive Ionen in der Zelle, ist die Zelle elektrisch neutral. Stoffwechselvorgänge sorgen jedoch für ein Ungleichgewicht. Die elektrische Ladung innerhalb und außerhalb der Zelle ist deshalb nicht die gleiche, und es gibt eine Potentialdifferenz oder Spannungsdifferenz zwischen dem Zellinneren und Zelläußeren.

Zur Aufrechterhaltung dieser für die neurophysiologischen Vorgänge benötigten Potentialdifferenz sorgen zum einen die Trennmembranen des Cortischen Organs und zum anderen der Gefäßstreifen an der Außenwand des mittleren Kanals (s. Abb. 31). Diese Potentialdifferenz kommt ähnlich zustande wie bei einer Batterie, bei der auch zwischen den beiden Polen eine Spannung existiert, weil

sie mit verschiedenen chemischen Substanzen in Verbindung stehen
(z. B. der Pluspol mit Lithium und der Minuspol mit Braunstein).
Die Potentialdifferenz über die Zellmembran existiert immer, auch
dann, wenn die Haarzellen nicht gereizt werden. Durch den Reiz
ändert sich allerdings die Spannung dieser Zellbatterie.

Nicht nur die Sinneszellen bilden mit der Endolymphe eine
Batterie, sondern der Endolymphschlauch selbst wirkt mit der Pe-
rilymphe in der Schnecke wie eine Batterie, deren Spannung +0,08
Volt beträgt. Das ist die höchste positive Ruhespannung, die zwischen zwei Körperflüssigkeiten gemessen wird. Sie ist auch deutlich höher als die Spannung, die man zwischen den Lymphen des
Gleichgewichtsorgans mißt. Da das Gleichgewichtsorgan und die
Hörschnecke einen gemeinsamen Endo- und Perilymphschlauch besitzen, zeigt dies, daß das Gefäßstreifchen (stira vascularis) und die
Trennmembranen des Cortischen Organs ganz wesentlich zu den
elektrischen Potentialen und damit zu den physiologischen Prozes-
sen beim Hören beitragen.

Auch die Haarzelle und die Endolymphe bilden zusammen eine
Batterie, die im Ruhezustand etwa 0,15 Volt liefert und bei der die
Haarzelle als Minuspol agiert. Das ist eine extrem hohe Spannung
für einen Organismus. Wie die physiologischen Gleichgewichtspo-
tentiale in der Hörschnecke im Detail aussehen, ist in Abbildung 36
zusammengestellt. Würde man diese Situation auf das Gebiet der
Elektronik übertragen, so wäre sie durchaus Situationen vergleichbar, wie sie in Mikrochips vorliegen, jedenfalls was die Packungs-
dichte der einzelnen Strukturen und deren Potentialdifferenzen angeht.

Zur negativen Spannung im Zellinneren im Vergleich zum Zelläußeren kommt es über einen Mechanismus, der als Natrium-Kalium-Pumpe bezeichnet wird. Die Durchlässigkeit der Zellmembran
für verschiedene Ionen ist unterschiedlich. Für die sehr großen, negativ geladen Ionen (z. B. Chloridionen) ist die Zellmembran nur
sehr schwer durchlässig (permeabel). Für die kleineren, positiven
Natrium- oder noch kleineren Kaliumionen sind die Poren in der
Membran (Abb. 37) leichter zu durchdringen, am leichtesten al-

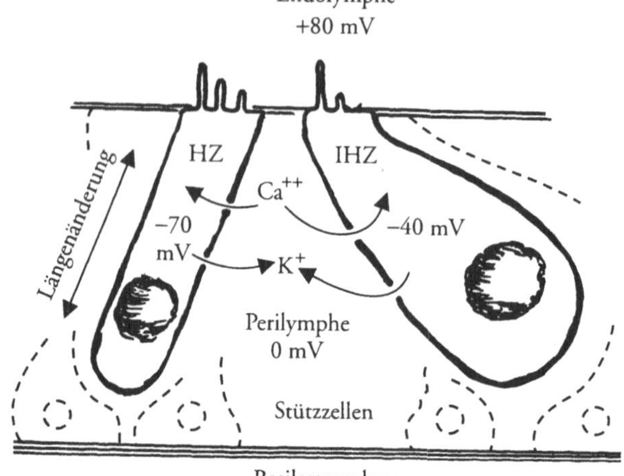

Abbildung 36: Die elektrischen Spannungen im Cortischen Organ. IHZ bzw. HZ bezeichnen innere bzw. äußere Haarzellen. Mit eingezeichnet sind die Kalium- und Kalziumionenströme nach Reizung der Zellen.

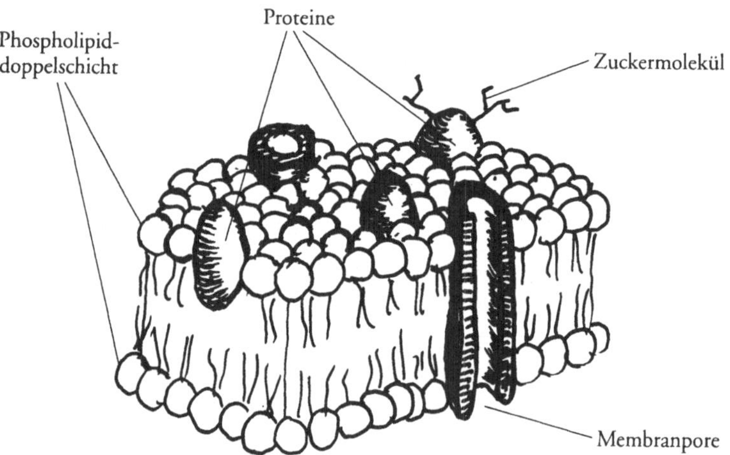

Abbildung 37: Schematisiertes Bild des Teilstücks einer Zellmembran, das plausibel macht, wie die Poren aussehen, durch die sich die Ionen quetschen müssen, und an welchen Plätzen z. B. Botenstoffe andocken können.

so für die Kaliumionen. Die verschiedenen Ionen haben innerhalb und außerhalb der Zelle stoffwechselbedingt verschiedene Konzentrationen, und es kommt über einen komplizierten Mechanismus zum Ionenaustausch durch die Zellmembran hindurch, der durch die bestehenden Konzentrations- und Ladungsunterschiede gesteuert wird. Es kommen im Mittel für drei Natriumionen, die die Zelle verlassen, zwei Kaliumionen in die Zelle hinein, so daß sich das Zellinnere mit Kalium anreichert. Die negativen Chloridionen passen nicht durch die kleinen Poren, und da mehr positive Ionen die Zelle verlassen, als hereinkommen, lädt sich die Zelle im Laufe der Zeit gegenüber dem Außenmedium solange negativ auf, bis sich ein Konzentrations- und Ladungsgleichgewicht eingestellt hat. Dies dauert natürlich seine Zeit: typischerweise etwa eine Tausendstelsekunde. Immer wenn die Zelle durch einen Reiz aus dem Gleichgewicht gebracht wurde, dauert es diese Zeit, bis die Zelle anschließend wieder ins Gleichgewicht kommt.

Wie komplex die Elektrophysiologie ist, läßt sich an Hand von Abbildung 36 nur erahnen. Es ist eine elektrochemische Fabrik, die in unserem Hörorgan arbeitet. So ist nicht nur die Spannung im oberen und unteren Kanal der Schnecke unterschiedlich oder der Endolymphschlauch gegen sein Ende hin stärker positiv geladen, sondern es zeigen sich auch einige Unterschiede zwischen den äußeren und inneren Haarzellen. Die etwas dickeren inneren Zellen sind etwas schwächer geladen (0,12 V) als die länglichen äußeren Zellen, und die äußeren Zellen können sich je nach ihrem Ladungszustand ausdehnen oder zusammenziehen. Die äußeren Haarzellen besitzen also nicht nur sensorische, sondern auch motorische Eigenschaften, was Konsequenzen hat.

Eine davon ist, daß unser Hörorgan nicht nur ein Schallempfänger, sondern auch ein Schallgenerator ist. Die Längenänderungen der äußeren Haarzellen bei der Änderung des *Membranpotentials* veranlaßt unser Innenohr, selbst Schall auszusenden, nur sehr leise zwar, aber dieser Schall ist in der Luft des Ohrkanals mit einem empfindlichen Mikrophon meßbar. Dieses Phänomen heißt *otoakustische Emission.* Diese otoakustischen Emissionen treten bevorzugt

132 im Bereich von 800 bis 2000 Hertz auf. Sie können spontan sein, also ohne daß das Ohr akustisch stimuliert wurde, oder sie können als prompte oder verzögerte Reaktionen auf einen akustischen Reiz auftreten. Im ersten und letzten Fall wird die Haarzelle durch die zu ihr hin führenden Nerven zur Kontraktion veranlaßt, die zu einer Basilarmembranbewegung und damit zu einer Anregung des Bewegungszustandes in der Lymphflüssigkeit und der Gehörknöchelchen führt.

Otoakustische Emissionen sind noch nicht voll verstanden, sie werden aber bereits zur Diagnose herangezogen, beispielsweise um das Funktionieren des Gehörs bei Kleinkindern zu testen, die ja noch nicht sagen können, ob sie hören. Das Vorhandensein solcher Emissionen signalisiert, daß zumindest die äußeren Haarzellen intakt sind. Otoakustische Emissionen produzieren wirklichen Schall und dürfen deshalb nicht mit den von rund 10 % der Bevölkerung ohne äußeren Anlaß wahrgenommenen andauernden Ohrengeräuschen pfeifender oder rauschender Art verwechselt werden *(Tinnitus)*. Dieses meist stark störende Krankheitssymptom existiert nur virtuell im Kopf. Ihm liegen noch nicht aufgeklärte, neuronale Mechanismen zu Grunde, die von allen Stationen der Hörbahn zwischen Innenohr und Hirnrinde ihren Ausgang nehmen können.

Im übernächsten Abschnitt wird eine weitere Konsequenz besprochen werden, die von den motorischen Fähigkeiten der äußeren Haarzellen herrührt. Die Länge dieser Zellen ändert sich, wenn sich die Zelle „entlädt“. Jede Batterie wird entladen, wenn man ihre Pole durch einen elektrischen Leiter miteinander kurzschließt, da dann im Leiter ein Strom fließt. Die Stärke des Stroms, und damit die Entladezeit der Batterie, hängt davon ab, wie groß der Widerstand des Leiters ist, der die beiden Pole verbindet. Der Leiter bei der Zellbatterie ist die Zellmembran, und der Strom in den Zellbatterien ist der Strom von Ionen, den Natrium-, Kalium- oder Kalziumionen der Lymph- und Zellflüssigkeiten. Damit aber Ionenströme zwischen Zellinnerem und -äußerem fließen können, muß die Zellmembran für die Ionen durchlässig sein.

Damit die Zellen als Sensorzellen arbeiten können, muß also an der Zellmembran vom Reiz, und zwar gleichzeitig mit dem Reiz, man spricht von reizsynchron, etwas geändert werden können. Es gibt mehrere Vorstellungen, wie das im Detail passiert. Sie laufen aber immer auf das gleiche hinaus. Beim Wandlungsprozeß vom Reiz in Erregung wird die benötigte Energie nicht aus der akustischen Energie des Schalls genommen, sondern aus dem Stoffwechsel der Sinneszelle und der umliegenden Gebiete der Schnecke. Damit wird auch verständlich, warum wir sogar noch das Rascheln von Blättern im Wind vernehmen können: es wird, ähnlich wie bei einem Mikrophon, elektrisch verstärkt. Die Zellbatterien liefern die dazu nötige Energie, um zum Beispiel die Durchlässigkeit der Zellmembran für Ionen parallel zum Reiz zu ändern. Das bedeutet, daß sich beispielsweise der Durchmesser der in Abbildung 37 gezeigten Pore in der Membran ändern muß, so daß diese Pore für eine bestimmte Ionensorte durchlässig oder undurchlässig wird.

Werden die Härchen der Sinneszellen durch ein Schallereignis mechanisch verbogen, so ändert sich das Membranpotential der Haarzelle, der elektrische Widerstand wird geändert. In den Zellmembranen öffnen sich reizsynchron unterschiedliche Kanäle für die verschiedenen Ionen. Es kommt durch den Schall zu einer Änderung des Membranwiderstands, da die verschiedenen Ionen jetzt auf geänderte Poren treffen, durch die sie schlüpfen können. Damit kommt es zu einer Änderung des Ionenstroms und damit des Ladungszustands der Zelle.

Wie wir bereits wissen, führt dies bei den äußeren Haarzellen unter anderem auch zu einer Längenänderung, so daß die Basilarmembran nicht nur durch den Schall verformt wird, sondern an der gleichen Stelle auch noch durch die Erregung der Zelle, die durch den Schall erst hervorgerufen wurde. Es kommt daher zu einer reizsynchronen, zusätzlichen Verbiegung der Basilarmembran. Diese durch die äußeren Haarzellen zusätzlich hervorgerufene Verbeulung teilt sich natürlich auch den inneren Haarzellen mit.

In der Physik nennt man so eine Kopplung eine „Mitkopplung". Das Prinzip haben wir schon im Akustikteil kennengelernt. Bei jedem Blasinstrument wird es ausgenützt. Bei den exakt in die Blas-

134 instrumentenlänge passenden Wellenlängen kommt es zur Rückkopplung der an den Enden des Instrumentes reflektierten Schallwellen mit den vom Spieler produzierten Schallwellen. Es kommt
zur stehenden Welle und damit zum Ausbilden eines stabilen Tons.
Die Konsequenz dieses Prinzips ist beim Innenohr die gleiche wie
beim Instrument, es kommt zu einer Verstärkung der entsprechenden Schwingung der Basilarmembran bei einer ganz bestimmten
Frequenz. Darin ist zum Teil der Grund zu sehen, warum wir Tonhöhen besser auflösen können (s. Abb. 35), als dies zu erwarten
wäre, wenn man nur die Bewegung der Basilarmembran auf Grund
der hydrodynamischen Gegebenheiten (Abb. 31) betrachten würde.
Einen weiteren Grund werden wir gleich noch kennenlernen.

Am Ionenaustausch über die Zellmembran hinweg sind nicht
nur Natrium- und Kaliumionen beteiligt. Durch die Änderung des
Ladungszustandes der Zellbatterien kommt es auch zu einer Änderung des Kalziumionenstroms. Kalziumionen haben Einfluß auf die
im Plasma der Zelle wie Seifenblasen herumschwimmenden Mem-
branblasen, die Botenstoffe umschließen. Diese Botenstoffe heißen
Neurotransmitter und die Membrangefäße werden als *Vesikel* bezeichnet. Die Änderung der Kalziumionenkonzentration in der Zelle treibt diese kleinen „Pakete" an die Zellmembran, und zwar an
eine Stelle, die *Synapse* heißt und die in Abbildung 38 schematisch
dargestellt ist.

Als Synapsen werden die Übergangsstellen bezeichnet, an denen
Nervenzellenmembranen die Membranen anderer Nerven- oder Sinneszellen berühren. Jede der inneren Haarzellen ist im Mittel mit
zehn, jede der äußeren Haarzellen mit einer Synapse verbunden,
über die der Reiz weitergeleitet werden kann. Jede einzelne Nervenzelle kann bis zu 1000 synaptische Verbindungen haben.

Über die Synapse wird je nach Art des Botenstoffes, der den
Spalt an der Synapse überquert (man kennt heute mehr als 20 verschiedene Neurotransmitter), die Erregung der Zelle an die nächste Zelle weitergereicht oder die Erregung der nächsten Zelle verhindert. Synaptische Verbindungen können für die Reizweiterleitung also hemmend oder erregend sein. Was sich vor der Synapse

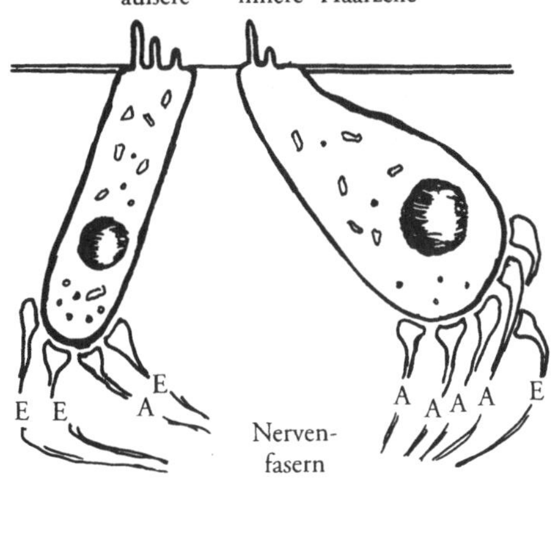

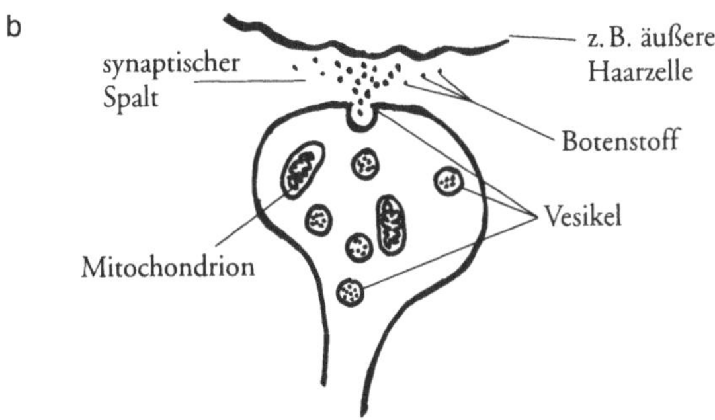

Abbildung 38: Synaptische Verbindungen. a) Schematisch zwischen Sinneszellen und Nervenfasern, wobei die Buchstaben A bzw. E die Fasern bezeichnen, die zum zentralen Nervensystem laufen (afferent) bzw. von ihm kommen (efferent). b) Detailbild eines synaptischen Endknopfes, der einen Botenstoff ausschickt.

und was sich nach der Synapse zuträgt, wird als präsynaptisch und postsynaptisch bezeichnet. Man charakterisiert damit die Richtung der Reizleitung. Die Haarzelle ist also die prä-, die Nervenzelle die postsynaptische Seite am synaptischen Spalt. Über mehrere weitere synaptische Verbindungen zwischen den Nervenzellen längs der Hörbahn wird der Reiz dann bis in die Hirnrinde weitergereicht. Nerven, die den Reiz vom Sensor zum *Zentralnervensystem* leiten, heißen *afferente* Nerven. *Efferente* Nerven transportieren Information vom Zentralnervensystem in die Körperperipherie oder zum Sinnesorgan. Die Haarzellen sind über beide Typen von Nerven mit dem Zentralnervensystem verbunden.

In den synaptischen Spalt zwischen den Membranen der Haar- und Nervenzelle werden die Neurotransmitter aus den Vesikeln ausgestoßen. Sie diffundieren dann über den Spalt hinweg und docken an spezifische Rezeptormoleküle der Nervenzellmembran an. Dies dauert in etwa eine halbe tausendstel Sekunde. Der mit der Sinneszelle verbundene Nerv spricht deshalb erst 0,5 Millisekunden nach der Haarzelle an. Neurotransmitter werden durch *diffusive* Prozesse über den Spalt an der Synapse transportiert. Diffusive Prozesse sind langsame Prozesse und hängen mit der Brownschen Molekularbewegung zusammen. Jeder, der darauf gewartet hat, daß sein Kaffee ohne umzurühren süß wurde, weiß, wie lange es dauert, bis die Zuckermoleküle vom Boden, wo sie in hoher Konzentration vorkommen, an die Oberfläche der Tasse diffundiert sind. Neurotransmitter müssen den synaptischen Spalt ebenfalls mittels Diffusion überwinden.

Bis sich an der Synapse wieder ein Zustand eingestellt hat, wie er vor der Reizung vorgelegen hatte, verstreicht ungefähr eine tausendstel Sekunde, während der die Botenstoffmoleküle statistisch und unkorreliert diffundieren. Daß sich ein Botenstoff auf den Weg gemacht hat, wird vom Schallreiz erzwungen. Wann dieses Botenmolekül jedoch an der Nervenzellenmembran andockt, ist mit dem Schallreiz nicht mehr *korreliert*. Unser Gehör ist daher nicht in der Lage, ein Charakteristikum von Schallwellen, ihre Phase (s. Akustikabschnitt), wahrzunehmen. Erinnern wir uns, die Phase einer Welle läßt sich nur auf einen bestimmten Zeit- oder Ortspunkt bezogen angeben. Der Zeitpunkt, wann uns ein Schallreiz postsynaptisch erreicht, ist aber nicht exakt festzulegen. Dieser Zeitpunkt ist auf circa 0,5 Millisekunden ungenau, da während dieser Zeit über die teilweise unkorrelierte diffusive Bewegung der Natrium- und Kaliumionen oder der Neurotransmitter jede Phasenbeziehung verlorengeht. Es ist für uns daher unerheblich, ob uns ein Maximum oder ein Minimum im Schalldruck eines Tones zuerst erreicht hat. Die zwischen beiden bestehende Phasendifferenz von 180 Grad können wir nicht hören. Dies gilt auch beim Hören von Klängen, zumindest dann, wenn die Frequenz der Töne höher als 500 Hz ist.

Bei tieferen Tönen haben wir gelernt, akustische Muster zu erkennen, die dadurch entstanden sind, daß es beim Überlagern von Tönen zum Klang durch die zwischen den Tönen bestehende Phasenbeziehung zu einer charakteristischen Formung der Amplitude der entstehenden Klang-Schallwelle kommt. Aber auch dann gilt, daß der zeitliche Abstand dieser periodischen Muster viel größer sein muß als eine tausendstel Sekunde.

Mit dem Andocken des Neurotransmitters ändert sich das elektrische Potential der postsynaptischen Membran, und es kommt zur Stimulierung (oder Hemmung) der Nervenzelle. Beim Reiz entlädt sich die Nervenzelle auf komplizierte Weise, die zum Teil auch mit ihrem Aufbau zusammenhängt. Dieser Aufbau ist funktionsabhängig und daher wesentlich anders als der einer Haarzelle.

Die prinzipielle Struktur von Nervenzellen ist in Abbildung 39 zu sehen. Der Zellkörper enthält den Zellkern und besitzt je nach der Funktion, die der Nervenzelle zukommt, mehrere Fortsätze. Einer davon ist eine Nervenfaser, die *Axon* heißt und die manchmal verzweigt sein kann. Hinzu kommen eine bis mehrere kürzere Nervenfasern, die oft stark verästelt sind und die *Dendriten* heißen. Der Nerv wird dann beispielsweise an einem synaptischen Endknopf eines Dendriten aktiviert und signalisiert seinerseits seine Erregung an andere Nervenzellen über einen der synaptischen Endknöpfe des Axons, das sehr lang (beim Menschen bis zu 1,3 Meter) werden kann und das oft von speziellen Zellen ummantelt ist (Abb. 39). Diese Zellen heißen Schwann-Zellen und umgeben das Axon mit einer proteinhaltigen Substanz *(Myelin)*, die die Regeneration von geschädigten Nervenfasern unterstützt, die aber auch die elektrische Reizleitung längs des Axons beschleunigt. Außerdem wirkt diese Ummantelung ähnlich wie die Ummantelung des Antennenkabels am Fernseher. Sie verhindert das Einkoppeln von Störungen und verhindert so, daß eine Nervenfaser aktiviert wird, nur weil die benachbarte Faser gerade auch aktiv ist. Wie sinnvoll dieser Aufbau ist, kann man sich vorstellen, wenn man sich erinnert, daß im Hörnerv

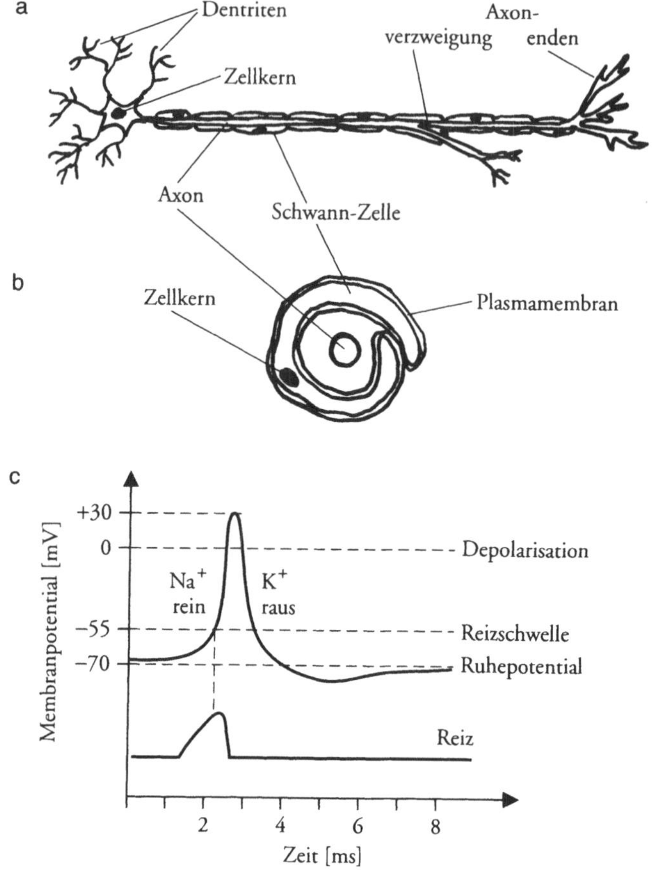

Abbildung 39: Schematisches Bild einer Nervenzelle und ihrer Entladekurve: a) Nervenzelle mit Nervenfaser (Axon), Fortsätzen (Dendriten) und Schutzzellen (Schwann-Zellen). b) Querschnitte durch ein Axon, das durch Schwann-Zellen abgeschirmt (myeliniert) ist. c) Zeitablauf des Membranpotentials nach kurzer überschwelliger Reizung der Nervenzelle.

circa 50 000 Nervenfasern in einem Strang nebeneinander gebündelt verlaufen.

Durch Veränderung des Membranpotentials an der Synapse (aber auch längs jeder Stelle der Zellmembran) kommen die elektrischen Signale der Nervenzelle zustande. Sie breiten sich vom Ort ihres Entstehens in alle Richtungen aus. Bleibt die Potentialänderung unterhalb eines Schwellenwertes, so kommt diese Erregung nicht weit. Schon nach wenigen Millimetern sind keine Potentialänderungen mehr feststellbar. Reizleitung über Potentialänderung geht also nur über kurze Strecken. Erst wenn der Reiz den Schwellenwert überschreitet, kommt auch bei der Nervenzelle die Natrium-Kalium-Pumpe in Gang, und zwar Stück für Stück, während die Erregung die Nervenfaser entlangläuft. Für diese Entladung gilt, wie immer in der Neurophysiologie, das „Alles-oder-Nichts"-Gesetz.

Dieses Gesetz ist das Grundprinzip jeder digitalen Datenverarbeitung, deren kleinste Informationseinheit (das *Bit*) auch der Informationsübertragung durch Nerven zugrunde liegt. Eine Zelle ist entweder erregt, oder sie befindet sich in Ruhe. Der Unterschied zwischen diesen beiden Zuständen liegt im Ladungszustand der Zelle. Das ist wie bei jedem Computer, bei jeder programmierbaren Waschmaschine, wo die Speicherzellen des „Chips" entweder geladen oder ungeladen sind. Dieser Ladungszustand ändert sich, wenn ein Programm abgespult wird.

Der elektrische Zustand der Zelle ist durch ihr Ruhepotential (s. Abb. 36) festgelegt. Bevor es zum Reiz kommt, befindet sich die Zelle im Ruhezustand, sie ist überall negativ geladen. Man sagt, die Zelle ist polarisiert. Wird die Zelle erregt, elektrisch oder durch Neurotransmitter, ändert sich die Spannung an der Zellmembran lokal an der Stelle, wo sie erregt wurde. Ihre negative Ladung nimmt ab (vergl. Abb. 39). Wird die Spannung an der Zellmembran höher als der Schwellenwert, der bei etwa minus 0,05 Volt liegt, setzt an dieser Stelle die Natrium-Kalium-Pumpe ein, und der Ionenstrom steigt stark an, bis der Ladungsausgleich eingetreten ist, die Zellmembranspannung also 0 Volt erreicht hat, so daß die Membran entladen (depolarisiert) ist. Der Ionenstrom dreht dann seine Richtung um. Dieses „Umschalten" geht nicht beliebig schnell, weshalb die Spannung zuerst noch etwas steigt (bis etwa plus 0,03 Volt), bevor es durch die in verstärktem Maße ausströmenden Kaliumionen zu einer Spannungsumkehr kommt. Der Ladungszustand der Zellmembran wird wieder negativer, bis das Ruhepotential unter-

140   schritten ist und es zu einer noch eine geraume Zeit andauernden Stabilisierungsperiode kommt, innerhalb derer sich das Ruhepotential wieder auf dem ursprünglichen Niveau einpendelt.

Das Alles-oder-Nichts-Gesetz bedeutet also im Falle der Reizleitung: Erst wenn eine bestimmte Reizschwelle überschritten ist, kommt es zur Depolarisation der Zellmembran. Erregungen unter dem Schwellenwert entladen die Zellmembran nicht. Kommt während der De- und Repolarisationsperiode ein weiterer Reiz an, der stärker als der Schwellenwert ist, so wird dieser Reiz ignoriert, da eine Nervenzelle nicht erregter als erregt sein kann. Erst nach Abklingen der Erregung kann eine neuerliche Erregung stattfinden. Genauer: dann, wenn die „Aufladung" bereits wieder zu mehr als 70 % erfolgt ist und der zusätzliche Reiz sehr viel stärker als die sonst übliche Reizschwelle ist.

Der typische Zeitablauf eines *„Aktionspotentials"* ist in Abbildung 39 für eine Nervenzelle gezeigt, die durch einen sehr kurzen elektrischen Reiz erregt wurde. Offensichtlich dauert es fast eine tausendstel Sekunde, bis die Zelle wieder für einen neuen Reiz aufnahmefähig ist. Für die Wahrnehmung einer Reizfolge hat dies zur Konsequenz, daß Reizfolgen mit einer Frequenz größer als ungefähr 1000 Hz von unserem Organismus nicht als eine Folge von Reizen, sondern nur als ein einzelnes Ereignis wahrnehmbar sind. Die der Frequenz von 1000 Hertz entsprechende Zeitperiode von einer Millisekunde ist also mit dem Zeitintervall vergleichbar, das wir bereits bei der Molekülbewegung über den synaptischen Spalt kennengelernt haben. Es macht folglich keinen Sinn, nachfolgende Stationen auf dem Weg der Reizweiterleitung zum Gehirn schneller zu gestalten. Und in der Tat, etwa 1500mal pro Sekunde ist die oberste Schranke, die für *Reizfolgefrequenzen* von unserem Organismus realisiert worden sind, 1500mal pro Sekunde ist das Maximale, was Nervenzellen „feuern" können. Im Hörnerv finden sich nur Nervenzellen, deren Reizfolgefrequenzen zwischen 2- und 100mal pro Sekunde variieren. Dies hat zur Folge, daß akustische Zeitmuster, wie sie oben angesprochen wurden, nur mit einer Abfolge von unter circa 300 Hz wahrgenommen werden können.

Ein ähnliches Bild, wie es in Abbildung 39 für das Aktionspotential
einer Nervenzelle gezeigt wurde, ergibt sich natürlich auch für das
Membranpotential an der Sinneszelle, da die elektrochemischen Vorgänge auch bei ihr ähnlich sind. Da die Sinneszelle der Generator für
den elektrochemischen Ablauf ist, heißt das Potential dort auch *Ge-
nerator- oder Rezeptorpotential*. Für sehr kurze Reizdauern (kürzer als
0,001 Sekunden = 1 Millisekunde) unterscheidet sich das Rezeptorpotential von dem eines langandauernden Reizes, denn dann stellt
sich über den auf Dauer geänderten Betrieb der Natrium-Kalium-
Pumpe ein anderer Mittelwert des Generatorpotentials ein, wie das
in Abbildung 40 angedeutet ist. Man erkennt, daß sich die Zelle auf
die neue Situation einstellt, daß sie *adaptiert*. Adaptionszeiten liegen
üblicherweise im Bereich von 0,01 Sekunden. Der Wert, den das
Generatorpotential nach dieser Adaptionsperiode erreicht, hängt von
der Schallintensität ab, wie Abbildung 41 entnommen werden kann.

Die Tonhöhe des Schalls ist, wie wir gesehen haben, über den
Ort auf der Basilarmembran kodiert. Die Lautheit des Schalls wird
zum einen über die Breite bestimmt, in der die Basilarmembran
angeregt wird, sie wird zum anderen auch über die Höhe des Re-
zeptorpotentials definiert. Für Schallereignisse, die länger als die Ad-
aptionszeit (ca. 0,01 Sekunden) andauern, gibt es also nicht nur das
„Alles oder Nichts", sondern es gibt auch ein „Dazwischen". Die
Haarzelle ist nicht nur voll polarisiert oder depolarisiert, sie kann
zum Beispiel auch nur halb polarisiert sein. Mit der dann geänderten
Ionendurchlässigkeit ändert sich auch die Rate, mit der Neurotransmitter freigesetzt werden, und damit auch die Rate, mit der postsynaptisch die Nervenzellmembranen attackiert werden. Dies führt
zu einer Änderung der Häufigkeit, mit der dann die entsprechenden Nervenzellen feuern. Die Reizfolgefrequenz der Aktionspotentiale der Nerven erhöht sich, wie dies in Abbildung 40 und 41 zu
sehen ist.

Damit die Lautstärkedynamik von Schall bei der Übertragung
über die Nervenfaser nicht verlorengeht, darf die Pulsfolgefrequenz
in „Ruhe" nicht zu hoch sein, damit bei lautem Schall die maximal

142

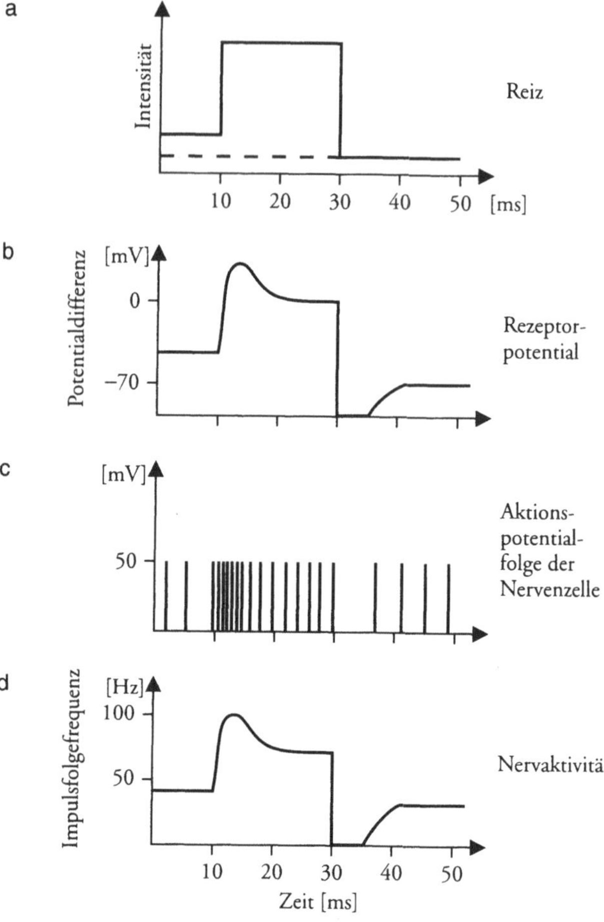

Abbildung 40: Zeitablauf eines typischen Reizfolgepotentials einer Sinneszelle und die daraus resultierende Aktivität der nachfolgenden Nervenzelle. a) Intensitätsänderung eines akustischen Reizes; b) daraus resultierende Spannungsänderung der Sinneszelle (man beachte die starke Potentialänderung bei Einsetzen der Reizänderungen, das Überschießen und den anschließenden Adaptionseffekt nach ca. 20 Millisekunden); c) Abfolge der postsynaptischen Nervenaktionspotentiale (im gezeigten Beispiel ist es ein Nerv, der um so öfter „feuert", je stärker der Reiz ist); d) Die Impulsfolgefrequenz (Feuerrate) der in c) qualitativ gezeigten Nervenaktionspotentiale.

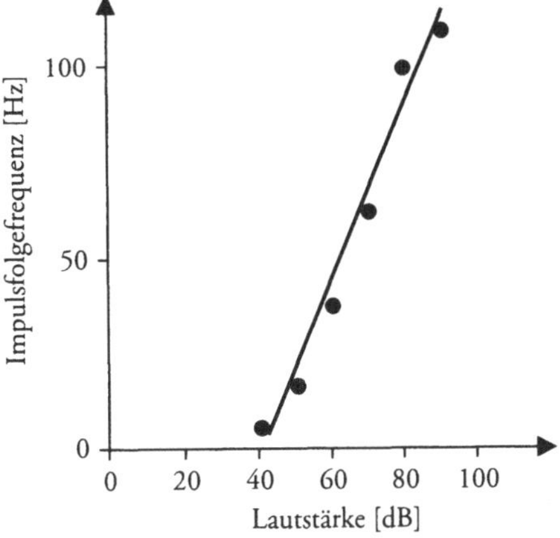

Abbildung 41: Impulsfolgefrequenz eines Nervs in Abhängigkeit von der Lautstärke des Reizes. In den Nervenfasern des Hörnervs sind etwa 100 Impulse pro Sekunde eine Obergrenze.

mögliche Folgefrequenz von circa 1500 Hz nicht überschritten wird. Deshalb dürfen die ersten direkt mit den Sensorzellen verbundenen Nerven nur Folgefrequenzen um etwa 500 Hz haben. Je weiter es dann auf der Hörbahn in Richtung Zentralnervensystem geht, wird bei jeder weiteren Schaltstation zwischen den Nervenzellen die Reizfolgefrequenz des nächstfolgenden Nervs um etwa das Zehnfache untersetzt. Warum dies sinnvoll ist, kann man sich an Hand von Abbildung 42 klarmachen. Mit der immer komplexer werdenden Verschaltung der Nerven untereinander, kann jeder Reiz über intervenierende Nerven zu einer Erhöhung der Folgefrequenz führen, so daß schon bei drei bis vier zusätzlichen synaptischen Verbindungen die maximale Rate überschritten würde.

Da das Aufaddieren von Folgefrequenzen ein generelles Problem der Nervenleitung ist, haben sich Nerven mit unterschiedlichen „Feuerstrategien" herausgebildet. Dabei gibt es Nerven, bei denen sich die Nervenaktivität auf wenige Aktionspotentiale in einigen Sekunden beschränkt, oder solche, die nur feuern, wenn der Reiz beginnt, oder wenn er aufhört. Es gibt auch solche Nerven, die nur

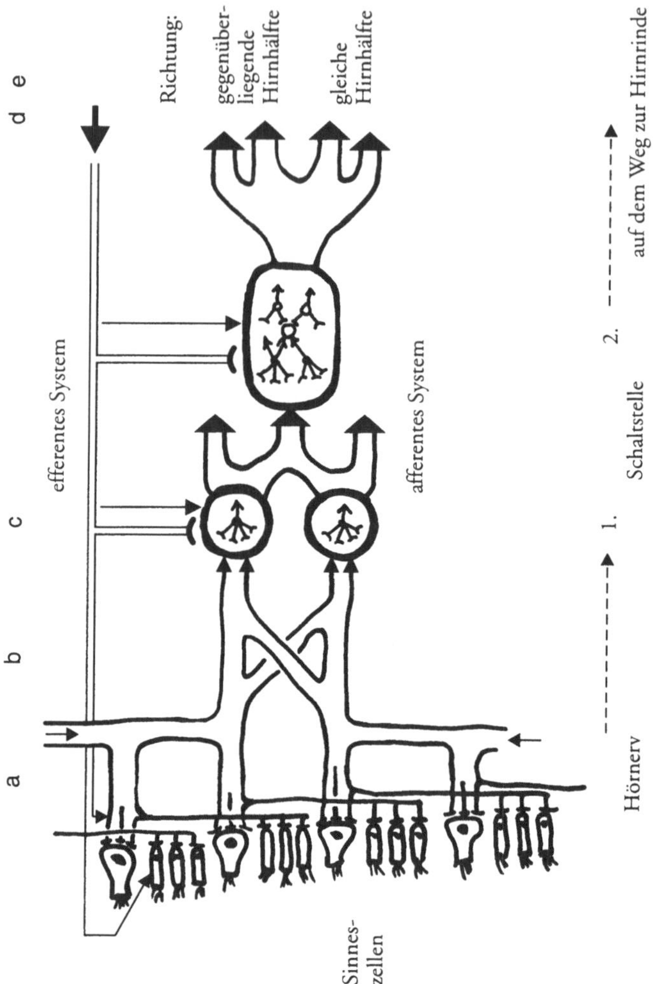

Abbildung 42: Schematisierte „Verdrahtungsskizze" von Haarzellen. Man beachte, daß a) die Sinneszellen auf den afferenten Bahnen über mehrere Schaltstellen Informationen ins zentrale Nervensystem leiten und daß sie auf den efferenten Bahnen Befehle aus dem zentralen Nervensystem erhalten; b) die Informationen vor der ersten Schaltstelle auch über Kreuz läuft; c) in den Schaltstellen immer die Informationen von mehreren Nervenfasern zusammengefaßt werden, bevor sie weitergereicht werden; d) das Ohr auch die ihm gegenüberliegende Hirnhälfte mit Information versorgt und daß dies schon ab der ersten Schaltstelle geschieht; e) die Befehle an die Haarzellen und Schaltstationen auch aus der gegenüberliegenden Hirnhälfte kommen.

bei Reizänderungen aktiv werden, oder die das „Feuern" einstellen, wenn sie gereizt werden. Die Aktionspotentiale einiger Nervenfasern an unterschiedlichen Positionen vom Innenohr bis zur Hirnrinde sind in Abbildung 43 zusammengestellt. Es gibt dabei richtige „Spezialisten", besonders wenn man in die Nähe der Hirnrinde kommt. Sie reagieren nicht auf einen simplen Reiz, wie den Ton einer bestimmten Frequenz und Lautstärke, sondern nur auf ein ganz spezifisches Klangmuster oder nur auf die Änderung einer Tonhöhe oder Lautstärke, wobei es dann noch einen Unterschied macht, ob die Tonhöhe zu- oder abnimmt. Diese Klangmuster müssen nicht unbedingt einen „Sinn" machen, wie das Beispiel mit den Nerven einer Katze (Abb. 44) demonstriert, die zwischen den Worten mein, dein und fein unterscheiden können. Aus solchen hochspezialisierten Nervenzellen besteht das Lexikon in unserem Gehirn, mit dessen Hilfe wir die Information entschlüsseln, die auf akustischem Wege unser Ohr erreicht hat.

Dieses Spezialistentum wird möglich durch die spezifische Vernetzung von Nerven aus verschiedensten Regionen im Zentralnervensystem. Über 1000 Synapsen können am Zellkörper einer einzigen Nervenzelle anknüpfen. Auch die Zellfortsätze der Dendriten oder die nicht mit Schutzzellen umgebenen (myelinisierten) Ausläufer des Axons werden für synaptische Verbindungen genutzt. Dabei kommt es auch vor, daß der Nerv mit sich selbst Synapsen bildet, zum Beispiel ein Dendrit am anderen. Je nach Botenstoff, für den die Synapse ausgelegt ist, kann so eine Verbindung hemmend oder stimulierend wirken. Wie dann schließlich die Summe all dieser Interventionen das Aktionspotentialmuster des Nervs aussehen lassen kann, zeigt Abbildung 43. Nicht vergessen sollte man dabei, daß eine Nervenzelle, die selbst afferent ist, also ins Zentralnervensystem ableitet, mit anderen afferenten Nerven verbunden sein kann, aber auch mit efferenten Nerven, also solchen, die Nachricht aus dem Zentralbereich in die Peripherie transportieren.

Auch die Haarzellen des Innenohrs sind nicht nur afferent, sondern auch efferent *innerviert*. Dabei gibt es jeweils zwei verschiedene Typen von afferenten und efferenten Nervenfasern. Bei den afferen-

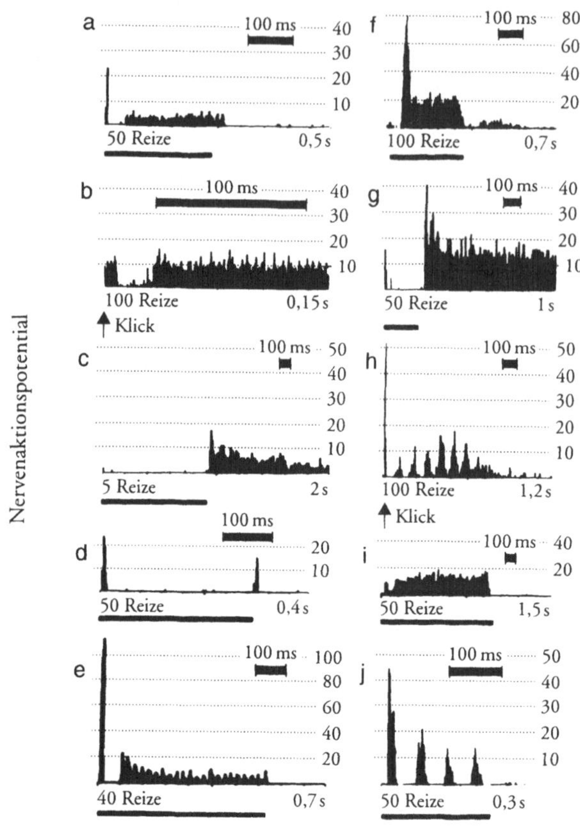

Abb. 43: Entladungsmuster für verschiedene Nervenzellen aus verschiedenen Schaltstationen der Hörbahn. Links: Die zeitlichen Entladungsmuster sind jeweils über einem Balken gezeichnet, der die Länge des Reizes angibt. Die jeweilige Zeitskala kann der Zeitmarke (100 ms) rechts oben im Teilbild entnommen werden. Sehr kurze Reize sind mit „Klick" bezeichnet. a) Starkes Feuern bei Einsetzen des Reizes (An-Effekt) mit anschließender Hemmung, bevor während der Restzeit des Reizes Dauerentladung einsetzt; b) nach langer Latenzzeit Hemmung der Spontanaktivität der Nervenzelle; c) Hemmung der Spontanaktivität während der gesamten Dauer des Reizes; d) Reaktion nur bei An- und Aus-Schalten des Reizes; e) ähnlich wie das Verhalten unter (a), aber bei dieser Zelle ist die dann folgende Dauerentladung während des Reizes periodisch, wobei die Periode etwa der 100fach untersetzten Frequenz des Reiztones entspricht; f) Verhalten ähnlich wie das in Abb. 40 für eine Hörnervenfaser skizzierte, allerdings je weiter es in der Hörbahn in Richtung Hirnrinde aufsteigt, desto länger werden die Latenzzeiten; g) Spontanaktivitätshemmung

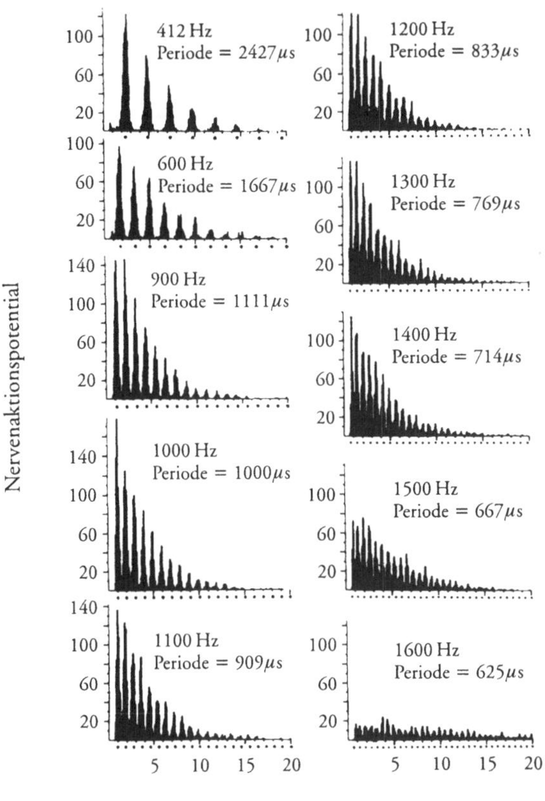

*während des Reizes mit Aus-Effekt; h) An-Effekt mit anschließender langandau-
ernder periodischen Reizung, auch hier gilt: je höher in der Hörbahn, desto länger
sind „Nachhalldauern" oder Periodenzeiten; i) aktiv während des Reizes, aber ohne
An- oder Aus-Effekt; j) hier war der Reiz zeitlich strukturiert, und zwar mit vier
50 ms langen Tonpulsen, die durch gleich lange Pausen getrennt waren, die Reaktion ist für jeden Tonpuls nach einer Latenzzeit ähnlich wie unter i), allerdings
ist ein „Ermüdungseffekt" erkennbar. Rechts: Reaktion einer Nervenzelle auf einen
1 Sekunde dauernden Sinuston verschiedener Frequenzen. Es ist nur ein kurzer An-
Effekt (20 ms) zu sehen, der jedoch periodisch strukturiert ist, wobei die Periodendauer für nicht zu hohe Töne mit der Frequenz des Tons korreliert. (Verändert,
nach J. E. Rose in R. Plomp, G. F. Smoorenburg (Hrsg.) (1970): Frequency analy-
ses and periodicity detection in hearing, Sijthoff, Leiden, aus W. D. Keidel (Hrsg.)
(1975): Physiologie des Gehörs, Georg Thieme Verlag, Stuttgart)*

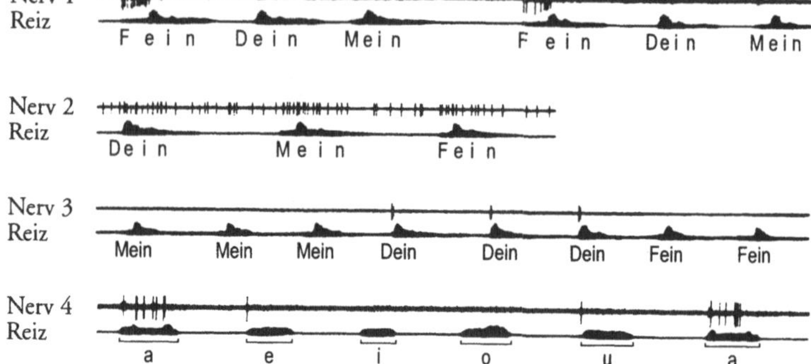

Abbildung 44: Nervenaktionspotentiale von vier verschiedenen Nervenzellen einer sich frei bewegenden Katze, die die fünf Vokale und die Worte „Fein", „Dein" und „Mein" zu hören bekam. Von oben nach unten sieht man, daß die Zelle 1 nur auf „Fein" reagiert; die Zelle 2 reagiert auf die drei Worte gleich; Zelle 3 reagiert nur auf „Dein" und Zelle 4 nur auf den Vokal a. Bemerkenswert ist, daß solche spezialisierten Zellen bereits eine Schaltstation vor der akustischen Hirnrinde zu finden sind. (Verändert, nach S. Kallert (1974): Telemetrische Mikroelektrodenuntersuchungen im Corpus Geniculatum mediale der wachen Katze, Habilitationsschrift, Erlangen, aus W. D. Keidel (Hrsg.) (1975): Physiologie des Gehörs, Georg Thieme Verlag, Stuttgart)

ten Fasern kann man die die inneren Haarzellen verbindenden Fasern (95 %) von den spiralig verlaufenden Fasern (5 %) unterscheiden, welche die äußeren Haarzellen innervieren. Bei den efferenten Fasern, mit denen unser Hirn aktiv in den Hörprozeß eingreift, muß zwischen solchen unterschieden werden, die von der Seite des Ohrs aus dem zentralen Nervensystem kommen, und solchen, die die Haarzellen mit der gegenüberliegenden Seite des Gehirns verbinden. Nur ungefähr 15 % der efferenten Fasern, die die inneren Haarzellen beeinflussen, aber 70 % der efferenten Fasern an den äußeren Haarzellen kommen von der gegenüberliegenden Hirnhälfte. Wie die Verknüpfung der Sinneszellen im Cortischen Organ im Prinzip erfolgt, ist in Abbildung 45 zu sehen.

Ungefähr 95 % der insgesamt 40 000 afferenten Fasern des Hörnervs bilden als Bündel von jeweils etwa 10 Fasern Synapsen mit jeweils einer inneren Haarzelle. Etwa 5 % der afferenten Fasern innervieren die äußeren Haarzellen. Allerdings bildet da eine Faser mit mehreren (ca. 10) äußeren Haarzellen Synapsen, die alle weiter als 0,6 mm vom Ort entfernt sind, an dem sie zusammen mit den Fasern der inneren Haarzellen wohlgeordnet die Schnecke verlassen (s. Abb. 45). Pro Bündel gibt es also etwa 10 Fasern pro innerer und nur eine Faser für 10 äußere Haarzellen. Jedes dieser etwa 3000 Nervenbündel leitet also gleichzeitig die Information von zwei verschiedenen Orten der Basilarmembran weiter.

Zur Bestimmung des Orts, an dem auf der Basilarmembran die größte Schwingungsamplitude vorliegt, und damit zur Frequenzunterscheidung, stehen bei dieser Art der Nervenanbindung dem zentralen Nervensystem bereits aufbereitete Informationen zur Verfügung. Es kann am selben Ort einer Schaltstelle im Gehirn entschieden werden, ob 0,6 mm in Richtung Schneckenspitze die äußeren Haarzellen auch noch schwingen, wenn eine innere Haarzelle Erregung signalisiert. Es kann auch entschieden werden, ob 0,6 mm in die andere Richtung der Hörschnecke (Richtung Basis) die äußeren Zellen noch merklich aktiviert sind. Die Entscheidung, ob ein Zweiklang vorliegt, bedarf bei dieser Modellvorstellung also zweimal dieses Abstands, der dann in etwa 150 Haarzellen beträgt. Die kritische Bandbreite, von der im letzten Abschnitt bereits gesprochen wurde, wird somit plausibel, sie ist eine Konsequenz der Innervierung unserer Sinneszellen, wie sie in Abbildung 45 gezeigt ist.

Da etwa 10 Nervenfasern pro innerer Haarzelle Information weitergeben können, gibt es eine weitere Möglichkeit, Information zu verschlüsseln. Mit zunehmender Schallintensität wird die Wahrscheinlichkeit größer, daß zunehmend mehr Fasern einer Zelle feuern, das heißt die Zahl der aktivierten Neuronen wird somit ein Maß für die Lautstärke. Das ist ähnlich wie bei einem CD-Spieler, bei dem die Lautstärke der Musik ja auch in der Zahl der digital gesetzten Bits verschlüsselt wird (ein CD-Spieler hat Konverter mit 16 bit, eine Haarzelle wird von 10 Fasern innerviert, entsprechend 10 Bit).

Zumindest für tiefe Frequenzen könnte bei mehreren Neuronen auch eine Kodierung nach dem „Salvenprinzip" denkbar sein, bei dem mehrere Neuronen zeitversetzt hintereinander feuern. Die ursprüngliche Frequenz könnte so mit der Zahl der Neuronen ver-

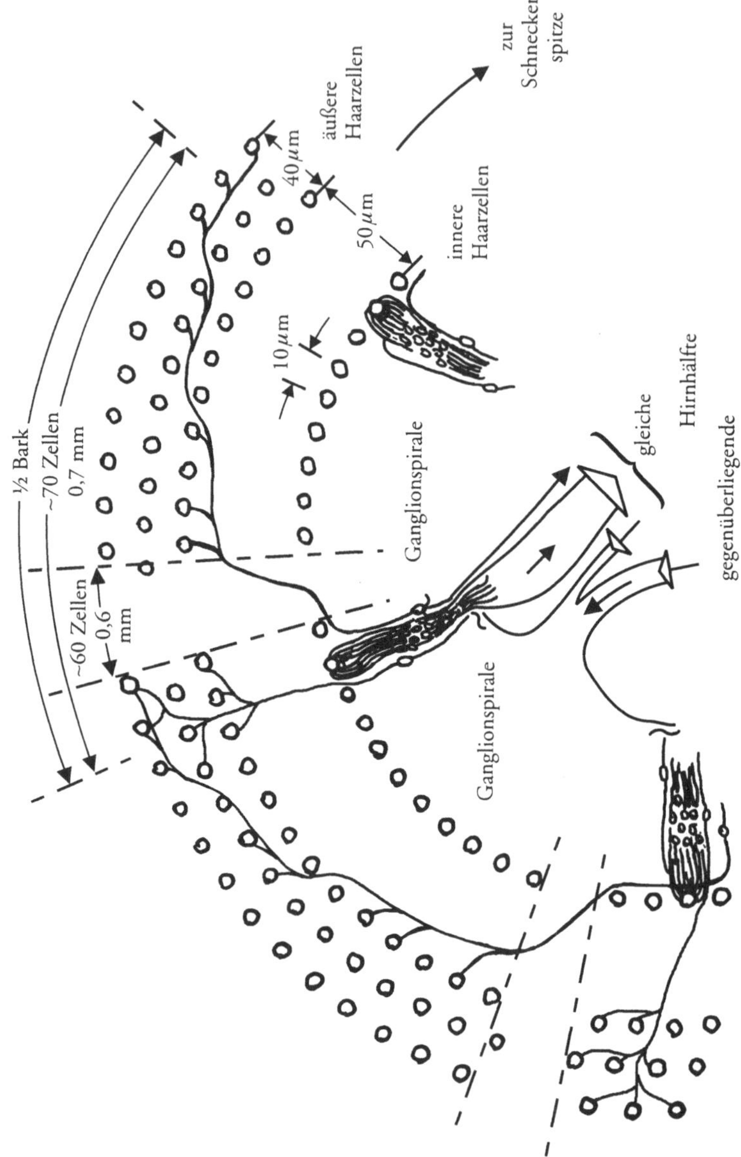

äußere
Haarzellen
40 µm
50 µm
innere
Haarzellen
zur Schnecken-
spitze
10 µm
Ganglionspirale
Ganglionspirale
½ Bark
~70 Zellen
0,7 mm
~60 Zellen
0,6 mm
gleiche
Hirnhälfte
gegenüberliegende

rechnet und untersetzt werden. Ob an diesen Modellvorstellungen
etwas dran ist, ob sie realisiert, zum Teil realisiert, oder ob sie mit
anderen Möglichkeiten verkoppelt sind, all dies entzieht sich heute
noch unserer Kenntnis, die nur über das Verhalten von einzelnen
Neuronen einigermaßen solide Aussagen machen kann.

Von den einzelnen afferenten Neuronen des Hörnervs weiß man,
daß sie, je nachdem, aus welchem Bereich der Schnecke sie kommen, eine Bestfrequenz aufweisen, eine Frequenz, bei der sie auch
mit kleinen Lautstärken noch sicher ansprechen. Wie das Frequenz-
verhalten einzelner Nervenzellen je nach Position im Hörnerv aussieht, kann man Abbildung 46 entnehmen. In dieser Abbildung ist
die Lautstärke angegeben, die benötigt wird, um bei der entsprechenden Frequenz den jeweiligen Nerv ansprechen zu lassen. Eine
gewisse Ähnlichkeit dieser Kurven mit der Struktur der Hörschwellenkurve (Abb. 21) ist erkennbar. Wie dieser Befund allerdings im
Detail in die Empfindung „Lautheit" umgesetzt wird, ist unbekannt.

Man weiß noch wenig darüber, wie die neuronale Information
auf ihrem Weg ins Zentralnervensystem verarbeitet wird, noch weniger weiß man allerdings über die Verschlüsselung auf dem efferenten Netzwerk. Man weiß, daß efferente Neuronen an den äußeren
Haarzellen direkt Synapsen bilden und daß dabei eine Faser mehrere äußere Zellen innerviert (s. Abb. 38). Man weiß auch, daß keine
der inneren Haarzellen direkt mit efferenten Neuronen verbunden

---

*Abbildung 45: Nervenanbindung der inneren und äußeren Haarzellen (schema-
tisch). Angegeben sind auch die Abstände der Zellen in Tausendstel Millimetern
und die Abstände in Millimetern, in denen sich Innervierungsstrukturen wiederholen. Man beachte: Bei der afferenten Innervierung leiten pro innerer Haarzelle
etwa 10 Nervenfasern die Information weiter und nur eine Nervenfaser pro ca. 10
äußerer Haarzellen, die alle etwa 0,6 mm gegen die Schneckenspitze hin versetzt
sind. Die efferente Innervierung ist für innere und äußere Haarzellen unterschiedlich. Etwa 10 äußere Haarzellen haben Synapsen direkt mit einer efferenten Faser
des gleichen Nervenstranges, der auch die benachbarte innere Haarzelle versorgt,
während die efferenten Fasern nur mit den afferenten Fasern der inneren Haarzellen Synapsen bilden. 80 % aller Fasern des Hörnervs sind afferent, nur 20 % sind
efferent. Alle afferenten Fasern laufen zuerst eine Schaltstation (nucleus cochlearis)
auf der gleichen Seite des Kopfes an (95 % / 5 % dieser Fasern kommen von den
inneren/äußeren Haarzellen). Von den efferenten Fasern kommen ca. 80 % aus der
gegenüberliegenden Kopfhälfte.*

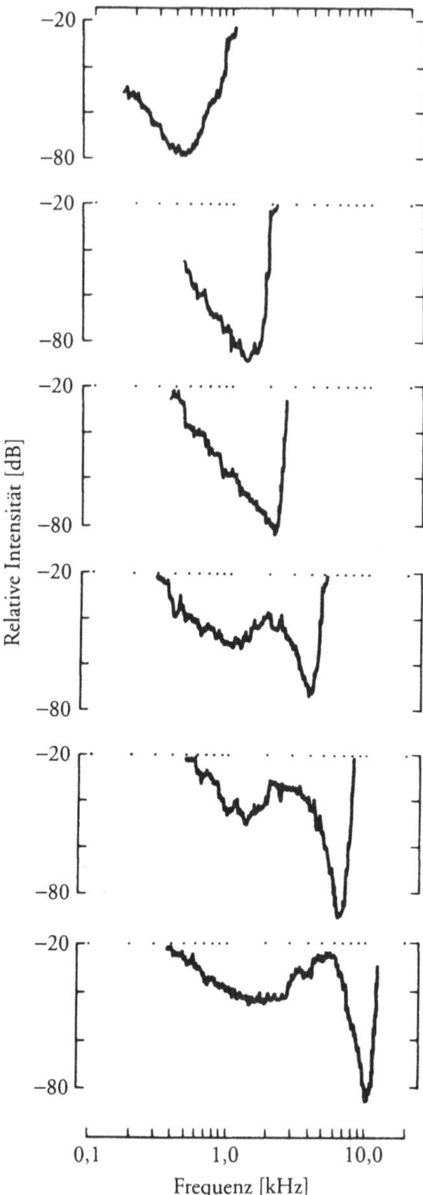

ist, sondern daß diese Synapsen auf den afferenten Nervenzellen bilden, die von den inneren Haarzellen wegführen. Warum das aber so sein muß, ist unbekannt. Eine Konsequenz dieser Art von „Verkabelung" ist, daß die Rate, mit der ein afferentes Neuron feuert, stark reduziert wird (bis um das dreißigfache), wenn ein efferentes Neuron interveniert. So eine Hemmung kann durch einen zweiten Reiz ausgelöst werden. In Abbildung 47 ist dies am Beispiel eines speziellen Neurons gezeigt, das unterschiedlich feuert, je nachdem, ob der Reiz aus einem oder zwei Tönen besteht, wobei allerdings der zweite Ton eine ganz spezifische Frequenz und Intensität haben muß.

Zusammenfassung
des anatomisch/physiologischen Teils

Für das Wahrnehmen von hohen Tönen und die Lokalisierung von Schallquellen im Raum spielt unser Schädel eine wichtige Rolle, da er Schallwellen höherer Frequenzen in charakteristischer Weise reflektiert und beugt. Die dadurch entstehenden Interferenzmuster versetzen uns nur sehr beschränkt in die Lage, Lautstärkeunterschiede an den beiden Ohren in eine Entfernungsinformation umzudeuten. Die subjektiv geschätzte Entfernung der Schallquelle hängt im wesentlichen nur vom am Ohr herrschenden Schallpegel ab, und nicht von der objektiven Entfernung. Entfernungen deutlich über 2 Meter werden zunehmend unterschätzt.

Änderungen im Klangbild sind der Schlüssel zum *Richtungshören*. Richtungshören funktioniert auch mit einem einzelnen Ohr,

---

Abbildung 46: Für sechs verschiedene afferente Fasern des Hörnervs, die von verschiedenen Bereichen der Basilarmembran kommen, ist die Schwellenlautstärke gezeigt, die benötigt wird, um die jeweilige Nervenfaser sicher ansprechen zu lassen. Man beachte a) die „beste" Frequenz (geringste Schwellenlautstärke) ist für die einzelnen Fasern verschieden; b) den jeweils steilen Anstieg der Schwelle für die hohen Töne; c) daß für Fasern mit Bestfrequenzen über 4 kHz auch im mittleren Frequenzbereich noch einigermaßen niedrige Schwellenlautstärken gefunden werden. (Verändert, nach W. A. Yost, D. W. Nielsen (²1985): Fundamentals of hearing. Holt, Rinehart und Winston, Inc., Fort Worth, Texas, USA)

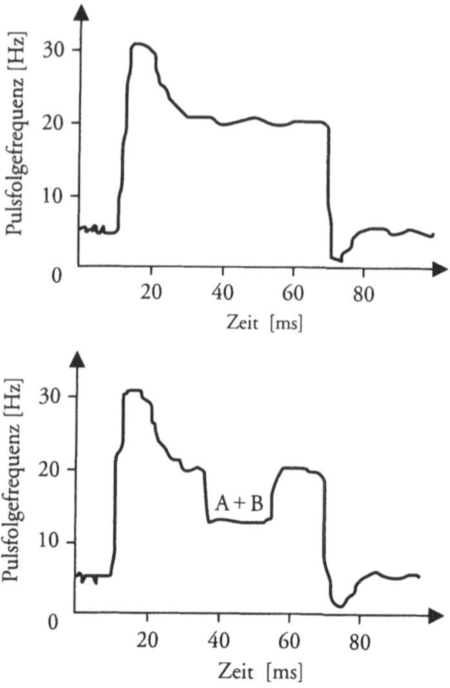

Abbildung 47: Zweitonhemmung: oben: Erklingt nur der Ton A, so reagiert die Faser mit einer üblichen Pulsfolgefrequenz (vergl. Abb. 40); unten: Erklingt zusätzlich zum Ton A auch noch ein zweiter Ton B, so reagiert die Faser in der Zeit, in der der Ton B erklingt, mit einer reduzierten Pulsfolgefrequenz.

da die Interferenzmuster bewertet werden, die durch Reflexion und Beugung um unsere Ohren entstehen. Beidohriges Hören erleichtert die Richtungszuordnung, da dann nicht nur die Muster bewertet werden können, sondern auch die Schallpegeldifferenzen, die an beiden Ohren entstanden sind.

In der Horizontalebene *(Azimutebene)* ist die Winkelauflösung mit ungefähr einem Grad am besten für Schall, der von vorne kommt. Schall von der Seite kann nur auf etwa 20 Grad genau lokalisiert werden.

In der vertikalen Mittenebene *(Medianebene)* kann Schall nur

auf 10 bis 45 Grad genau lokalisiert werden, wenn der Kopf „Peil-
bewegungen" ausführen kann. Werden solche oft unbewußte Bewegungen unterbunden, kommt es zu erheblichen Fehlinterpretatio-
nen.

Wir können auch bis zu einem gewissen Grad mit dem Schädel
hören. Diese Schalleitung über die Schädelknochen kommt unserer Wahrnehmung von höheren Tönen zugute. Die eigene Stimme
erkennen wir gerade an diesem Anteil von Schall. Die in Schwingung versetzten Schädelknochen können dabei entweder direkt die
Lymphe des Innenohrs zum Schwingen bringen oder aber zusätzlich
zum Luftschall die Schwingungen im Gehörgang verstärken.

Die Ohrmuschel des *Außenohrs* wirkt nicht nur als Filter für
Schall höchster Frequenzen, sondern auch als effektiver Vermittler
zwischen der Luft außerhalb und innerhalb des Gehörgangs. Das
Luftvolumen des Ohrtrichters führt zudem noch zu einer resonanz-
bedingten Anhebung des Schalldrucks bei Frequenzen um 4,5 kHz
(etwa d^5).

Der zur Außenluft offene Gehörgang bildet ähnlich wie die Pfeife einer Panflöte einen Resonator, der bei Frequenzen zwischen 2,5
und 3 kHz (dis^4–fis^4) besonders effektiv schwingt. Wird der Gehörgang verschlossen, verschiebt sich die resonanzartige Anhebung des
Schalldrucks zu höheren Frequenzen. Bei der *Gehörgangsresonanzfre-
quenz* ist der Schalldruck bis zum dreißigfachen höher als für andere
Frequenzen.

Das Trommelfell ist eine relativ stabile Membran aus Bindege-
webe. Die Schallschwingungen der Luft werden in die mechanische
Schwingung eines Knöchelchens (Hammer), das mit einem Teil des
Fells verwachsen ist, umgewandelt. Die Schwingungsamplituden des
Fells hängen vom Schallpegel und von der Tonhöhe ab. Wenn wir
normal sprechen, produzieren wir am Trommelfell eines einen Meter
entfernten Zuhörers Auslenkungen, die etwa ein Tausendstel eines
Millimeters betragen.

Die drei Gehörknöchelchen des Mittelohrs sind so trickreich
mittels Sehnen und zweier Muskeln in die *Paukenhöhle* eingespannt,
daß sie in Ruhe bleiben, wenn wir uns bewegen. Nur die Schwin-

 gungen des Trommelfells werden von ihnen auf das Eingangsfenster des Innenohrs übertragen. Da sich die Knöchelchen in ihren Gelenkpfannen bewegen müssen, kommt es abhängig von der Schallintensität zum „Klirren". Sie produzieren zusätzliche personenspezifische Partialtöne, also Töne, die unser Ohr über die Luft gar nicht erreicht haben.

Die wesentliche Funktion des Mittelohrs besteht darin, den Schall der Luft an das mit Lymphflüssigkeit gefüllte Innenohr weiterzuleiten. Es muß den geringen Schallwiderstand der Luft an den hohen Schallwiderstand der Flüssigkeit anpassen.

Dem *Mittelohr* kommt auch eine Schutzfunktion zu. Die Muskeln des Mittelohrs werden reflexartig gespannt, wenn die Schallintensitäten zunehmen. Sie werden auch interaktiv über eine Rückmeldung vom Gehirn gespannt, wenn zu viel Schall (mehr als 80 dB) das Innenohr erreicht. Dies geschieht allerdings erst mit einer zeitlichen Verzögerung von 10 tausendstel Sekunden, was nicht für einen Schutz vor explosionsartigem Schall ausreicht.

Optische Eindrücke überschreiben die akustischen, da optische Reize meist einige tausendstel Sekunden vor einem akustischen Reiz im Zentralnervensystem verbucht werden. Wir glauben daher eher das, was wir sehen, als das, was wir hören.

Das *Innenohr* ist ein vom Schädelknochen umgebener, zu einer Schnecke aufgerollter Sack von ungefähr 3,2 cm Länge, der mit Lymphflüssigkeit gefüllt ist, die eine hohe Konzentration an Natriumionen enthält, und der selbst wieder einen weiteren, kleineren Sack enthält, der Lymphe mit hoher Konzentration von Kaliumionen beinhaltet. Dieser Sack heißt „Mittlerer Kanal" und enthält das eigentliche Sinnesorgan, das *Cortische Organ*, das auf einer Membran, der Basilarmembran, sitzt.

Die Zusammensetzung der Lymphen ist wichtig für die elektrischen Potentiale im Innenohr, und diese sind wiederum essentiell für die elektrochemisch ablaufenden Prozesse, die die Schallwellen über die Natrium-Kalium-Pumpe in Nervenreize umsetzen.

Schallwellen laufen sich in den Lymphen des Innenohrs je nach ihrer Frequenz am Anfang der Schnecke (hohe Töne) oder am

Schneckenende (tiefe Töne) tot und bringen damit die Basilarmembran frequenzcharakteristisch an ganz spezifischen Orten zum Schwingen.

Je lauter der Schall, desto stärker schwingt die Basilarmembran, desto stärker werden daher die Sinneszellen gereizt, die in einer Dreier- und einer Einzelreihe auf der Basilarmembran angeordnet sind. Die Reizung geschieht durch das synchrone Verbiegen kleiner Härchen, die in mehreren Reihen auf jeder Sinneszelle (Haarzelle) zu finden sind.

Ein Ton einer bestimmten Frequenz reizt einen ganz bestimmten Bereich von Haarzellen auf der Basilarmembran. Dieser Bereich ist räumlich ausgedehnt. Nur wenn zwei Töne nach dieser Ortskodierung einen räumlichen Abstand von mehr als etwa 1,3 mm aufweisen, die sogenannte „kritischen Bandbreite", werden sie als getrennte Töne empfunden.

Die Ortskodierung der Tonhöhen wird über die afferenten Nerven den ganzen Weg vom Innenohr zu den Schaltstellen im Zentralnervensystem aufrechterhalten. Über die efferenten Nervenfasern kann sowohl vom Ohr der Gegenseite wie vom Zentralnervensystem an den Sensorzellen selbst oder an den afferenten Nerven interveniert werden.

Die äußeren Haarzellen haben nicht nur sensorische, sondern auch motorische Eigenschaften. Die Befehle zur Kontraktion erhalten sie aus den Schaltzentralen des Gehirns, das somit in der Lage ist, aktiv in den Hörprozeß einzugreifen. Dies wird zur Empfindlichkeitssteigerung genutzt.

Für einzelne reine Töne kann unser Gehör deshalb Tonhöhenunterschiede bis zum Fünftel eines Halbtonschritts genau diagnostizieren, wenn die Töne höher als 500 Hz sind. Bei sehr tiefen Tönen können wir nicht einmal einen Halbtonschritt unterscheiden.

Die Musiker brauchen an dieser Stelle nicht zu verzweifeln, Sprache und Musik besteht a) nicht aus reinen Tönen und b) sind die Klänge zeitlich strukturiert. Diese Zusatzinformation wird hauptsächlich im Bereich der Obertöne zur Schallanalyse genutzt.

Psychoakustische Verarbeitung
von Schall

Was ist Psychoakustik?

Wie in der Einleitung bereits angesprochen, ist die Wahrnehmung von Schall stark von psychischen Faktoren abhängig. Vieles von dem, was wir hören, mußten wir erst erlernen. Bei diesem Lernvorgang wurden wir durch unser Umfeld, unseren Kulturkreis geprägt. Bestimmte Dreiklänge, bestimmte Rhythmen, kurz bestimmte akustische Muster empfinden wir als angenehm, nicht weil wir mit dieser Empfindung geboren werden, sondern weil wir sie seit frühester Kindheit hören. So können bestimmte Klänge in unterschiedlichen Kulturen ganz unterschiedliche Empfindungen hervorrufen.

Während sich die Psychologie mit unseren Empfindungen beschäftigt, befaßt sich die Psychoakustik mit den im Bewußtsein auftretenden Hörerscheinungen. Sie versucht, die psychischen Empfindungen, die durch akustische Reize ausgelöst werden, qualitativ und quantitativ zu erfassen, zu beschreiben und schließlich zu erklären.

Die Psychoakustik macht Aussagen darüber, welche psychologische Empfindung unser Gehirn signalisiert, wenn unser Ohr, unser akustischer Sensor, einem physikalisch wohldefinierten akustischen Reiz ausgesetzt wird. Der Zusammenhang zwischen Reiz (Stimulus) und Reizantwort (Response) muß durch Experimente und Messungen ermittelt werden. Solche Zusammenhänge über unser neuropsychologisches System lassen sich nur mit Modellvorstellungen ermitteln, wobei die Grenzen solcher Modelle nicht aus den Augen gelassen werden dürfen. Sowohl bei den Modellen wie bei der Durchführung der Versuche muß berücksichtigt werden, daß die Ergebnisse mittels statistischer Untersuchungen gewonnen werden. Es muß berücksichtigt werden, daß das Empfindungsvermögen des

160 Menschen durch die Versuchsbedingungen sensibilisiert sein kann, oder daß sich während des Versuches das Empfindungsvermögen ändert, es ermüdet oder dazulernt.

Ohne dies explizit zu erwähnen, wurden in den beiden vorangegangenen Kapiteln immer wieder Resultate psychoakustischer Untersuchungen vorgestellt (Abb. 2, 20–24, 34, 35, 42). Auch die ganz spezifische Vorgehensweise bei psychophysikalischen Experimenten wurde bereits eingehend in der Einleitung anhand eines Beispiels erläutert. Trotzdem sollte man sich nochmals klarmachen: In der Psychophysik werden sowohl quantitative (wieviel) wie auch qualitative (ja/nein) Aussagen gemacht. So werden Reizschwellen durch eine Definition nach folgendem Muster festgelegt: Wenn 50 von 100 Versuchspersonen, also 50 %, die Lautstärke eines bestimmten Tones als schmerzhaft empfinden, dann wird unter den gegebenen Versuchsbedingungen diese Lautstärke zur Schmerzschwelle erklärt. Quantitativ ist diese Aussage deshalb, weil man die Lautstärke des Tones physikalisch messen kann. Bei komplexeren Fragestellungen sind jedoch häufig nur qualitative Aussagen möglich, etwa die Frage, ob ein bestimmter Klang als angenehm oder unangenehm empfunden wird.

Obwohl die Ergebnisse der Psychoakustik im physikalischen Sinn nicht exakt sind, da beispielsweise für die Empfindung „laut" nie ein absolutes Maß angegeben werden kann, sind quantitative Aussagen möglich, da die psychophysischen Empfindungen des Menschen durch Lernprozesse trainiert werden. Man ist deshalb durchaus in der Lage, abzuwägen, ob ein Ton doppelt so laut oder halb so laut ist wie der Vergleichston.

Bisher wurden psychoakustische Aspekte nur am Rande erwähnt. Es galt, die unserer Schallwahrnehmung zugrundeliegenden Fakten zu beschreiben: die physikalischen Eigenschaften von Schall und die Konstruktion unseres Sinnesorgans. Dabei sollte klar geworden sein, daß physikalische, anatomische und physiologische Aspekte zwar notwendige Grundlagen sind, um die Wahrnehmung von Schall zu verstehen, daß es aber auch sehr darauf ankommt, wie durch die Innervierung unseres Hörorgans Schall aufbereitet wird, bevor es zu seiner Empfindung und Bewertung in der Hirnrinde kommt. Die Vernetzung von Ohr und Gehirn ist in vielen Punkten noch nicht endgültig aufgeklärt. Dies gilt insbesondere für das efferente (vom Gehirn zum Ohr führende) Nervensystem.

Den augenblicklichen Kenntnisstand über die Anbindungen unserer beiden Ohren an die verschiedenen Schaltstationen zwischen Ohren und Hirnrinde verdeutlicht Abbildung 48. Die Hirnrinde besteht aus einer etwa 2 Millimeter dicken, stark gefalteten Nervenschicht, die ausgebreitet mehr als 1300 Quadratzentimeter überdekken würde und in der sich·pro Quadratzentimeter mehr als 100 000 Nervenzellen befinden. Diese Zellen sind in sechs Lagen übereinander angeordnet.

Wenn Signale die Hirnrinde erreichen, so teilen sie sich in vertikaler Richtung all diesen Schichten mit, breiten sich aber in seitlicher Richtung nur um etwa einen Millimeter aus. Eine Erregung der Rinde bleibt somit örtlich begrenzt, und sensorische Information wird in den primären Rindengebieten nur einer lokalen Analyse unterzogen. Erst durch die Vernetzung mit anderen Gebieten der Großhirnrinde kann es deshalb zu einer umfassenderen Wahrnehmung kommen.

Das Hörzentrum sitzt im Schläfenlappen des Gehirns in der Nachbarschaft des sensorischen Sprachzentrums. Über eine Furche ist es von den darüberliegenden somato-sensorischen und motorischen Rindenfeldern getrennt, die für Körpergefühle und -bewegungen zuständig sind. Die Nervensignale treffen auf die Hörrinde, nachdem sie die Stationen (Abb. 48 von (b) bis (g)) vom Hinterhirn über das Mittelhirn bis zum Thalamus durchlaufen haben. Im Thalamus kommt es unter anderem auch zur Verknüpfung mit anderen Wahrnehmungen, speziell der visuellen, die im seitlichen „Kniekörper" eine der Schallwahrnehmung direkt benachbarte Schaltstation besitzt.

Die Verbindungen zwischen den einzelnen Stationen der Hörbahn werden zum Teil bereits im Mutterleib (pränatal) ausgebildet. Auch die Gehörstrukturen entstehen in einem sehr frühen Stadium

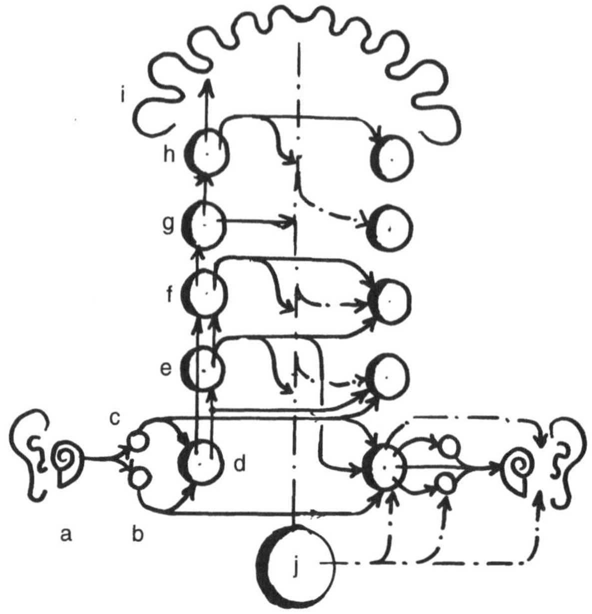

Abbildung 48: Wie die afferente (links) und efferente (rechts) Vernetzung der Cochlea (a) und der einzelnen Schaltstationen (b–h) in der Hörbahn bis zur Hirnrinde (i) verläuft. Wegen der Übersichtlichkeit ist links nur die afferente und rechts nur die efferente Nervenanbindung gezeigt. Die Mittellinie symbolisiert mit dem Kreis (j) andere Bereiche des Gehirns, die auch Querverbindungen zur Hörbahn haben (Stammhirn, vegetative, motorische, visuelle Bereiche …). Die einzelnen Stationen werden im folgenden genannt und mit einer charakteristischen Aufgabe bezeichnet: b) und c) Cochleariskerne (Hemmung); d) obere Olive und e) Trapezkörper (Zeit, Ort, Zeitdifferenz); f) Vierhügel (bilaterale Vermaschung, Richtungshören); g) hinterer Kniehöcker (Taktgeber); h) akustische Rinde (Orts- und Zeitmusterverarbeitung); i) Assoziationszentren und Empfindung.

der embryonalen Entwicklung. Da Schall durch Fruchtwasser dringt, ist der „akustische Kanal" neben dem Blutkreislauf der Mutter die einzige Verbindung des Embryos zur Umwelt. Embryonale Hörempfindungen sind deshalb immer mit den sich im Blut der Mutter widerspiegelnden Empfindungen verbunden. Wenn Kleinkinder gerade bei bestimmten Schallereignissen unruhig werden, die sie im

Mutterleib grundsätzlich gleichzeitig mit einem Anstieg des Adrenalinspiegels der Mutter wahrgenommen haben, so dokumentiert dies, daß ihnen Schall „bekannt" ist. Da sich diese spezifische Verhaltensweise aber nach einiger Zeit verliert, zeigt dies auch, daß neue Erfahrungen alte ersetzen können, daß pränatal gewachsene Nervenstrukturen auch noch während unserer ersten Lebensjahre umgelenkt werden können.

Zum Großteil werden die Nervenverbindungen zwischen den Sinnesorganen und den Schaltstationen des Gehirns während der Lernphase unseres Lebens geknüpft. Bekannt ist, daß Nervenzellen bevorzugt in die Richtung wachsen, in der sie gebraucht werden. So entsteht die Innervierung unseres Gehörs nach Bedarf. Die Summe aller neuronalen Verbindungen unseres Gehirns, die mit dem Hören zu tun haben, und die Strategien, die unser Gehirn bei der Aufarbeitung von Schall verfolgt, all dies zusammen wird im weiteren „Hörprozessor" genannt. Psychoakustische Untersuchungen tragen dazu bei zu verstehen, wie dieser neuronale Prozessor arbeitet, da sie unsere Hörempfindungen mit dem akustisch Angebotenen verknüpfen und deswegen erlauben, Modellvorstellungen zu hinterfragen.

Einiges von dem, was man heute über die Verarbeitung von Schallinformation im Gehirn weiß, wird in diesem Kapitel angesprochen.

Hören mit beiden Ohren

Zeitdifferenzen hören
Im Abschnitt über Richtungshören wurde gesagt, daß wir nicht die Phasenunterschiede analysieren können, die sich aufgrund der verschiedenen Zeiten einstellen, die Schall braucht, bis er unsere beiden Ohren erreicht, sondern daß es die Lautstärkeunterschiede sind, die wir zur Richtungsortung von Schallquellen nutzen. Wir hatten dies unter anderem daraus geschlossen, daß wegen der langen Ansprechzeiten der den Haarzellen nachgeschalteten Nervenfasern die Zeit-

164 auflösung von etwa einer bis zwei Millisekunden viel zu schlecht ist, um die 0,6 Millisekunden Unterschied bemerken zu können, die Schall längstens zwischen beiden Ohren unterwegs ist.

Diese Vorstellung muß jetzt zumindest für Frequenzen unter 1 kHz korrigiert werden. Für zwei Ohren zusammen gilt nicht das gleiche wie für jedes Ohr einzeln: Wir können bei nicht zu hohen Tönen zweiohrig Zeitunterschiede von 0,05 bis 0,2 Millisekunden wahrnehmen. Diesen Zeitraum nennt man die gerade noch wahrnehmbare Zeitdifferenz. Da diese Zeitdifferenz etwa fünfmal kürzer ist als die Zeitauflösung jedes Ohres für sich, muß bei der Wahrnehmung von Schall dieser vom Gehirn in geeigneter Weise so aufbereitet werden, daß es insgesamt gesehen zu einer Zeitverkürzung kommt. Paradoxerweise erreicht man das dadurch, daß man die Laufzeiten verlängert. Auch in vielen elektronischen Schaltungen wird dieses Prinzip genutzt, wenn Signale gegeneinander verzögert werden müssen. Wie dieses Konzept im Detail beim Hören realisiert wird, ist noch nicht geklärt, aber die motorischen Fähigkeiten der äußeren Haarzellen und die Hemmung des einen Ohres durch Schall, der das andere Ohr zuerst erreicht, spielt dabei wohl ebenso eine Rolle, wie die starke Zeitverzögerung, die niedrige Frequenzen im Vergleich zu hohen Frequenzen durch den Dispersionseffekt in den Lymphflüssigkeiten des Innenohrs erfahren (bis zu 10 Millisekunden).

Das einfachste Modell, wie durch die Innervierung beider Ohren Zeitdifferenzen hörbar werden könnten, ist in Abbildung 49 skizziert. Sie zeigt wie die Informationen, die von rechts und links kommen, verknüpft werden können. Man nennt die gezeigte Konstruktion eine *Kreuzkorrelation*. Hier bewirkt sie, daß aus einer Zeitinformation eine Ortsinformation wird, da Nervenimpulse des zuerst in einer Cochlea nachgewiesenen Schalls weiter vorankommen als die später im gegenüberliegenden Ohr nachgewiesenen, und deshalb je nach Laufzeit unterschiedliche weiterführende Nerven erregt werden. Ähnlich wie die Farben im Licht durch ein Prisma aufgefächert werden (Abb. 12), wird Schall über die hydrodynamischen Effekte in der sehr engen Hörschnecke in seine Frequenzen zerlegt.

Über eine Vernetzung, wie sie in Abbildung 49 zu sehen ist, werden darüber hinaus auch verschiedene Laufzeitdifferenzen räumlich getrennten Bereichen in den Schaltstationen des Gehirns zugeordnet.

Aus Abbildung 49a wird sofort ersichtlich, daß so eine Art der Innervierung nur für kurz dauernden (transienten) Schall Sinn macht. Jeder Dauerschall würde letztendlich alle weiterleitenden Nerven des Kreuzkorrelators ansprechen lassen, ihn also außer Funktion setzen. Erst kompliziertere Verschaltungen (wie in Abb. 49b angedeutet) ermöglichen den verschiedenartigen neuronalen Prozessoren, Informationen auch noch aus einem andauernden Wellengemisch herauszusieben. Das kann beispielsweise dadurch geschehen, daß eine gewünschte Information (in Abb. 49b „rechts vor links?") immer wieder neu abgefragt wird, indem der Kreuzkorrelator über einen Zeittaktgeber (Abb. 49c) periodisch gehemmt und freigegeben wird. (Solche Zeitgeber finden sich beispielsweise in den Schaltstationen e und g der Abb. 48).

Wer zuerst kommt, mahlt zuerst

Diese Feststellung gilt bei beidohrigem Hören auch noch in anderer Hinsicht. Wer einen Computer besitzt und mit diesem auch „Sound" produzieren kann, ist in der Lage, das in Abbildung 50a gezeigte Notenbeispiel auszuprobieren: Dem rechten Ohr wird wechselweise zuerst die Oktave und dann der Grundton zum Hören angeboten. Gleichzeitig wird dem linken Ohr zuerst der Grundton und dann die Oktave in einem langandauernden Wechsel angeboten. Von den meisten Versuchspersonen wird dann kein Klang, sondern das in Abbildung 50b notierte wahrgenommen: Rechts nur der hohe Ton und links nur der tiefe, obwohl er zu diesem Zeitpunkt nur dem rechten Ohr angeboten wird. Vertauscht man die Kopfhörer, so wechselt auch das rechts und links Wahrgenommene, das heißt man hört links nur den hohen Ton.

Diese akustische Täuschung zeigt, daß ein Ohr die Hörempfindung dominieren kann, und zwar dasjenige, welches zuerst gereizt

a

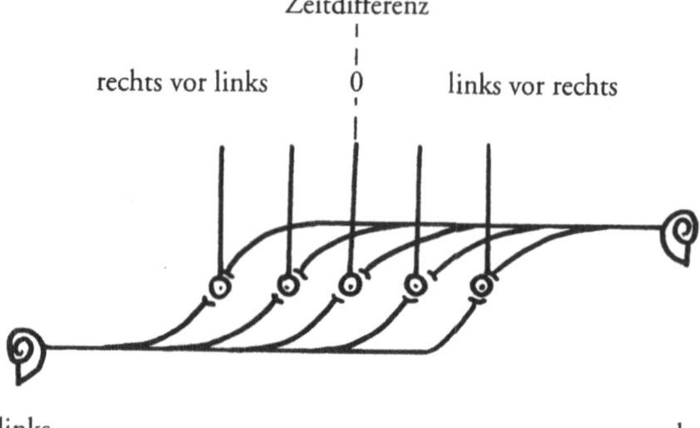

b

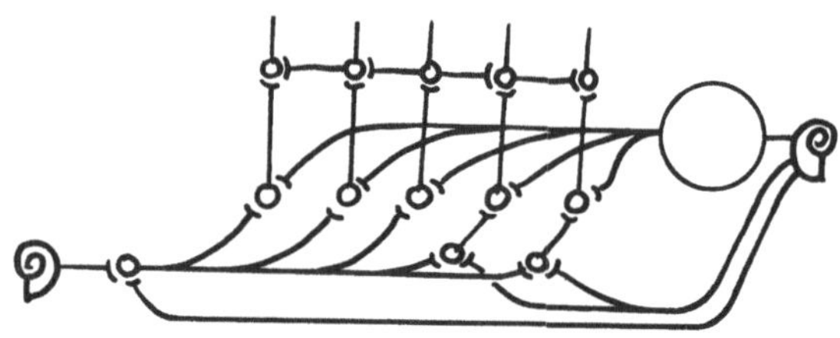

c

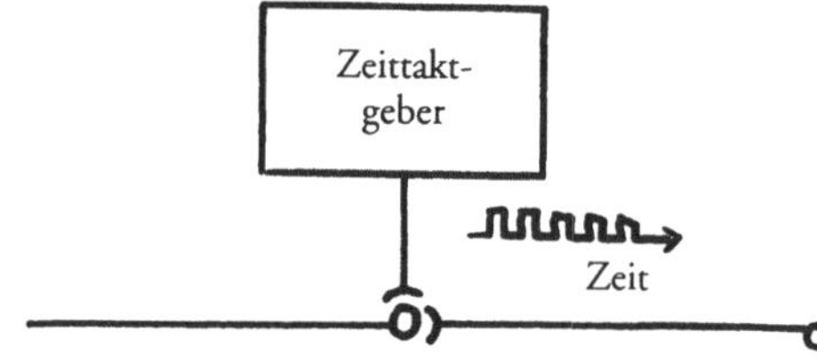

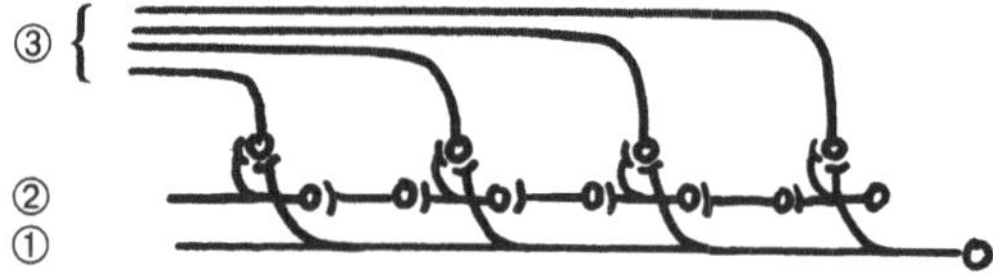

① direkter Durchgang,
② neuronale Verzögerungskette,
③ verzögerte Ausgänge

wird (hohe Töne kommen zuerst an! (rechts)). Diese Dominanz geht so weit, daß dem anderen Ohr (links) aufgezwungen wird wahrzunehmen, was es selbst zu diesem Zeitpunkt gar nicht zu hören bekommt. Am Beispiel der Abbildung 50 (Deutsch'sche Täuschung) wird deutlich, daß hohe Töne (rechts oder links) die Aktivität der Gegenseite zunächst einmal hemmen, und daß die zuerst auf ein Ohr einfallende Information das weitere Hören kategorisch beeinflußt (rechts nur hohe, links nur tiefe Töne).

Wandelt man das in Abbildung 50 gezeigte Beispiel so ab, daß aufeinanderfolgende Tonsprünge nicht mehr aus dem Obertonspektrum eines einzigen Tons genommen werden und sich nicht ständig wiederholen, dann sortiert unser Gehör die Tonsprünge so um, wie das in Abbildung 51 zu sehen ist.

Aus einem Wirrwarr von Tonhöhensprüngen entsteht so der Eindruck einer zuerst ab-, dann ansteigenden Tonhöhensequenz als vom rechten Ohr kommend und einer zunächst an- und dann absteigenden Sequenz als vom linken Ohr kommend. Werden die Tonsprünge zu groß, können sie nicht mehr so leicht in eine Ord-

---

Abbildung 49: Dargestellt ist das Schema einer Kreuzkorrelation zwischen der rechten und linken Hörschnecke zur Detektion von Zeitdifferenzen. a) Die von links beziehungsweise rechts kommende Nervenfaser hat jeweils mehrere Fortsätze, die in der gezeigten Weise mit weiterführenden Nerven Synapsen bilden. Diese weiterleitenden Nerven feuern nur, wenn sie gleichzeitig über beide afferente Nervenfasern erregt werden. Schall, der beide Ohren gleichzeitig trifft, läßt also zuerst nur die Nervenfaser in der Mitte ansprechen. Je früher Schall auf einer Seite eintrifft (oder, wegen der Frequenzdispersion in der Hörschnecke, je höher seine Frequenz ist), desto weiter kommt die Anregung längs der Faser, bevor die „Gleichzeitigkeitsbedingung" mit Schall von der Gegenseite erfüllt ist. Der weiterleitende Nerv, der dann zuerst erregt wird, befindet sich deshalb mehr auf der Gegenseite der Schallquelle. b) Mehrere Möglichkeiten zur Erweiterung des Schemas von (a). Die zusätzlich gezeigten Synapsen sind hemmender Natur und eröffnen so die Möglichkeit, das neuronale Netzwerk frequenzabhängig zu steuern. Der offene Kreis symbolisiert die synaptische Einbindung komplizierterer neuronaler Schaltwerke wie c) oben: Eine Möglichkeit zum Ein- und Ausschalten des neuronalen Netzes im Takt eines Zeitgebers und damit gezieltes Reaktivieren bei Dauerschall; unten: eine neuronale Verzögerungsleitung, in der synaptische Übergänge die Reizleitung verzögern und die Information mit sich selbst korreliert wird (man nennt das Konzept eine Autokorrelation).

168   **a**   objektiv angeboten

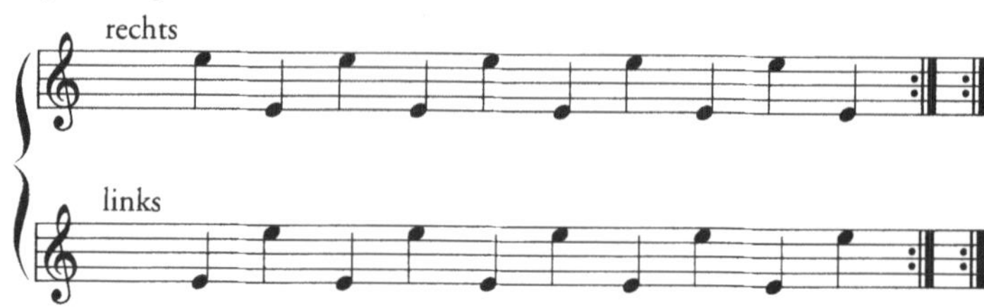

b   subjektiv empfunden

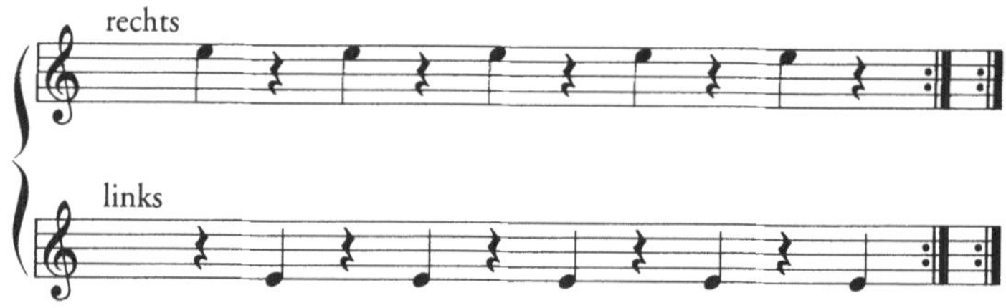

Abbildung 50: Musikalische Täuschung. Beiden Ohren werden gleichzeitig (aber zeitversetzt) Oktavsprünge aus reinen Tönen angeboten. In (a) ist die Notation der über Kopfhörer rechts und links angebotenen Töne dargestellt. In (b) ist die Notation der wahrgenommenen Töne gezeigt. Das Ohr, das zuerst von einem hohen Ton gereizt wird, dominiert die ganze Hörempfindung.

nung gebracht werden, man muß sich mehr anstrengen, um der akustisch dargebotenen Information folgen zu können. Dies ist mit ein Grund, warum viele Leute lieber Schlager oder Mozart hören als moderne klassische Musik. Moderne klassische Musik will neue Hörempfindungen vermitteln, darunter sind auch ungewohnte Tonsprünge. Wir sind nicht trainiert worden, sie zu hören, da alle Schallquellen, mit denen wir normalerweise zu tun haben, Schall in einem begrenzten Tonhöhenbereich mit einer ganz bestimmten Klangfarbe produzieren.

Unter Klangfarbe versteht man den für ein Gerät, Instrument oder eine Stimme charakteristischen Gehalt an Obertönen. Die Klangfarbe wird von uns bei der Schallanalyse besonders bewertet. Dieses Phänomen wird in Abbildung 52 dargestellt. Zwei Instrumente spielen (wie in Abb. 52a gezeigt) abwechselnd einen Ton, so daß sich eine aufsteigende, gebrochene Akkordfolge ergibt. Bei der

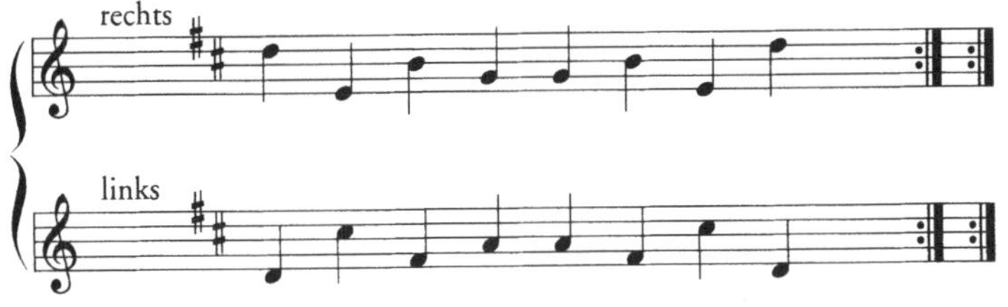

b subjektiv empfunden

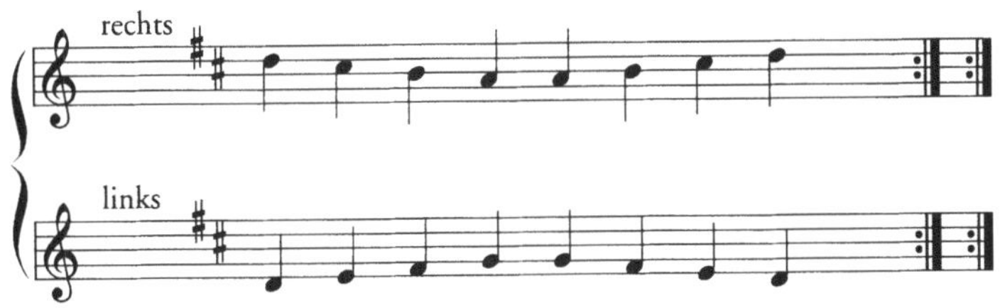

Abbildung 51: Sortierungsphänomene. Beiden Ohren wird eine unterschiedliche Sequenz von Tonsprüngen angeboten. In (a) sind die angebotenen Töne für das rechte und linke Ohr notiert. In (b) sind die wahrgenommenen Töne dargestellt. Es werden nur „sortierte" Töne wahrgenommen. Die hohen Töne nimmt nur das Ohr wahr, das zuerst mit einem hohen Ton erregt wurde, und die tiefen Töne werden dem Ohr zugeschrieben, das zuerst von einem tiefen Ton erregt wurde.

sogenannten *Wesselschen Täuschung* kommt es dann entweder zur Wahrnehmung von aufsteigenden Akkorden, wenn sich die Obertonspektren der beiden Instrumente nicht zu sehr unterscheiden, oder es werden zwei unterschiedliche Stimmen mit absteigenden Akkorden wahrgenommen, falls die Klangfarben stark unterschiedlich sind. Schall, der beispielsweise von einer Geige und einer Orgel produziert wurde, also von zwei Instrumenten unterschiedlicher Klangfarbe, wird so geordnet, daß das eine Ohr nur dem einen Instrument folgt und das andere nur dem anderen. Welches Ohr sich auf welches Instrument konzentriert, wird wieder durch das erste Ereignis, die erste einlaufende Schallfront, bestimmt. In diesem Beispiel ist es das Ereignis einer bestimmten Klangfarbe. Es kann auch das Klangspektrum einer ganz bestimmten Stimme sein. Jeder kennt seine Fähigkeit, die Stimme einer bestimmten Person aus ei-

170 a objektiv angeboten

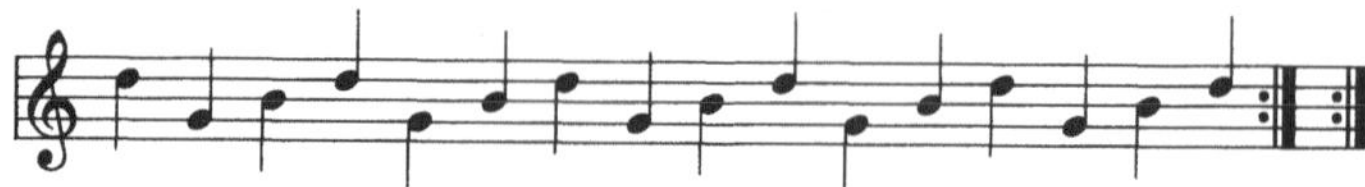

b subjektiv empfunden

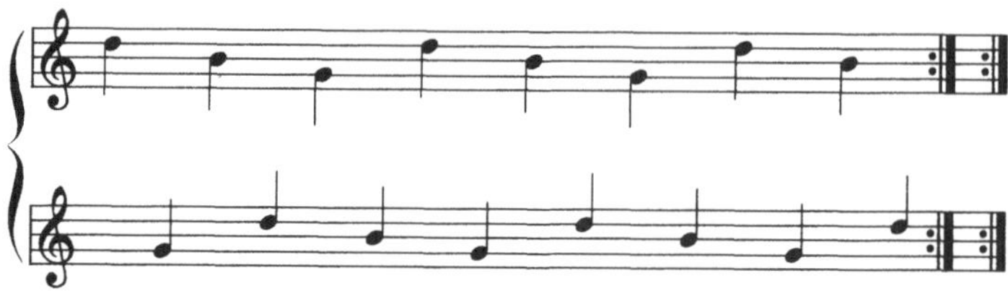

Abbildung 52: Wesselsche Täuschung. a) Dargestellt sind gebrochene, aufsteigende Akkorde, bei denen zwei Instrumente (kenntlich durch die aufwärts und abwärts zeigenden Notenhälse) abwechselnd einen Ton spielen. Ist die Klangfarbe der beiden Instrumente nicht sehr unterschiedlich, werden die Akkorde so empfunden, wie sie in (a) notiert sind, als gebrochene, aufsteigende Akkorde. b) Unterscheidet sich das Obertonspektrum der Instrumente stark, kommt es zur Empfindung einer getrennten Stimmführung: es werden zwei zeitversetzte Stimmen gehört, von denen jede Stimme absteigende, gebrochene Akkorde enthält.

ner lauten Gesellschaft herauszuhören, nachdem er sich einmal auf die Stimme konzentriert hat. Dies funktioniert natürlich nur, solange der Lärm der Gesellschaft die Stimme nicht ganz verdeckt. Komponisten benutzen gezielt Klangfarbeneffekte als Elemente ihrer Kompositionen. Diese Technik ist von J. S. Bach bis A. Pärt, von W. A. Mozart bis A. Schnittke gleichermaßen zu finden.

Bei den Klangfarben war die musikalische Praxis den psychoakustischen Erkenntnissen um Jahrhunderte voraus. Auch viele der im weiteren besprochenen psychoakustischen Effekte werden von uns beim Sprechen und Musizieren intuitiv berücksichtigt. Sie sind erlernt und gehen auf die spezielle Innervierung des Innenohrs zurück und die damit einhergehende spezifische Art, Lautheit und Tonhöhe zu empfinden.

In Abbildung 34 wurde bereits deutlich gemacht, wie die Nervenanbindung der Basilarmembran zu Frequenzgruppen führt. Wie die Anregung dieser Frequenzgruppen unsere Empfindung für unter-

schiedliche Tonhöhen beeinflußt, kann den Abbildungen 35 und 45
entnommen werden. Wie wir wissen, breitet sich Schall im Innenohr in Form von Wanderwellen aus. Die Amplituden des Schalls sind um so größer, je lauter er ist. Da die Wanderwellen im Innenohr einen langen, lautstärkeabhängigen „Schwanz" zu hohen Frequenzen hin haben (Abb. 33 und 34), ist leicht einzusehen, daß unser Hörempfinden stark von der Lautstärke des Schalls abhängt. Dieser Sachverhalt soll am Beispiel von lautstärkeabhängigen Verdeckungen und Tonhöhenverschiebungen im folgenden erläutert werden.

Lautstärkeabhängige Effekte

Lautstärkeempfindung

Das Empfinden der Lautstärke von Schall hängt unter anderem von der Frequenz des Tones ab. Die Hörschwellenkurve (Abb. 21) zeigt dies. Sie gilt allerdings nur für reine, lang andauernde Töne. Wenn man sich nun fragt, wie groß im Vergleich zur Schallintensität eines 1 kHz-Vergleichstons die Intensität eines reinen Tones variabler Frequenz sein muß, damit dieser Ton als gleich laut empfunden wird, ergibt sich die in Abbildung 53 gezeigte Kurvenschar. Längs jeder der gezeigten Kurven empfinden wir die Töne gleich laut. Dieser Lautstärkepegel wird in Phon angegeben und ist gleich dem Schallpegel, mit dem verglichen wird, also der Schallamplitude des 1 kHz-Vergleichstons.

An den Phon-Kurven der Abbildung 53 fällt auf, daß sie für zunehmende Lautstärke immer flacher verlaufen, das heißt, um gleiches Lautheitsempfinden hervorzurufen, muß bei unterschiedlichen Frequenzen der Schallpegel um so weniger verändert werden, je lauter der Schall ist. Einem Fortissimo in der Orchestermusik entsprechen dabei etwa 90 Phon, einem Pianissimo etwa 50 Phon.

Es sollte jeder nach seinem Geschmack entscheiden, ob es unter diesen Umständen sinnvoll ist, die in vielen HiFi-Anlagen eingebauten „Equalizer" zu benutzen, die diese lautstärke- und frequenzabhängigen Gehörempfindungen elektronisch ausbügeln sollen, um

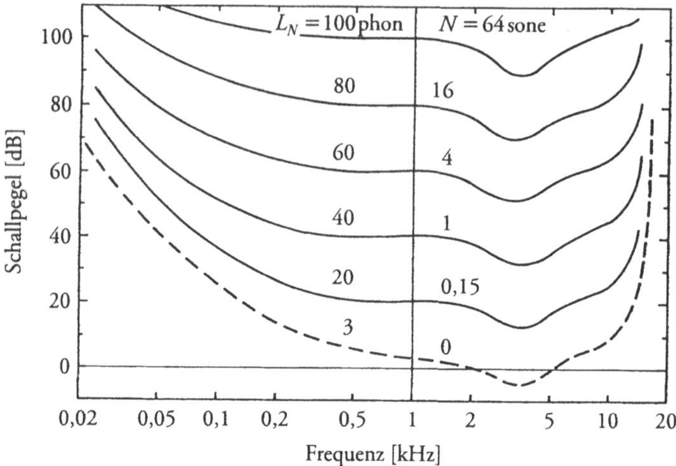

Abbildung 53: Frequenzabhängigkeit der Lautstärke. Dargestellt sind Kurven gleicher Lautstärke (Isophone). Gezeigt ist der Schallpegel in dB, der für langandauernde, reine Töne (Sinus-Töne) unterschiedlicher Frequenzen benötigt wird, damit sie gleich laut klingen wie ein Vergleichston von 1 kHz Frequenz, der von Kurve zu Kurve unterschiedlich laut ist. Als Maßeinheit hat sich dafür die Phon-Zahl eingebürgert, die gleich dem Schallpegel (Schallamplitude) in dB bei 1 kHz ist und die an den jeweiligen Kurven angegeben ist (L_N). Mit angegeben ist auch die subjektive Empfindung, die Lautheit in der Einheit Sone (N), die an der Hörschwelle (3 Phon) definitionsgemäß 0 Sone sein muß. (Aus: E. Zwicker, H. Fastl (1990): Psychoacoustics, © 1990 Springer-Verlag, Berlin)

– laut Werbeprospekt – bei Zimmerlautstärke den vollen Orchesterklang ins Wohnzimmer zu zaubern. Nicht nur, daß Schall in einem Wohnzimmer durch die raumspezifischen Reflexionen verfälscht wird, nicht nur, daß Musik nicht aus reinen Tönen besteht, es macht auch bei der stark zeitstrukturierten Lautstärkedynamik von Musik wenig Sinn, von einer mittleren Lautstärke auszugehen. Solange solche Equalizer nicht prozessorgesteuerte, aktive elektronische Elemente sind, sind sie zu nichts anderem gut, als bei tiefen Tönen die Schwäche der Lautsprecherboxen zu kaschieren und bei hohen Tönen die Schallabsorption durch Vorhänge und Teppiche zu korrigieren.

Die in Abbildung 53 gezeigten Kurven gelten strenggenommen

nur für ebene Schallwellen von vorne. Normalerweise befinden wir uns beim Hören aber in einem diffusen Schallfeld, das heißt der Schall kommt aufgrund von Reflexionen an den Wänden des Raumes mehr oder weniger gleichmäßig aus allen Richtungen. Wie wir bereits gesehen haben (vergl. Abb. 22), ist die Richtcharakteristik unseres Gehörs aber frequenzabhängig. Das bedeutet aber auch, daß bei diffusem Schall die in Abbildung 53 gezeigten Kurven für Frequenzen über 200 Hz etwa 6 dB hin und her schwanken, was insgesamt einem frequenzabhängigen Lautstärkeunterschied von 12 dB und damit etwa einem Faktor vier entspricht.

Die Angabe der Lautstärke in Phon oder dB gibt nur den Faktor an, um den eine Schallamplitude größer ist als eine andere (z. B. 20 dB um einen Faktor 10; vergl. S. 63). Erst mit der Angabe der Lautheit bekommt man ein Maß, mit dessen Hilfe man sagen kann, um wieviel mal lauter ein Ton im Vergleich zu einem anderen Ton klingt. Im Mittel empfinden Versuchspersonen einen 1 kHz-Ton der Lautstärke 40 dB dann doppelt, viermal oder sechzehnmal so laut, wenn der Schallpegel um 10, 20 oder 40 dB auf 50, 60 oder 80 dB angehoben wird. Der Lautheit bei 40 dB hat man die Einheit 1 *Sone* zugeordnet, und demgemäß entspricht Schall von 80 dB Lautstärke einer Lautheit von 16 Sonen. Damit kann man jetzt auch Werte an die Skalen der Abbildung 2 schreiben. Es ergibt sich dann in logarithmischer Darstellung Abbildung 54. Die Lautheit ist eine Empfindungsgröße. Empfindung hat nichts mit technischen Maßen zu tun. Man darf sich deshalb nicht verwirren lassen, wenn 10 dB oder 10 Phon plötzlich nur eine Verdoppelung der Lautheit geben: Lautheit ist eben nicht gleich der physikalischen meßbaren Lautstärke, bei der 10 dB definitionsgemäß eine Verdreifachung der Schallamplitude bedeuten.

Bei Schallpegeln unter 40 Phon (Pianissimo und leiser) nimmt die empfundene Lautheit stärker ab, als sie für Schallamplituden über 40 Phon in Richtung auf die Schmerzgrenze hin zunimmt. Über einen großen Bereich verdoppelt sich die Lautheit jeweils pro 10 dB Pegelzuwachs. Unter der Annahme, daß in einer Gruppe von Instrumenten jedes Instrument mit möglichst wenig Obertönen den

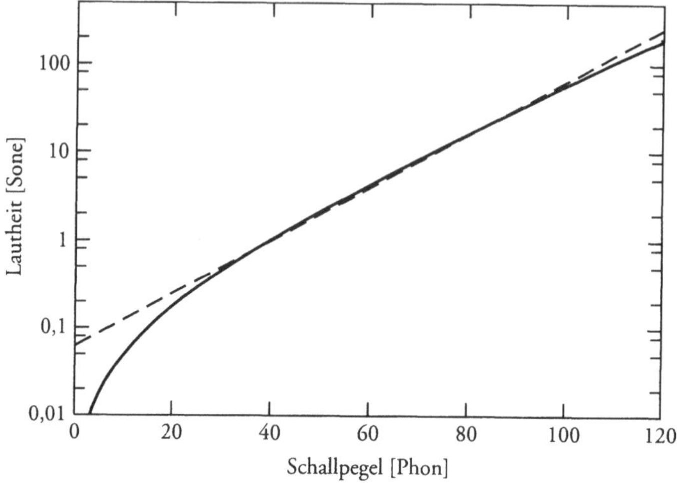

Abbildung 54: Zusammenhang zwischen der empfundenen Lautheit (Sone) und dem Pegel eines Schalls (Phon). Die gestrichelte Kurve zeigt, daß sich die Lautheit über einen weiten Bereich über die dritte Wurzel aus der Schallintensität berechnen läßt.

gleichen Ton mit gleicher Lautstärke spielt, hieße das, daß drei Instrumente nur doppelt so laut klingen wie eines.

Das ist natürlich in der Praxis nicht der Fall, denn da werden in der Regel gleichzeitig mehrere Töne mit unterschiedlichem Klangcharakter angeboten. Die Lautheit eines solchen Klanges hängt stark davon ab, wie die Grund- und Obertöne sich über die Frequenzgruppen auf der Basilarmembran verteilen und ob dabei einzelne Frequenzgruppen von mehreren Tönen gleichzeitig getroffen werden.

Wie sich die Frequenzen reiner Töne auf der Basilarmembran verteilen, ist schematisch nochmals in Abbildung 55a gezeigt, wo die Frequenzen über den je circa 150 Haarzellen (~ 1,3 mm) breiten Frequenzgruppen aufgetragen sind (zur Erinnerung: Die Einheit für die Frequenzgruppe ist Bark). Durch die kleinen Pfeile wird angedeutet, in welchen Frequenzgruppen die Obertöne eines 1 kHz Tones zu einer Erregung führen. Man erkennt, daß bei der Kodie-

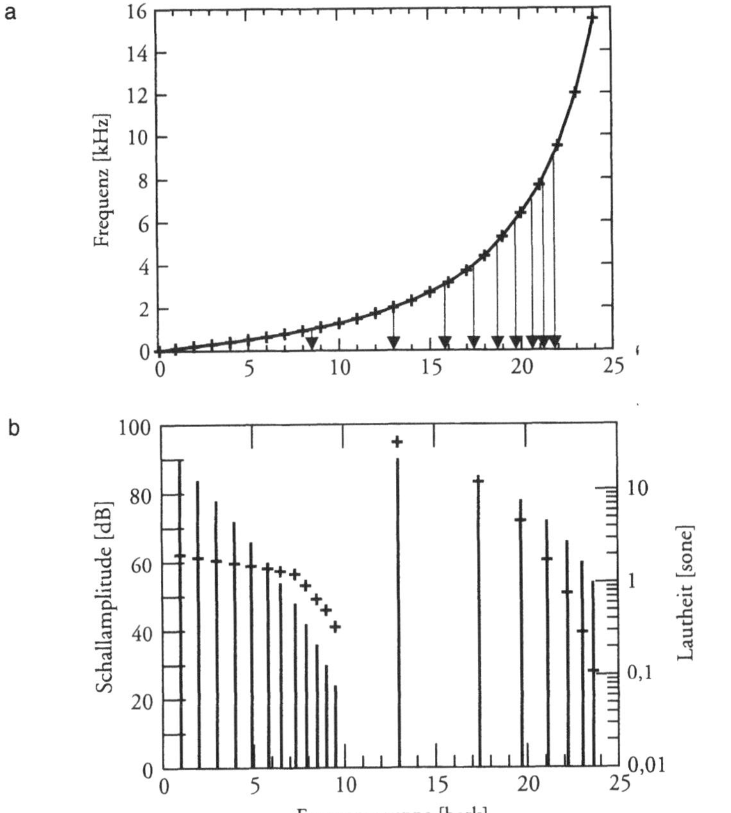

Abbildung 55: Schematische Darstellung der Basilarmembranerregung durch reine Töne verschiedener Frequenzen und Schallpegel und zu welcher Lautheitsempfindung diese Pegel führen. a) Korrespondenz zwischen den Frequenzen von Tönen und den Frequenzgruppen auf der Basilarmembran; die Pfeilchen markieren Obertöne zur Grundfrequenz 1 kHz. b) Die Striche markieren verschiedene Töne, deren Schallamplitude auf der linken Skala abzulesen ist. Gezeigt ist die Schallamplitude, die das Außenohr erreicht, für zwei Frequenzabfolgen, eine nieder- und eine hochfrequente. Diese Töne können auch als das Obertonspektrum eines 100 Hz- beziehungsweise 2 kHz-Tones interpretiert werden. Die Kreuze geben an, mit welcher Lautheit (rechte Skala) diese Töne empfunden würden, wenn sie jeweils einzeln zu hören wären.

rung von verschiedenen Frequenzen auf verschiedene Orte die in gleichen Frequenzabständen liegenden Töne (1, 2, 3, ..., 8, 9 kHz) mit zunehmender Frequenz auf immer engerem Raum zusammengestaucht werden. So kommt es, daß ab 17 Bark in jede Gruppe ein Ton fällt, und daß ab 21 Bark mehr als ein Ton in eine Gruppe fällt. In diesem vereinfachten Beispiel wäre die Erregung bei 21 Bark doppelt so stark wie die in der benachbarten Gruppe. Obertöne erregen also nicht nur in spezifischer Weise verschiedene Frequenzgruppen, sie tun dies auch unterschiedlich stark.

Die Erregung der Basilarmembran führt lautstärkeabhängig zur Erregung einer Anzahl von afferenten Nerven, von Nerven also, die vom Ohr zum zentralen Nervensystem führen. Je nach Frequenzgruppe wird eine bestimmte Anzahl von Nerven aktiviert. Die Reizfolgefrequenz dieser Nerven kann dann zusätzlich noch vom Schallpegel abhängen (vergl. Abb. 41). Wie wir dies wahrnehmen, veranschaulicht stark vereinfacht Abbildung 55b. Gezeigt ist, wie die Lautheit einer Folge von Tönen verschiedener Lautstärke und Frequenz von unserem Gehör bewertet wird. Die linke Skala gibt die Amplitude des Schallfelds an, und die rechte Skala zeigt, wieviel mal lauter (oder leiser) wir solch einen Ton empfinden als einen Vergleichston des Pegels 40 Phon. Dabei wurde zwar die Filterwirkung unseres Gehörs (Abb. 28) mitberücksichtigt, es wurde aber angenommen, daß die Anregung der einzelnen Frequenzgruppen so scharf erfolgen kann, wie dies die als Striche symbolisierten Töne suggerieren. Wie wir gleich sehen werden, ist dies nicht der Fall. Einige Dinge kann man sich jedoch durch einen Blick auf das simple Modell der Abbildung 55b klarmachen:

Für Frequenzen unter etwa 1 kHz kann die Schallamplitude um mehr als einen Faktor 1000 variieren (60 dB), trotzdem empfinden wir alle Töne in etwa gleichlaut. Für Frequenzen über 2 kHz nimmt unser Lautheitsempfinden etwa 10mal stärker ab als die Schallamplitude der Töne. Der Tonhöhenbereich, in dem Lautheit und Lautstärke in etwa parallel verlaufen, befindet sich im mittleren Drittel der Basilarmembran (von 8 bis 16 Bark). Gerade dieser Bereich (entsprechend 0,8 bis 4 kHz) ist es, den wir zur Bewertung von

Schallereignissen in besonderer Weise zu nutzen gelernt haben. In ihm liegen beispielsweise einige der für das Sprechen besonders ausgezeichneten Frequenzbereiche unserer Stimme, die *Formanten* (vgl. S. 68) genannt werden.

Die Lautheit eines einzelnen Sinustones hängt von der Stärke der Erregung innerhalb einer Frequenzgruppe ab, die Lautheit eines Klanges ergibt sich dann aus der Summe der Erregungen aller Gruppen. Deshalb bringt die Verzehnfachung des Schallpegels innerhalb einer Frequenzgruppe nur etwa den vierfachen Zuwachs an Lautheit, das Erregen von zwei (benachbarten) Frequenzgruppen mit Schall gleichen Pegels verdoppelt jedoch bereits die Lautheit. Erinnern wir uns: Ab etwa 500 Hz, von 5 Bark aufwärts, liegen die Frequenzgruppen einen Terzabstand auseinander (vergl. Abb. 35). In der Musik ist die Terzführung von Stimmen also ein einfaches Mittel, eine Stimme intensiver gegen anderen Klang abzusetzen, ohne daß die Lautstärke der einzelnen Instrumente dazu angehoben werden müßte.

Die in Abbildung 55b gezeigten Frequenzen können auch als Obertöne eines 100 Hz- beziehungsweise 2 kHz-Klanges aufgefaßt werden. Wenn man die Lautheit der harmonischen Töne summiert, zeigt sich, daß der tiefe Klang etwa dreimal leiser wahrgenommen wird als der hohe Klang, obwohl beide Klänge mit gleichem Pegel angeboten werden. Im Beispiel besitzen beide Klänge, der 100 Hz- wie der 2 kHz-Klang, einen Klirrfaktor von 50 %, das heißt die Schallenergie teilt sich jeweils zur Hälfte auf den Grundton und die Obertöne auf. Vergleicht man jedoch jeweils die Lautheit, die im Grundton des Klangs steckt, mit der Summenlautheit aller Obertöne, so zeigt sich, daß 85 % der Lautheit des tiefen Klangs und immerhin noch 35 % des hohen Klangs von den Obertönen herrühren.

Obertöne ändern also nicht nur die „Farbe" eines Klangs, sie tragen auch ganz wesentlich zur Lautheit bei. Orgelbauer und -spieler wissen seit Jahrhunderten darum. Die Lautstärke einer einzelnen Orgelpfeife läßt sich schwer variieren. Die Lautstärke wird durch Hinzunehmen weiterer Pfeifen angehoben, wobei es wesentlich effektiver ist, die zweite Pfeife nicht auf der gleichen Tonhöhe zu betreiben, sondern eine Terz oder Oktave entfernt. Für viele Klänge unter 1 kHz ist die in ihren Obertönen steckende Schallintensität so groß, daß man sich fragen kann, wozu denn dann der Grundton überhaupt noch benötigt wird. Zu diesem Problem werden wir gleich Beispiele kennenlernen, wenn die Schallabstrahlung von Streichinstrumenten beziehungsweise die Übertragung von Sprache beim Telefonieren angesprochen wird.

Es wissen also nicht nur Musiker um die Tatsache, daß die Lautheit eines Klangs durch gezieltes Hinzunehmen von Obertönen angehoben werden kann. Das Verstärken von Klängen durch Stimmen, die Terzen, Quarten, Quinten oder Oktaven hinzufügen, demonstriert dies ebenso wie das „Crescendo" in Schuberts G-Dur Quartett, das bereits in Abbildung 19 gezeigt wurde: Der Lautheitszuwachs kommt bei diesem Klang im wesentlichen vom ersten Oberton (g^1) des in der Bratschenstimme notierten g. Die Spieler von Streichinstrumenten variieren die Lautstärke von Tönen also über die Bogenführung so, daß dadurch hohe Intensität in den Obertönen erzeugt wird. Auch bei Blasinstrumenten wird die Lautstärke nicht durch die Amplitude des Grundtons bestimmt, sondern dadurch, wie die Schallintensität auf die Obertöne verteilt wird. Bei Flötisten muß beispielsweise aus spieltechnischen Gründen der Grundton für laute und leise Töne fast gleich stark sein. Laut werden Töne dann dadurch, daß viele Obertöne mit möglichst großen Amplituden erzeugt werden. Bei leisen Tönen ist meist bereits nach dem vierten Oberton keine Intensität mehr zu finden.

Aber auch jeder von uns praktiziert diese „Technik", wenn er seiner Stimme im Freien eine größere Tragfähigkeit geben muß, und Sänger könnten ohne sie nicht alleine gegen ein ganzes Orchester ansingen. Erst der gezielte Einsatz des Gesangsformanten (Anheben der Obertonintensität bei Frequenzen um 3 kHz; siehe auch Abb. 57) macht dies möglich. Diesen Formanten zu formen, mußten Sänger ebenso lernen, wie wir alle lernen mußten, die Formanten der Vokale zu formen. Wie sensitiv sich dabei unser Gehör gerade im Frequenzbereich 1 bis 4 kHz Hand in Hand mit dem

Spracherwerb entwickelt hat, kann jeder selbst entscheiden, der es
„charmant" findet, einen Franzosen fließend Deutsch sprechen zu
hören, oder der den Landsmann heraushört, wenn er im Fernsehen
einen Politiker aus Bayern eine in Hochdeutsch wohlgesetzte Rede
halten hört.

Da natürliche Töne immer Obertöne enthalten, haben wir gelernt, besonders auf sie zu achten. Allerdings benutzt unser Gehirn zur Analyse von Klängen nicht mehr als etwa die ersten sechs
Obertöne eines Klanges. Die Abbildung 55 demonstriert, warum:
Egal wie die Grundfrequenz ist, für Töne über 100 Hz fallen etwa ab dem achten Oberton zwei aufeinanderfolgende Obertöne in
eine Frequenzgruppe. Sie bringen damit zwar noch einen gewissen Lautheitszuwachs, lassen sich aber als Obertöne nicht mehr in
einem ersten Prozeßschritt über die Frequenzgruppen separieren.
Wie diese Prozessierung erfolgt, ist noch nicht geklärt. Dies liegt
zum Teil daran, daß Untersuchungen zur Lautheitsbewertung psychoakustisch schwierig sind und daß sie neben ausgefeilten Labor-
bedingungen auch sehr große Probandengruppen benötigen. So ist
derzeit nur sicher, daß Tonhöhen- und Lautstärkenanalyse bei sehr
tiefen Tönen anders abläuft als bei hohen Frequenzen.

Maskierungen von Tönen

Die Schallerregung in der Cochlea ist jedoch komplizierter als das,
was gerade modellhaft angenommen wurde (Abb. 55). Es wird eben
nicht nur eine Frequenzgruppe pro reinem Ton angeregt, sondern
Schall läuft sich im Innenohr in Form von Wanderwellen tot. In
Abbildung 56 ist schematisch gezeigt, wie man sich die Erregungskurve längs der Basilarmembran vorzustellen hat, die ein reiner Ton
unterschiedlicher Lautstärke hervorruft. Jeder Ton-Strich in der Abbildung 55b müßte eigentlich durch solche dreiecksförmigen Erregungskurven ersetzt werden. Wie diese Kurven im Detail (vergl.
Abb. 33) aussehen, ist noch unklar, speziell dann, wenn mehrere
Töne gleichzeitig die Lymphe des Innenohrs durcheinanderwirbeln.

Hier soll es genügen anzunehmen, daß die Spitze des Dreiecks der Frequenz des erregenden Tons entspricht und daß der Anstieg auf der niederfrequenten Seite pegelunabhängig ist und etwa 27 dB pro Bark beträgt. Für sehr kleine Pegel erfolgt auch der Abfall in Richtung hoher Frequenzen mit etwa −27 dB pro Bark. Der Abfall wird aber um so flacher, je höher die Schallpegel werden. Sehr hohe Pegel fallen nur noch etwa mit −5 dB pro Bark ab, wie das schematisch auch in Abbildung 56 angedeutet ist.

Wie Abbildung 56 illustriert, bedarf es nicht der Obertöne, um weite Bereiche der Basilarmembran zu erregen, selbst reine Töne tun dies. Bei sehr lauten Tönen ist die Erregung so stark, daß nur noch schwer vorstellbar wird (zur Erinnerung: in Abb. 56 ist die Amplitude in logarithmischer Skala aufgetragen!), wie da ein zweiter, zusätzlich erregender Ton, mit seiner Erregungsspitze an der Position, die durch die linke oder durch die untere Pfeilspitze markiert ist, noch zu einer großen Lautheitsänderung führen kann. Schall, der entsprechend seiner Frequenz und Amplitude auf einen bereits erregten Bereich der Basilarmembran trifft, wird mehr oder weniger verdeckt. Dieser Effekt wird konsequenterweise „Verdeckung" oder „Maskierung" genannt. Erst wenn ein gewisser Abstand zu einer bereits vorhandenen Erregung vorliegt (obere, beziehungsweise rechte Pfeilspitze), wird zusätzlich angebotener Schall vernehmbar.

Jeder von uns kennt diesen Effekt aus der eigenen Erfahrung. Wenn man das Radio leiser gedreht hat, um einem Gespräch besser folgen zu können, den Partner gebeten hat, das Geschirrklappern oder das Rascheln mit der Zeitung einzustellen, weil man sonst die Nachrichten nicht versteht, wenn man das eigene Radio lauter stellt, um den Fernseher des Nachbarn nicht mehr zu hören, oder wenn man, nach einer schnellen Autofahrt zum Stop gezwungen, plötzlich die Musik aus dem Autoradio als unangenehm laut empfindet und deshalb die Lautstärke zurückdreht, dann bedient man sich des Effektes, daß Schall durch Schall verdeckt werden kann.

Des Sängers Trick mit dem Gesangsformanten, mit dem er sich in einem bestimmten Frequenzbereich über die Lautstärke des Orchesterklangs setzt, ist letztlich auch nur eine besondere Art, einen Maskierungseffekt auszunutzen. In Abbildung 57 ist zu sehen, wie

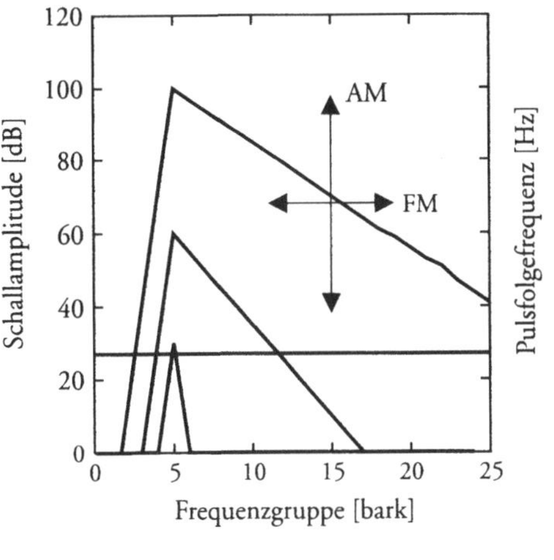

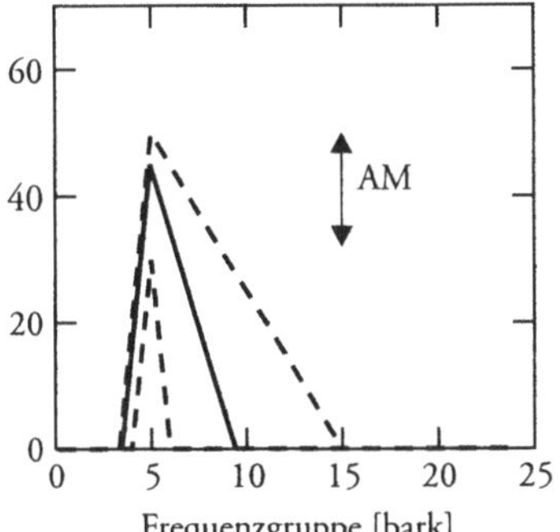

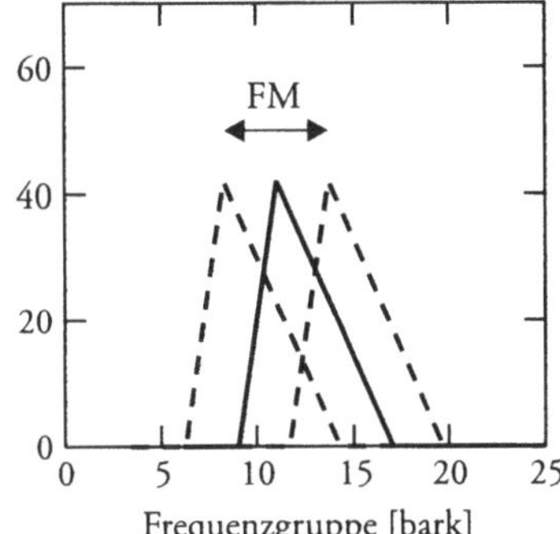

Abbildung 56: Ein etwas realistischeres Modell für die Erregung der Basilarmembran durch drei verschieden laute Töne von 500 Hz. Der Anstieg der Erregung ist pegelunabhängig, der Abfall in Richtung Ovales Fenster wird um so geringer, je höher der Schallpegel ist. Im Vergleich dazu gibt die waagrechte Gerade die idealisierte Erregungskurve durch „weißes Rauschen" wieder, einem Geräusch, das alle Frequenzgruppen gleichmäßig anregt. Wie im Text erläutert, markiert das mit Pfeilspitzen versehene Kreuz die Position einer weiteren, sich vorzustellenden Erregungskurve, die durch einen zweiten Ton unterschiedlicher Frequenz und Amplitude hervorgerufen wird. In der unteren Bildhälfte sind solche amplituden- beziehungsweise frequenzmodulierten Erregungen links (AM) beziehungsweise rechts (FM) skizziert, wobei die strichlierten Kurven jeweils markieren, welcher Amplituden- beziehungsweise Frequenzbereich bei der Modulation überstrichen wird. Zur Erinnerung daran, daß Lautstärke auch in der Impulsfolgefrequenz der afferenten Nerven verschlüsselt wird, ist im oberen Teilbild an der rechten Seite auch eine Impulsfolgefrequenzskala angeschrieben.

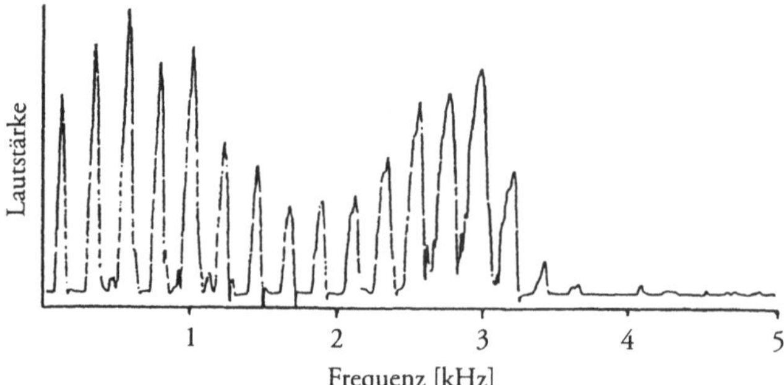

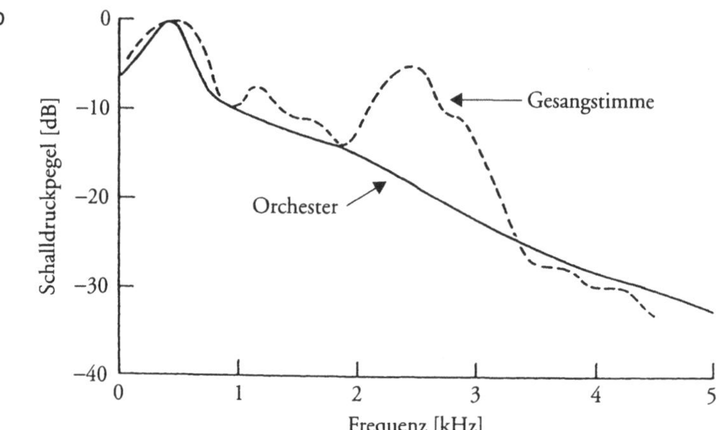

Abbildung 57: Der Gesangsformant und was er im Zusammenklang von Sänger und Orchester bewirkt. a) Gesangsformant: Anheben der Obertöne eines Tons (gis) bei Frequenzen um 3 kHz (Lautstärke in linearer Skala). b) Vergleich des mittleren Schalldruckpegels des Orchesterklangs mit dem vom Sänger produzierten Schalldruckpegel (in logarithmischer Skala). (Aus: L. Mathelitsch, G. Friedrich (1995): Die Stimme, © 1995 Springer-Verlag, Berlin)

ein Sänger die Obertöne im Bereich um 3 kHz stark anhebt (Gesangsformant) und wie dies dann im Zeitmittel dazu führt, daß sich die Singstimme in diesem Frequenzbereich um mehr als 10 dB, also um mehr als die zweifache Lautheit, über die Lautheit eines Orchesterklangs setzt, diesen also im sensitivsten Frequenzbereich unseres Gehörs verdeckt.

Geräusche können meist wesentlich effektiver maskieren als Töne, da sie selbst bei geringeren Schallpegeln die Basilarmembran breitbandig anregen, wie dies in Abbildung 56 skizziert ist. Aus dieser Darstellung wird ersichtlich, daß die Erregung durch den schwachen Ton bei 5 Bark im Vergleich zur Erregung durch das Geräusch nur gering ist, der Ton „verschwindet" im Geräusch, ein mittellauter Ton taucht aus dem Geräusch nur mit reduzierter Lautheit auf, und erst ein sehr lauter Ton überdeckt das Geräusch.

Wie die Verdeckung eines Tons durch einen anderen Ton von der Lautstärke und Frequenz abhängt, ist in Abbildung 58 für einen verschieden lauten, maskierenden Ton von 1 kHz zu sehen. Man kann der Abbildung die Verschiebung der Hörschwellenkurve (in dB) für Töne verschiedener Frequenz entnehmen, die durch die Anwesenheit des maskierenden Tons hervorgerufen wird. Bei Frequenzen in der Umgebung des maskierenden Tons kommt es zu maximaler Verdeckung. Die Struktur, die auf den Maskierungskurven zu sehen ist, resultiert aus zeitabhängigen Schwebungseffekten und den nichtlinearen Verzerrungen unseres Gehörs, über die an anderer Stelle noch ausführlicher zu reden sein wird. Von einem mittleren Schallpegel des maskierenden Tons aufwärts kommt es für den zweiten, den verdeckten Ton, zu einer Anhebung der Hörschwelle auf dB-Werte, die 20 dB unterhalb des Pegels des maskierenden Tons liegen. Beispielsweise muß im Vergleich zu einer Situation, bei der der maskierende Ton nicht vorhanden ist, bei Anwesenheit eines maskierenden Tons im Fortissimo (80 dB) die Schallamplitude des zweiten Tons um 60 dB (tausendfach) angehoben werden, damit dieser Ton gerade hörbar wird. Erst von einem „Pianissimo-Masker" (40 dB) abwärts wird diese Hörschwellenverschiebung geringer. Die prinzipielle Ähnlichkeit der in Abbildung 58 gezeigten Maskierungskurven mit den Erregungskurven der Abbildung 56 ist natürlich nicht zufällig. Gerade in Maskierungsexperimenten wurden viele Details dieser Erregungskurven erarbeitet, unter anderem die unterschiedliche Steilheit auf der nieder- und hochfrequenten Seite.

Maskierungseffekte sind auch in der Musik von großer Bedeutung. Spielt beispielsweise eine Klarinette im Zusammenklang mit

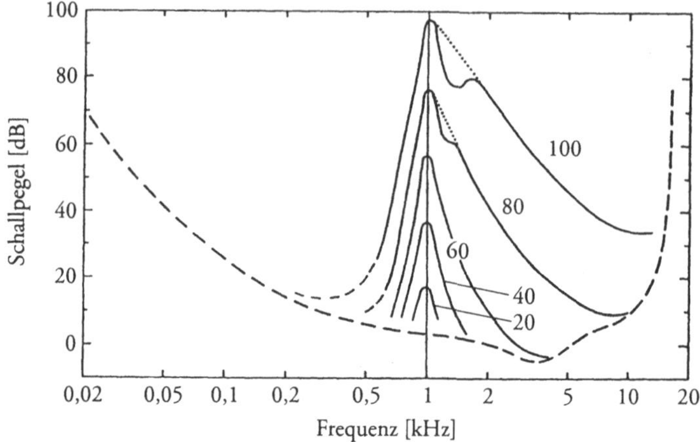

Abbildung 58: Maskierung eines Tones variabler Frequenz durch einen reinen, unterschiedlich lauten maskierenden Ton von 1 kHz. Aufgetragen ist über der Tonhöhe des verdeckten Tons seine Hörschwellenverschiebung in dB, wobei der Schallpegel des verwendeten Maskierungstons an den Kurven notiert ist. Die gestrichelte Linie zeigt zum Vergleich die Hörschwellenkurve in Ruhe, also ohne maskierenden Ton. (Aus: E. Zwicker, H. Fastl (1990): Psychoacoustics, © 1990 Springer-Verlag, Berlin)

einer Fortissimo spielenden Trompete einen Fortissimo-Lauf in einer höheren Lage als die Trompete tönt, so ist von der Klarinette nicht viel zu hören. Derselbe Lauf von der Klarinette im Pianissimo eine Oktave tiefer gespielt, ist aber gut zu hören. Ein Blick auf Abbildung 58 macht plausibel, warum: Die in tieferer Lage leise spielende Klarinette kann die höher und laut spielende Trompete nicht verdecken, und diese kann die Klarinette nicht maskieren, da die Klarinette außerhalb des Maskierungsbereichs der Trompete spielt.

Die riesigen Lautsprecheranlagen von Rock-Gruppen sind nicht nur dazu da, im Freien die nötige Lautstärke zu gewährleisten, sie sind auch nötig, um ein Stilelement von Rock-Musik realisieren zu können, nämlich Schall mit hohen Pegeln zu vermitteln. Wegen der großen Schallamplituden wird die Hörschnecke fast über den gesamten Frequenzbereich sehr stark angeregt. In manchen Tonhöhenbereichen ist die Erregung so stark, daß der Sättigungsbereich (vergl. Abb. 2) des Gehörs erreicht wird. An Hand von Abbildung 56 kann

man sich klar machen, welchen Einfluß dies auf den Verlauf der Erregungskurven haben muß. Mit zunehmendem Schallpegel wird die
Erregungsspitze irgendwann oben in der Abbildung anstoßen, und
bei weiterer Erregung wird sich die Spitze zunehmend in ein Plateau
verwandeln, ein sonst bei Musik „ungewohntes" Hörerlebnis. Die
Sättigung des Gehörs ermöglicht es, sonst ungewohnte Klänge zu
empfinden. Wegen der hohen Schallpegel ist der Baß „im Bauch"
spürbar, der Baß kann außerdem durch höhere Töne nicht maskiert
werden. Deswegen setzt er sich meist klar gegen andere Stimmen ab.
Ein häufig ebenfalls hörbares Flirren kommt nicht nur von einer oft
für extreme Lautstärken nicht ausgelegten Lautsprecheranlage, auch
ein psychoakustischer Effekt kann Ursache dieser eigenartigen Empfindung sein. Man könnte sie als „nichtlineares" Hören bezeichnen,
das – wie wir gleich sehen werden – von Tönen herrührt, die unser
Gehör selbst produziert, wenn es stark erregt wird.

Aber nicht nur in der musikalischen Praxis spielen Maskierungseffekte eine Rolle. Um die Kosten für Satellitenübertragungen von
Musik und Sprache zu reduzieren, sind Techniken der digitalen
Datenaufbereitung entwickelt worden, die man „Informationsfluß-
reduktion" nennt. Hierbei werden Töne mit geringem Schallpegel
gar nicht erst übertragen, wenn ihre Frequenz der eines sehr lauten Tons benachbart ist, so daß insgesamt eine wesentlich kleine-
re Datenmenge übertragen werden muß. Bei diesen Übertragungs-
techniken werden auch andere psychoakustische Effekte ausgenutzt.
Wie bereits auf S. 179 angedeutet wurde, bewertet unser Gehör den
Obertongehalt von Klängen nur etwa bis zum sechsten Oberton.
Höhere Obertöne müssen also ebensowenig übertragen werden wie
der Grundton eines Klangs (vgl. S. 177). Das bedeutet, daß Klänge
als solche erkannt werden, auch wenn der eine oder andere Parti-
alton daraus fehlt. Wird die Übertragungsrate von Sprache durch
solche Techniken um den Faktor vier reduziert, verringert sich dabei
die Sprachverständlichkeit nur auf 95 %. Bei Musik ist die Situation zwar komplizierter, die Technik funktioniert jedoch prinzipiell
gleich, wie ein Blick auf die Quartettmusik der Abbildung 19 zeigt.

In der vierten Kurve von unten gibt es rechts neben der Hauptlinie bei 392 Hz (g^1) eine Seitenlinie mit circa 20 % der Amplitude bei einer Frequenz von 415 Hz, was dem Ton gis^1 entspricht. Niemand kann dieses gis^1 hören, da es maskiert ist. Es müßte deswegen auch nicht übertragen werden. Wieweit man bei der Datenreduktion gehen kann, hängt von zeitabhängigen Effekten ab.

Zeitabhängige Maskierungseffekte werden zum Teil durch die Reflexionen von Schall im Raum verursacht, in dem wir Sprache und Musik hören, zum Teil sind sie aber auch die Folge der Konstruktion der Basilarmembran oder der spezifischen Innervierung unseres Gehörs. Dabei läßt sich das gleichzeitige Verdecken, die simultane Maskierung zweier Schalle, im wesentlichen auf die „Verarbeitung" von Schall durch die Cochlea zurückführen. Mit der Elektrochemie der Sensor- und Nervenzellen hängt jedoch zusammen, daß unser Gehör für eine bestimmte Zeit noch „taub" ist, wenn ein Ton bereits vorüber ist. Diesen Effekt nennt man „Nachmaskierung". Die Dauer dieser zeitabhängigen Maskierungseffekte liegt zwischen 5 und 30 Millisekunden. Nachmaskierung macht sich besonders bei nur kurz andauernden Schallen wie Klicks bemerkbar und beeinträchtigt das Erkennen von Stimmen und Instrumenten, weil die Analyse des Einschwingverhaltens des nachfolgenden Schalls erschwert wird.

Amplituden- und tonhöhenmodulierte Schalle
Unser Gehör leistet nicht nur Erstaunliches im Hinblick auf die Frequenzanalyse des eintreffenden Schalls, sondern auch seine Fähigkeiten, Änderungen im Schallpegel wahrzunehmen, sind außerordentlich.

Gerade noch wahrnehmbare Lautheitsänderungen hängen von der Frequenz, dem bereits vorhandenen Pegel und der zeitlichen Struktur des Schalles ab. Im Hinblick auf die wahrnehmbaren Tonhöhenänderungen wissen wir, daß unser Gehör am empfindlichsten auf kleine Änderungen im Schall dann reagiert, wenn solche Änderungen etwa 4- bis 8mal in der Sekunde erfolgen. Diese tiefen

Frequenzen werden nicht mehr als Tonhöhen erkannt, da wir Tonhöhen nur bis 20 Hz wahrnehmen. Die dazugehörigen Periodendauern entsprechen zum einen einem Zeitbereich von circa 0,1 bis 0,2 Sekunden, in dem die Reizleitung der Nerven noch nicht ermüdet ist, und zum anderen dem Zeitbereich, in dem wir durch den Umgang mit Sprache trainiert wurden, besonders aufmerksam hinzuhören (Wortsilben dauern ca. 0,1 bis 0,2 Sekunden; vergl. Abb. 17). Wird die Amplitude von Schall etwa mit 5 Hz zeitlich variiert, so können wir gerade noch Amplitudenänderungen von 1 dB (etwa 12 % Änderung) wahrnehmen, wenn die Schallpegel mehr als 40 dB (Pianissimo) betragen und etwa 0,5 dB Amplitudenänderung bei Fortissimo. Diese Empfindlichkeit verschlechtert sich in der Nähe der Hörschwelle auf etwa 5 dB. Nahe der Hörschwelle muß also die Schallamplitude fast verdoppelt werden, damit wir diese Änderung wahrnehmen können. Damit ist die Empfindlichkeit unseres Gehörs für relative Änderungen der Lautstärke etwa vier- bis zehnmal geringer als für relative Änderungen der Tonhöhe. Wie bei den gerade noch wahrnehmbaren Frequenzänderungen auch gilt diese Empfindlichkeit allerdings nur für zeitlich modulierten Schall.

Auch das Tremolo oder Vibrato auf Tönen, mit dem viele Musiker aus vielschichtigen Gründen (auf die hier einzugehen zu weit führte) ihre Musikdarbietung gestalten, zum Teil sogar gestalten müssen, ist ein solcher zeitlich variierender Schall, dessen Amplitude oder Frequenz periodisch moduliert wird. Dies geschieht in etwa mit einer Frequenz um 5 Hz. Frequenz darf hier nicht mit der Tonhöhe verwechselt werden. Hier ist gemeint, wie schnell bei einer festen Tonhöhe die Amplitude des Tons variiert wird oder wie schnell sich die Tonhöhe bei konstanter Lautstärke ändert. Die erste Variationstechnik wird mit Amplitudenmodulation bezeichnet (AM in Abb. 56), letztere mit Frequenzmodulation (FM). Wie Abbildung 56 schematisch zeigt, führt eine zeitliche Änderung der Schallamplitude zu einem Auf- und Abschieben, eine Frequenzmodulation zu einem Hin- und Herschieben der Erregungskurve.

Wie weit die Erregung verschoben wird, nennt man den *Modulationshub*, und wie schnell dieses Verschieben erfolgt, nennt man

188   *Modulationsfrequenz.* Für die Hörempfindung ist das Produkt aus der Modulationsfrequenz und dem Modulationshub die entscheidende Größe, die wir *Modulationsrate* nennen wollen. Sie kann den unteren beiden Teilbildern der Abbildung 56 natürlich nicht entnommen werden, da man ihnen die Modalutionsfrequenz nicht ansehen kann (das könnte 5- oder auch 100mal in der Sekunde auf und ab oder hin und her gehen). Was man aber entnehmen kann, ist der Modulationshub. Für beide Modulationsarten, AM und FM, wurde im Beispiel eine Änderung von plus/minus 75 % angenommen. Dies bedeutet, daß zwischen den entsprechenden Erregungskurven etwa ein Faktor drei in der Lautheit und ein Faktor zwei in der Tonhöhe liegt (Oktave).

Ein so starkes Tremolo oder Vibrato kommt in der klassischen Musik nicht vor. Erst elektronische Instrumente haben vor allem Modulationen mit hohen Raten möglich gemacht. Wie solche elektronisch generierten Klänge empfunden werden, hängt sowohl für die Amplituden- wie für die Frequenzmodulation stark von der Rate ab, mit der die Änderung erfolgt.

Relativ große Hübe mit niedrigen Modulationsfrequenzen werden zunehmend auch in der modernen klassischen abendländischen Musik verwendet. Im Orient sind diese Klänge seit alters fester Bestandteil der traditionellen Musik. Viele von uns empfinden solche Klänge zwar als etwas ungewohnt, aber nicht als unangenehm. Das Klangbild wird oft als „fluktuierend" oder „jaulend" umschrieben.

Diese Empfindung ändert sich, wenn die Modulationsrate erhöht wird. Dann klingt der Schall zunehmend unangenehm „rauh". Für so große Hübe, wie sie in Abbildung 56 skizziert sind, erreicht dieses Rauheitsempfinden für Modulationsfrequenzen im Bereich von 50 bis 100 Hz sein Maximum, nimmt aber mit weiter steigender Modulationsfrequenz wieder ab, um bei etwa 200 Hz zu verschwinden. Während die Rauhigkeit verschwindet, hört man zunehmend lauter werdend drei Töne.

Das Auftreten dieser drei Töne hat eine physikalische und eine psychoakustische Ursache. Man kann mathematisch zeigen, daß die periodische Modulation der Amplitude eines Tones durch drei Tö-

ne dargestellt werden kann, von denen der eine die Frequenz des 189
modulierten Tones besitzt und die anderen beiden genau um die
Modulationsfrequenz nach höheren, beziehungsweise tieferen Frequenzen verschoben sind (technisch wird dieses Konzept bei der
Informationsübertragung durch Radiowellen genutzt). Bei kleinen
Modulationsfrequenzen liegen nun die drei Töne so nahe zusammen, daß sie nur innerhalb einer Frequenzgruppe zu einer Erregung
führen, was als unangenehm empfunden wird. Erst wenn diese drei
Töne durch Steigerung der Modulationsfrequenz so weit auseinandergerückt sind, daß es durch die Erregung der Basilarmembran zu
einer Dreiton-Wahrnehmung kommt, verschwindet das Empfinden
von Rauhigkeit. Für frequenzmodulierten Schall gilt ähnliches.

Wenn Musiker Töne mit Vibrato spielen, modulieren sie die
Töne etwa mit 4 Hz und einem Frequenzhub von etwa 4 bis 8 Hz.
Sie produzieren damit nicht nur den Hauptton, sondern auch zwei
um je 4 bis 8 Hz nach oben und unten verschobene Zusatztöne.
Diese drei Töne befinden sich zwar innerhalb einer Frequenzgruppe
(die ja wenigstens 100 Hz breit ist), sind aber schon so weit auseinandergerückt, daß wir sie gerade noch als unterschiedliche Erregung
wahrnehmen können, wie ein Blick auf die Kurve (c) der Abbildung
35 zeigt. Das Vibrato ist also die kleinste mögliche Änderung, mit
der man langandauernde Töne verzieren kann, ohne daß sie den
neuronalen Prozessor ermüden, da im Takt von 4 Hz die Polarisation von Nervenzellen voll auf- und abgebaut werden kann (vergl.
Abb. 39, 40).

Rauh klingt Schall dann, wenn die Nervenzellen gleichzeitig etwa über die halbe Breite einer Frequenzgruppe von zwei Tönen
erregt werden. Bei zeitlich modulierten Schallen geschieht dies etwa
bei Modulationsfrequenzen um 50 Hz, bei zwei gleichzeitig zu hörenden Tönen dann, wenn die Töne näher als einen Ganztonschritt
(200 Cent [1]; siehe auch Abb. 6) zusammenrücken. Das Empfinden

---

[1] Die musikalische Cent-Skala erlaubt es, eine Oktave feiner als in Halbtonschritte zu unterteilen. Die 12 Halbtöne der temperierten Stimmung werden dabei
gleichmäßig mit je 100 Cent über eine Oktave verteilt. Pro Halbton ergibt sich so
eine Frequenzerhöhung um den Faktor zwei hoch ein Zwölftel (= 1,0595). Wird ein

einer Dissonanz, wenn zwei Töne im Halbtonabstand gleichzeitig gespielt werden, und das Empfinden von Rauheit bei zeitmoduliertem Schall haben also eine ähnliche Ursache: unser zentraler Tonhöhen- oder Lautheitsprozessor bekommt bei Erregungen innerhalb eines Viertels der Frequenzgruppenbreite Schwierigkeiten, das Gehörte einzuordnen, das dann deutlich nicht mehr ein „Unisono", ein Gleichklang ist, aber gleichzeitig auch noch nicht ein Klang, bei dem deutlich mehr als eine halbe Frequenzgruppe zur Empfindung beiträgt.

Geschieht eine Schallmodulation so schnell, daß das Wechselspiel zwischen Cochlea und Hörprozessor aus dem Tritt kommt, kann nicht mehr empfunden werden, wann welcher Bereich der Basilarmembran seine Erregung ändert, es wird daher nur noch integral eine über einen weiten Bereich der Basilarmembran ausgedehnte Erregung ans zentrale Nervensystem gemeldet, und die Bewertung für breitbandige Erregungen lautet: „Geräusch". Geschieht die Modulation nicht ganz so schnell, aber immer noch schneller, als wir das üblicherweise gewohnt sind, so kann das Gehirn zwar folgen, es kann sich aber nicht entscheiden, ob ein Geräusch oder eine Summe von Tönen vorliegt, was als unangenehm empfunden wird. Das Gehirn signalisiert je nach Stärke der Modulation: rauhes Geräusch, oder auch Schall mit teilweisem Klangcharakter.

Zu einer Klangempfindung kommt es erst dann, wenn eine kritische Änderungsrate unterschritten wird, und zwar die, die wir über den täglichen Gebrauch, die Sprache, gewohnt sind. Zeitliche Ände-

---

Ton beispielsweise um 1 Cent erhöht, erhöht sich seine Frequenz um den Faktor 1,0595 hoch ein Hundertstel (= 1,000578). So kleine Frequenzänderungen kann niemand mehr hören. In der Cent-Skala läßt sich angeben, wie genau sehr gute Musiker einen Ton treffen (Intonation); dies ist im Mittel nicht besser als 10 bis 15 Cent. Laien hören nur Tonunterschiede von 20–30 Cent. Zwischen den verschiedenen musikalischen Tonskalen (Naturton, diatonisch, temperiert) gibt es, bleibt man in einer Tonart, nur maximal 16 Cent Tonhöhenunterschiede, weshalb diatonisch gestimmte Instrumente ohne weiteres mit temperiert gestimmten zusammenspielen können. Erst beim Tonartwechsel, z. B. von C- nach D-Dur, wird vor allem die Reibung im Zusammenklang einer temperierten Sexte und einer diatonischen Quinte auch für Laien hörbar, da der gleiche Ton (im Beispiel wäre das der Ton A) dann in den beiden Stimmungen um etwa 50 Cent (einen viertel Ton) auseinanderliegt.

rungen aufgrund von Sprachschall, seiner Frequenz- und Amplitu- 191
denmodulation über die Formanten, betragen etwa eine Frequenzgruppe in 0,05 Sekunden beziehungsweise etwa 20 dB pro Frequenzgruppe. Dies ergibt Raten von etwa 20 Bark/Sekunde beziehungsweise 400 dB/Sekunde. Schall, der mit kleineren Raten moduliert
wird, kann von uns in all seinen Aspekten „verstanden" werden, er
klingt nicht befremdlich. In diesem Sinne klingt die Sirene einer
Funkstreife angenehm, da ihre Modulationsrate klein ist. Stark mo-
dulierter Schall, wie zum Beispiel der in Abbildung 56 skizzierte,
klingt mit Modulationsfrequenzen über 40 Hz jedoch unangenehm
rauh.

Dies zeigt, daß der Hörprozessor in unserem Zentralnervensystem Informationen nicht nur integral verarbeitet, indem er alle
Erregungen aufaddiert, wie dies bei der Lautheitswahrnehmung der
Fall ist, sondern daß er auch auf Änderungen dieser Erregungszu-
stände reagiert. Änderungen werden durch Analysieren der Differenz zwischen zwei Erregungen diagnostiziert. Das kann beispielsweise die Differenz zwischen der Erregung in einer Frequenzgruppe
und der Erregung in der rechts oder links benachbarten Gruppe
sein oder auch die Differenz der Erregung in einer Frequenzgruppe
vor und nach einem bestimmten Zeitpunkt.

Da man mutmaßen kann, daß sich ein biologischer Organismus
kaum zwei verschiedene Programmkonzepte leistet, wenn er einmal ein brauchbares gefunden hat, ist anzunehmen, daß Frequenz-
und Amplitudenanalyse nach einem gemeinsamen Konzept erfolgen. Verknüpft sind Schallamplitude und Schallfrequenz über die
Steilheit (dB pro Bark oder Schallpegel pro Tonhöhenintervall) der
in Abbildung 56 skizzierten Erregungskurven. Analysiert also unser
Gehirn den Erregungszustand längs der Basilarmembran, indem es
sich Erregungsdifferenzen zwischen den einzelnen Frequenzgruppen
ansieht, so findet es drei markante Punkte, wie ein Blick auf Abbildung 56 zeigt. Diese Punkte finden sich dort, wo sich die Steilheit
der Erregung ändert: am niederfrequenten Beginn der Erregung,
am Maximum der Erregung und am hochfrequenten Ende der Erregungskurve. Dabei wirken amplituden- und frequenzmodulierter

192   Schall ähnlich auf die Basilarmembran. Der Unterschied liegt darin, daß bei AM-Modulation der niederfrequente Einsatzpunkt der Erregung kaum verschoben wird, im wesentlichen widerfährt dies nur dem hochfrequenten Einsatzpunkt. Bei FM-Modulation wird sowohl der hochfrequente wie auch der niederfrequente Einsatzpunkt der Erregung verschoben. Die Flankensteilheit auf der niederfrequenten Seite einer Erregungskurve ist pegelunabhängig, dadurch ist der Abstand zwischen Einsatz und Maximum der Erregung direkt proportional zum Schallpegel (vergl. Abb. 56). Dieser Abstand ist aber über die Skala der Frequenzgruppen definiert und kann so über den gleichen Mechanismus bestimmt werden, der auch für die Tonhöhenbestimmung zuständig ist. Wie dieser Mechanismus allerdings im Detail funktioniert, ist noch unbekannt.

Zeitliche Änderungen in der Tonhöhe sowie im Pegel des Schalls scheinen die Hörzentren ganz besonders zu aktivieren. Sprache und Musik leben gerade von solchen sich zeitlich ändernden Strukturen (Abb. 17 und 19). Warum sich beim Menschen die Kodierung von Information über pulsierende zeitliche Änderungen der Schallamplitude bestimmter Frequenzbereiche entwickelt hat, im Gegensatz etwa zu den Delphinen und Walen, die oft kontinuierlich die Amplitude und die Frequenz über den ganzen Tonhöhenbereich variieren, hängt mehr mit der „Konstruktion" unseres Sprechapparates als mit der unseres Gehörs zusammen. Die Art und Weise, wie wir mit Hilfe der Mund-, Hals- und Gesichtsmuskulatur die Resonanzeigenschaften des Mund- und Rachenraumes zur Modulation der Amplitude der über die Stimmbänder produzierten Schwingungen verändern können, hat die Entwicklung unseres akustischen Informationssystems stark beeinflußt.

Auch wenn in Abbildung 59 die graphische Aufbereitung einer Sprachsequenz beim Menschen und einer Gesangssequenz beim Wal etwas unterschiedlich ist, vermittelt diese Abbildung doch, wie unterschiedlich die Zeit-, Frequenz- und Amplitudenstruktur von Schall sein kann, mit dem etwas ausgedrückt wird. Ob primär eine Frequenz- oder Amplitudenmodulationstechnik genutzt wird, um Information zu übertragen, ist unwesentlich, da die Basilarmem-

bran, wie wir gesehen haben, in beiden Fällen in ähnlicher Weise 193
erregt wird.

Zeiteffekte

In diesem Abschnitt geht es einmal darum, wie wir Zeitstrukturen im Schall subjektiv empfinden. Dabei werden wir kennenlernen, daß die objektive Dauer eines Tones, einer Pause, eines Rhythmus nur bedingt etwas damit zu tun hat, wie wir sie empfinden. Zum anderen werden wir sehen, daß es gerade die transienten (also die nicht andauernden) Schallwellen sind, die von uns benutzt werden, um Schall zu bewerten. Das Einschwingen, der Beginn eines Tones signalisiert uns, welches Instrument spielt, welche Stimme spricht. Das Tonende ist dazu aus mehreren Gründen weniger geeignet. Wie wir bereits im ersten Abschnitt dieses Kapitels gesehen haben, sind wir am Ende eines Tones über die psychoakustische Regel der „ersten Front" längst geprägt und haben uns ganz kategorisch unsere Meinung gebildet, wie wir den Ton einzuordnen haben. Außerdem hat ein Ton beim Ausschwingen die Schallquelle bereits „verlassen", weshalb sein Ausschwingen meist durch andere Effekte – wie den Nachhall im Raum – dominiert wird.

Tondauer

Nachhall verlängert die Dauer von Tönen. Wir reagieren darauf sensibel, da wir gelernt haben, wie Schall in einem Raum oder wie er im Freien zu bewerten ist. So müssen beispielsweise Hörspielaufnahmen, die eine Situation im Freien beschreiben sollen, in Studios mit sehr kurzer Nachhallzeit aufgenommen werden, wobei nur Reflexionen am Boden zugelassen werden. Andererseits muß bei Studioaufnahmen oft künstlicher Nachhall zugemischt werden, um die gewünschte, die gewohnte Nachhallzeit im Klanggeschehen zu erhalten.

Die Nachhallzeiten von Räumen hängen vom Verhältnis des

a

23
22
21
20
19
18
17
16
15
14
13
12
11
10
9
8
7
6
5
4
3
2
1
L_E
70
50 dB
30
Frequenzgruppe [bark]
(Lautstärke)
E L E C TRO A C OU S TI C S
200 ms
Zeit

b

1,4
1,2
1,0
0,8
0,6
0,4
0,2
Zeit [s]
150 175 200 225 250 275 300 325 350
Frequenz [Hz]

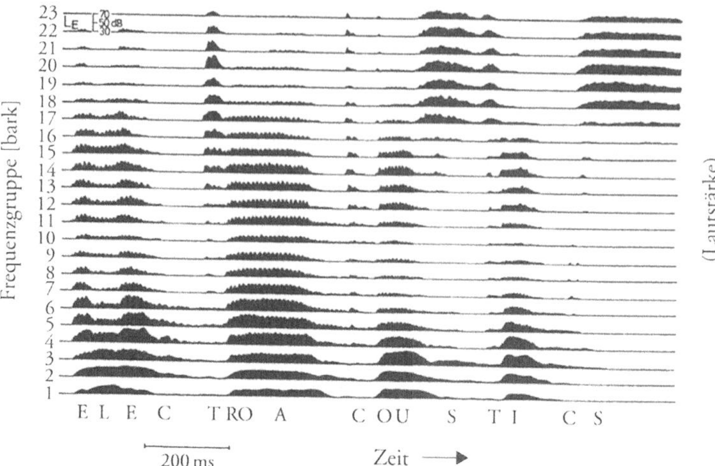

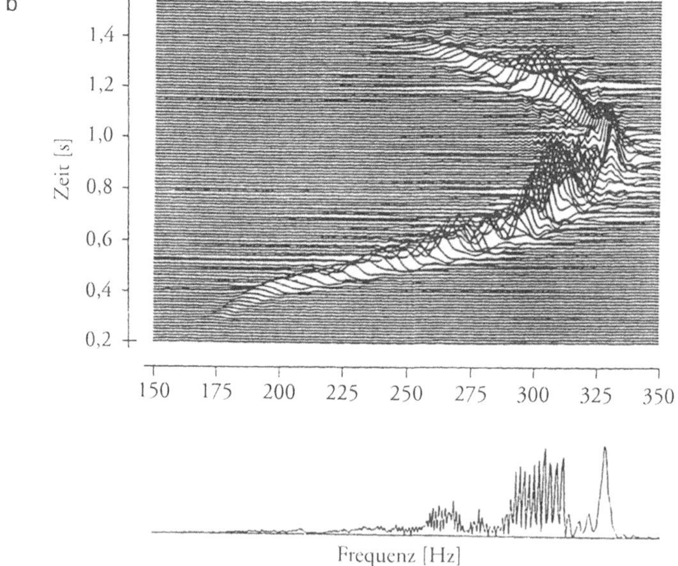

Raumvolumens zu der im Raum befindlichen schallabsorbierenden Fläche ab. Typische Hallzeiten für Konzertsäle sind circa zwei Sekunden, für Theater und Vortragssäle circa eine Sekunde und für Wohnzimmer ungefähr 0,5 Sekunden. In Mehrzweckhallen übernimmt heute meist eine ausgeklügelte elektronische Anlage das Einstellen der gewünschten Nachhallzeit, indem über Lautsprecher zusätzlich Schall in den Raum zurückgekoppelt wird. Vor diesem Hintergrund ist es müßig zu fragen, ob die heute in der HiFi-Welt vertriebenen DSP-Geräte (Digitale-Signal-Prozessoren) Sinn machen, wenn wir eine Musikaufnahme im Wohnzimmer anhören, denn man hört sowieso nur die Akustik des Wohnzimmers. Raumresonanzen und unausgewogener Nachhall lassen sich mit solchen Geräten ebensowenig vermeiden wie das zu frühe Eintreffen von Schallreflexionen, die uns gerade signalisieren, daß wir Schall in einem kleinen Raum hören.

Bei der Maskierung von Schall durch einen anderen wurde auch die Nachmaskierung angesprochen, also der Effekt, daß wir nach einer Erregung eine gewisse Zeit unempfänglich für eine neue Erregung sind. Wenn jemand in einem stark hallenden Raum Schwierigkeiten hat, einen Sprecher zu verstehen, dann ist neben Schallreflexionen auch die Nachmaskierung dafür verantwortlich. Im Sprachfluß wechseln sich Vokale und Konsonanten ab. Da Vokale meist lauter sind als Konsonanten (vgl. Abb. 59a), maskieren sie nachfolgende Konsonanten, und die Sprachverständlichkeit nimmt mit zunehmenden Nachhallzeiten ab, da die Vokale noch andauern, wenn

---

Abbildung 59: Eine 1,4 Sekunden dauernde Informationsübertragung durch Schallwellen in Form von amplituden- und frequenzmodulierten Schallspektren. a) Mensch: das gesprochene englische Wort „electroacoustics" in einem Zeit-, Frequenzgruppen- und Anregungspegel-Diagramm. Die Zeit läuft von links nach rechts, die Frequenzgruppen von unten nach oben und der Schallpegel auch vertikal (Maßstab links oben in der Ecke notiert). b) Gesang eines Buckelwals; hier ist die Frequenz (von links nach rechts steigend) angegeben und nicht die Frequenzgruppe; die Zeit verläuft von unten nach oben, und die Schallamplituden nehmen in den einzelnen Spektren vertikal zu. Unter der Frequenzachse ist das Frequenzspektrum zu sehen, das über die Gesamtzeit von 1,4 Sekunden genommen wurde. (a) Aus: E. Zwicker, H. Fastl (1990): Psychoacoustics, © 1990 Springer-Verlag, Berlin; b) Aus: L. Cohen (1995): Time-Frequency Analysis, © 1995 Prentice Hall, Englewood Cliffs)

bereits Konsonanten gehört werden sollten. In stark hallenden Räumen wie Kirchen wird deshalb Sprache über speziell plazierte Lautsprecher übertragen, die so angesteuert werden müssen, daß den Hörer etwa 30 % der Schallintensität direkt aus der Richtung des Redners treffen (um den Sprecher zu lokalisieren), und daß von der Seite einfallender Schall „glatt" ist, das heißt keine größeren Pegelschwankungen aufweist. Dies gilt besonders im Zeitbereich 0,01 bis 0,05 Sekunden, der besonders wichtig für die Aufbereitung der Schallinformation durch den neuronalen Prozessor ist.

Subjektiv empfundene Dauer von Tönen und Pausen
Ein Blick auf Abbildung 40 zeigt, daß die elektrochemischen Prozesse, die nach einer Reizung in den Rezeptorzellen ablaufen, eine gewisse Zeit dauern. Dies hat natürlich einen Einfluß darauf, wie wir insbesondere kurze Töne empfinden, Töne, deren Dauer mit etwa 0,01 Sekunden in den Zeitbereich der Adaption und Reaktivierung der Nervenaktionspotentiale fallen. Das Ergebnis von psychoakustischen Messungen mit einzeln zu hörenden Tönen ist in Abbildung 60A zu sehen. Offensichtlich gibt es keinen Unterschied in der physikalischen und der empfundenen Dauer von Tönen, wenn Töne länger als 0,1 Sekunden andauern. Kürzere Töne als etwa ein Allegretto-Achtel (0,1 Sekunden) werden zunehmend länger empfunden. Alle Töne, die kürzer als 0,003 Sekunden dauern,

Abbildung 60: Subjektiv empfundene und objektive Dauer von Tönen und Pausen. A) Abhängigkeit der subjektiv empfundenen Dauer von Tönen von deren wirklicher Dauer. B) Schalldruckpegel (oben) und Erregungspegel (unten) für einen kurzen Ton mit folgender langer Pause und einer kurzen Pause zwischen zwei langandauernden Tönen. Die Pfeile markieren an der Position der Reizschwelle die Dauer der Erregung (vom Erregungspegel auf den Schalldruckpegel umgerechnet ist die Reizschwelle etwa 10 dB über dem jeweiligen Untergrund der Erregung). Gleichlang empfundene Töne und Pausen (Pfeile) unterscheiden sich in Wirklichkeit um einen Faktor vier in ihrer Dauer. C) Empfindung von Rhythmus: Wie eine musikalische Sequenz (a) gespielt werden muß (d), damit das zeitliche Muster des Erregungspegels (c) an der Reizschwelle das vorgeschriebene Zeitmuster (b) reproduziert. Demnach muß die Dauer von Tönen verkürzt (halbiert) und die der Pausen verlängert (verdoppelt) werden. (Aus: E. Zwicker, H. Fastl (1990): Psychoacoustics, © 1990 Springer-Verlag, Berlin)

A

subjektive Dauer [s]
3
1
0,3
0,1
0,03
0,01
0,003
3   10   30   100   300   1000   3000
objektive Dauer [ms]

B

Schalldruck-
pegel
30
400 ms
400 ms
120
400 ms
Erregungs-
pegel
Zeit

C

Allegretto (♩ =132)
a
b
Erregungs-
pegel
c
d
100   380   100   380   260   700 ...   100 ms
Zeit

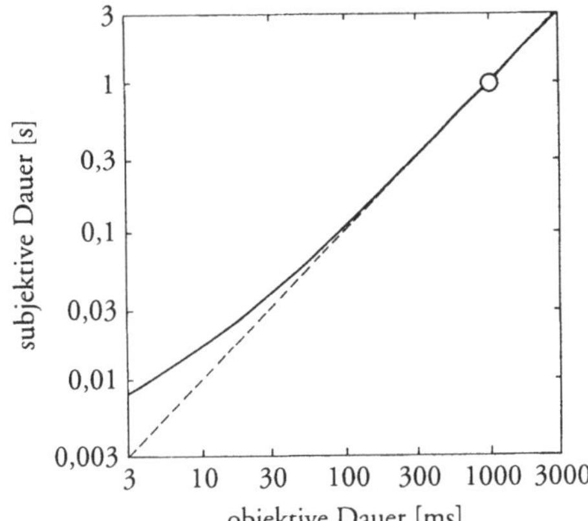

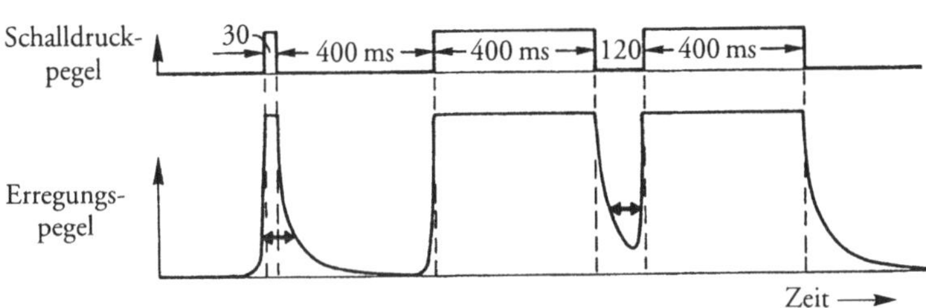

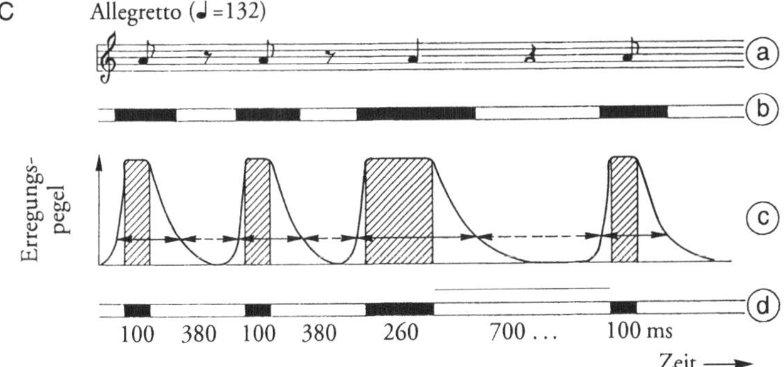

werden von uns – unabhängig von der physikalischen Tondauer – gleich lang wie ein 0,01 Sekunden langer Ton empfunden.

Auch auf die empfundene Lautheit hat die Tondauer einen Einfluß. Wieder ist es so, daß es einen Unterschied macht, ob Töne länger oder kürzer als 0,1 Sekunden andauern. Für länger andauernde Töne gibt es keinen Einfluß der Tondauer auf die empfundene Lautheit. Für kürzer andauernde Töne nimmt die Lautheit ab. Dabei wird die Lautheitsempfindung halbiert, wenn die Dauer der Töne auf ein Zehntel verkürzt wird, oder anders gesagt: Einen Ton von 10 Millisekunden Dauer empfinden wir nur halb so laut wie den gleichen Ton von 100 Millisekunden Dauer.

Das bisher Gesagte gilt für die Wahrnehmung von einzelnen Tönen. Anders wird dies, wenn sich Töne mit Pausen abwechseln, wenn Schall zu Musik oder Sprache wird. Töne erregen das Sinnesorgan, Pausen erregen es nicht. Töne sind laut, Pausen sind „leise“. Bei den Maskierungseffekten wurde so eine Situation bereits bei der Nachmaskierung angesprochen. Sie ist in Abbildung 60B skizziert: Töne verdecken Pausen, da wir das Ausklingen von Erregungskurven mitbewerten. Diese Bewertung durch den Hörprozessor kann über einen An/Aus-Effekt bei den Nervenaktionspotentialen eingeleitet werden. Einige dieser An/Aus-Aktionspotentiale sind in Abbildung 43 dargestellt. In Abbildung 60B ist gezeigt, daß ein Ton, der als gleich lang wie eine Pause empfunden wird, in Wirklichkeit fast nur ein Viertel so lang ist wie die Pause.

Dies hat natürlich Auswirkungen auf die musikalische Praxis. Abbildung 60C zeigt, wie Musiker im Vergleich zu einer (unsachgemäß programmierten) Rhythmusmaschine das Noten-Beispiel realisieren: Damit unsere Empfindung stimmt, müssen Töne gegen die über die Notation in Noten vorliegende physikalische Vorschrift um etwa den Faktor zwei verkürzt, Pausen um etwa einen Faktor 1,7 verlängert werden. In der Empfindung von Rhythmus spielt also die individuelle Innervierung des Hörprozessors eine Rolle. Dies kann mit ein Grund sein, daß man Vorlieben für bestimmte Interpreten von Musik entwickelt, eben solchen, die dem eigenen Zeitempfinden am ehesten gerecht werden.

Eigentlich besteht Sprache und Musik nur aus zeitlich vergänglichen Tönen, aus vorübergehenden, sich nicht wiederholenden, eben transienten Tönen. Wie ein Ton anhebt, wie er einschwingt, ist für unsere Wahrnehmung und Einordnung von Schallereignissen viel wichtiger als das Ausschwingen eines Tones. In diesem Abschnitt wird deshalb transienter Schall etwas enger gefaßt: Es ist der nicht wiederkehrende zeitliche Beginn eines Tons. Unser Gehör ordnet Schall nach dem ersten Eindruck ein. Dieses kategorische Prinzip gilt auch bei der Zuordnung von Klängen. Bei der Tonerzeugung durch Musikinstrumente oder Stimmen werden ganz charakteristische, zeitabhängige Klänge hervorgebracht, die vom Hörprozessor bewertet werden.

Die Einordnung von Klängen in eine bestimmte Kategorie beruht auf Erfahrungen. Das heißt, um Klänge einordnen zu können, sind Lernprozesse nötig, in deren Verlauf die Hörprozesse konditioniert wurden. Das Resultat dieser Lernprozesse, das Klangmuster, muß abrufbar gespeichert werden, um bei Bedarf mit dem momentan vorliegenden Reiz verglichen werden zu können. Wie all dies im Detail abläuft, ist Gegenstand aktueller Forschung. Offenbar gibt es auf Klangmuster spezialisierte Neuronen, von denen einige in Abbildung 44 gezeigt sind. Akustische Mustererkennung läuft dann ganz ähnlich ab, wie wir das im Visuellen gewohnt sind, etwa nach dem Schema: Dies ist ein Baum, ein Laubbaum, Ahorn, Bergahorn. Jeder dieser Schritte in Richtung Erkennen ist mit einem spezifischen physikalischen Faktum verknüpft (im Beispiel: Baumstamm, Äste, Blätter, Blattform). Bei der Einordnung von Schall analysieren wir vor allem die Art und Weise, wie sich der Klang und mit ihm sein Obertonspektrum aufbaut.

In Abbildung 61a–f ist für einige Instrumente das Einschwingverhalten einzelner Töne zu sehen. Wenn man das zeitliche Verhalten dieses Einschwingens betrachtet, so erkennt man, daß ein Schlaginstrument wie die Trommel sehr schnell, in weniger als 0,02 Sekunden anspricht, und daß die Saiteninstrumente Cembalo, Klavier und Geige schneller die volle Tonamplitude erreichen, als dies

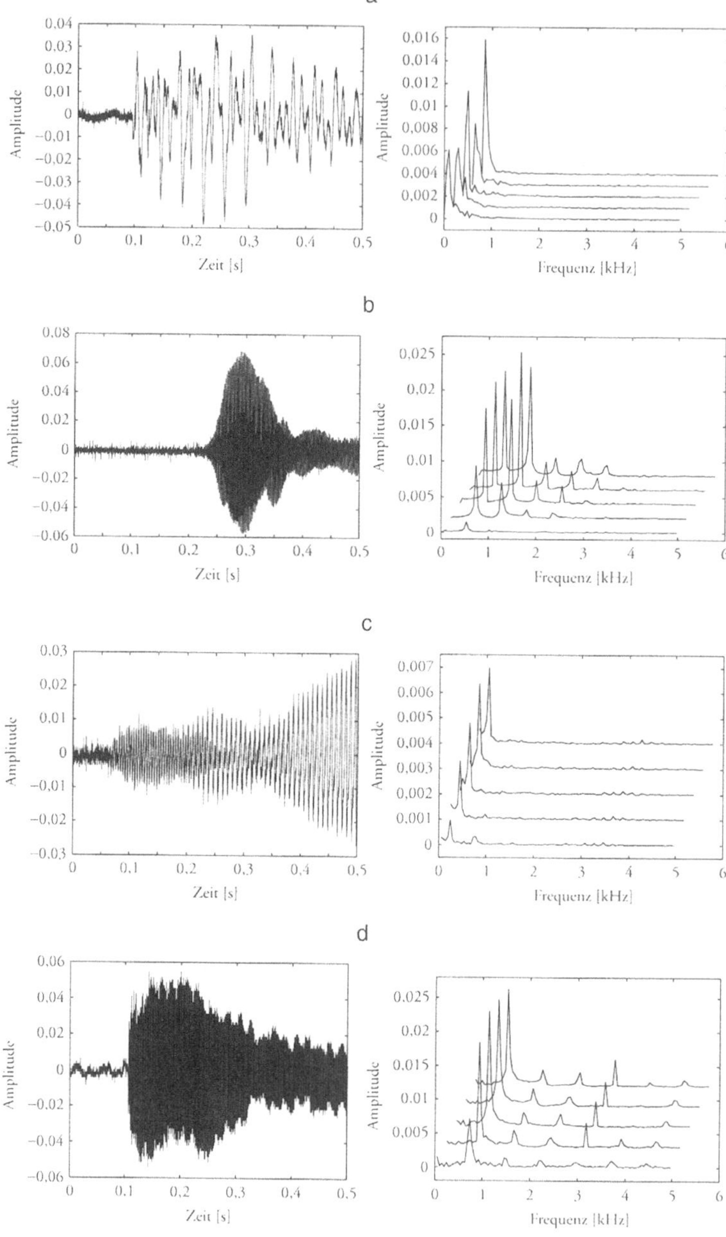

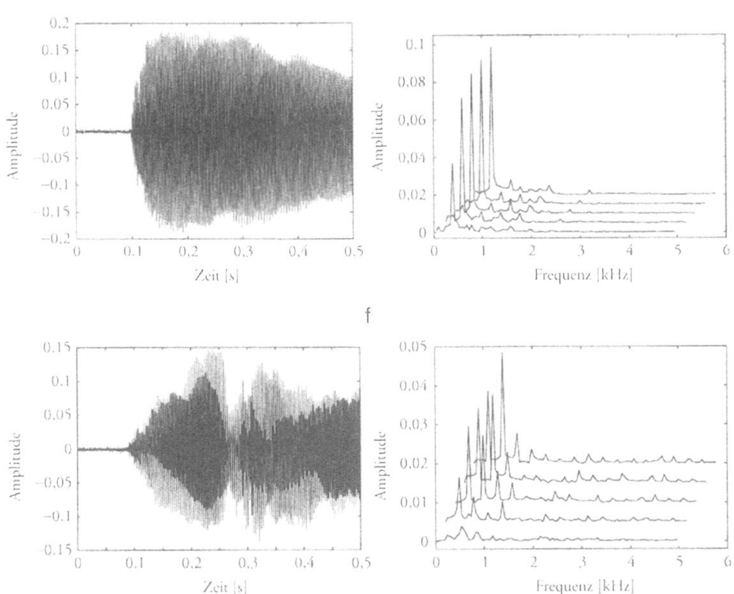

Abbildung 61: Der Toneinsatz und das Einschwingen von Tönen auf verschiedenen Instrumenten. Gezeigt sind links die Zeitspektren und rechts die zugehörigen Frequenzspektren, wie sie sich in den ersten 0,1 Sekunden nach dem Einsetzen des Tones in Zeitschritten von 0,02 Sekunden entwickeln. In den Frequenzspektren wurde für die Amplitude eine lineare Skala verwendet, was die graphische Darstellung etwas übersichtlicher macht. Um leichter auf die bisher benutzte dB-Skala umdenken zu können: Zwischen Grundton und 1. Oberton sind beim Cembalo 15 dB, beim Klavier 24 dB Unterschied in der Amplitude. a) Baßtrommel (Ton A, 55 Hz); b) Flöte (Ton c², 523 Hz); c) Orgel (Ton B, 116 Hz!); d) Cembalo (Ton fis², 740 Hz); e) Klavier (Ton g¹, 392 Hz); f) Violine (Ton d¹, 234 Hz); der Ton d¹ wird erst als Sechzehntel und dann (bei 0,28 Sekunden) als Achtel gespielt.

die Pfeifeninstrumente Flöte und Orgel tun. Das Anreißen oder Anschlagen einer Saite erfolgt eben mehr oder weniger prompt, das Aufbauen eines stabilen Drucks, wie er zum Spielen eines Blasinstruments benötigt wird, dauert dagegen eine gewisse Zeit. So kann man Abbildung 61 entnehmen, daß der Tonaufbau beim Cembalo etwa 0,02, beim Klavier 0,06 und bei der Violine 0,07 Sekunden dauert, und daß diese Zeiten bei der Flöte 0,08 und bei einer Orgel länger als 0,1 Sekunde sind. Mit Angabe dieser Einschwingzeiten soll nur ein qualitativer Eindruck vermittelt werden. Im Detail variieren diese Zeiten mit der Lautstärke, Tonhöhe, Klangfarbe und Spieltechnik des Musikers.

Trotzdem eignet sich diese grobe Zeitanalyse als ein erstes Kriterium zur Sortierung von Klängen. Wenn man die Zeitspektren der Abbildung 61 genauer betrachtet, fällt auf, daß bereits während der ersten 0,05 Sekunden des Tonaufbaus eine Modulation in der Amplitude der Töne stattfindet. Zum Teil sind diese Modulationen auf Schallreflexionen im Aufnahmeraum zurückzuführen. Zum Teil spiegeln diese Amplitudenänderungen aber wider, wie sich die Schallenergie im Laufe der Zeit auf die Obertöne des Klangs verteilt. Diese Umverteilung von Schallenergie erfolgt ganz charakteristisch für die verschiedenen Instrumente, was ein weiteres, verfeinertes Kriterium zur Sortierung von Klängen liefert. Wenn man sich daraufhin die Frequenzspektren in Abbildung 61 ansieht, wird deutlich, wie sich die Intensität der einzelnen Obertöne im Laufe der Einschwingzeit eines Tones aufbaut. Der Unterschied zwischen Klavier und Violine wird dabei ebenso einsichtig wie zwischen Flöte und Orgel.

Betrachtet man die zeitaufgelösten Obertonspektren etwas genauer, so kann das Auge viele Unterschiede erkennen, die nicht notwendigerweise auch die Unterschiede sein müssen, auf die wir besonders hören. Um zu zeigen, wie vielfältig Schall in seiner zeitlichen Entwicklung aussehen kann, soll trotzdem auf die Besonderheiten dieser Spektren detaillierter eingegangen werden.

Die Spektren der Baßtrommel (Abb. 61a) sind arm an Partialtönen (genaueres Hinschauen zeigt, daß die Linien keine harmonischen Frequenzen aufweisen, ein Charakteristikum vieler Instrumente, die durch Schlagen angeregt werden). Nach mehrfachem Umverteilen der Intensität zwischen den zwei tiefsten Partialtönen, stabilisiert sich nach 0,05 Sekunden die Grundschwingung.

Im Flötenklang (Abb. 61b) sind Grund- und erster Oberton etwa gleich stark angeregt; ihre Intensität baut sich etwa gleichzeitig auf. Höhere Harmonische sind deutlich schwächer und kommen erst 0,04 Sekunden später ins Spiel. Im gezeigten Beispiel sind nicht mehr als fünf Obertöne zu sehen. Wieviele von ihnen angeregt werden, hängt vom Spieler der Flöte und der Lautstärke ab, mit der gespielt wird. Aber auch bei lautem Spiel in tiefen Lagen sind selten mehr als etwa zehn Obertöne auszumachen.

Der gezeigte Orgelklang (Abb. 61c) ist etwas Besonderes. Er zeigt beim ersten Aufbau des Tones keine Obertöne (das, was bei Frequenzen über 1 kHz sichtbar ist, ist Untergrundrauschen der Wiedergabeelektronik). Unterhalb 1 kHz sieht man im Frequenzspektrum zu Beginn neben dem 233 Hz-Ton (b) noch einen nicht harmonischen Ton bei 780 Hz (g^2), der aber in etwa 0,04 Sekunden verebbt, während der 233 Hz-Ton über 0,05 Sekunden anwächst. Nur, dieser Ton wird trotz seiner langen Dauer nicht gehört! Gehört wird der Grundton bei 116 Hz, der aber erst nach 0,1 Sekunde merklich einsetzt, wie man sich durch einen Blick auf das Zeitspektrum des Orgeltons vergewissern kann (oder durch Anhören des Beginns des 2. Satzes von G. F. Händels Orgelkonzert op. 4, Nr. 4). Orgelpfeifen werden über Klappen und Schieber mit Luft versorgt. Es dauert eine gewisse Zeit, bis die Ventilklappen in Position sind. Das führt zu einer länger als 0,2 Sekunden dauernden Amplitudenmodulation des Orgeltons, wie das im Zeitspektrum Abbildung 16c zu sehen ist. Über die Beimischung der Oktave in Orgeltöne wurde bereits gesprochen. Hier wird optisch deutlich, daß die Oktave alleine, und lange vor dem Grundton erklingt. Dies zeigt, daß der Hörprozessor entweder seine Entscheidung über die Tonhöhe erst relativ spät trifft, da man sonst den zuerst erklingenden Ton b und nicht den Ton B hören müßte, oder aber, daß harmonische Töne gesondert behandelt werden. Darauf wird noch näher eingegangen werden.

Das Anreißen einer Cembalosaite geschieht prompt und produziert viele Obertöne, die alle von Anfang an in den Obertonspektren der Abbildung 61d vertreten sind. Die Intensitätsverteilung auf die Obertöne ist bereits nach 0,02 Sekunden abgeschlossen. Sieht man von dem kurzzeitigen Einbruch der Amplitude des 4. Obertons ab, der nach 0,04 Sekunden auftritt und der deshalb auch von der In-

204 terferenz mit einer reflektierten Schallwelle herrühren kann, so ändert sich an dieser Intensitätsverteilung mit fortschreitender Zeit im wesentlichen nichts mehr.

Töne auf dem Klavier sind nicht sehr reich an Obertönen, wie Abbildung 61e zeigt. Im Vergleich zum Grundton g^1 sind die Obertöne außerdem schwach ausgeprägt und schwanken in ihrer Intensität. Der Grundton baut sich langsam auf, während der 4. Oberton rasch abebbt. Zu Beginn klingen mehrere Zusatztöne mit (z. B. 0,04 Sekunden lang schwach das e^2 (659 Hz), das sich im weiteren in der Oktave e^3 bei 1320 Hz stabilisiert). Wie bei anderen Instrumenten auch, hängt das Obertonspektrum stark von der Spieltechnik ab. Beim Klavier spielt dabei die Zeit eine Rolle, die der Hammer mit der Saite Kontakt hat (je nach Frequenz und Lautstärke sind das ungefähr 0,003 Sekunden).

Wegen des besonderen Anregungsmechanismus, des Anstreichens von Saiten mit den Haaren eines Bogens, ist der Ton einer Violine reich an Obertönen, wie Abbildung 61f zeigt. Dabei spricht die Geige oft zuerst mit dem ersten Oberton an. Erst nach 0,04 Sekunden wird der Grundton intensiver als der Oberton, um nach 0,1 Sekunde wieder schächer zu werden, während sich die Intensität im ersten Oberton weiter aufbaut. Die Amplituden der höheren Obertöne sind etwa nach 60 Millisekunden (0,06 Sekunden) voll entwickelt und schwanken dann im weiteren Zeitverlauf. Daß Geigentöne auch ganz andere Obertonamplituden haben können, zeigt ein Vergleich mit Abbildung 62.

Die dauernde Amplitudenmodulation in den Obertönen (Abb. 61f) läßt die Schaltstationen längs der Hörbahn nie zur Ruhe kommen, was aufmerksam und wach hält. Die Situation ist gänzlich anders bei einem Cembalo-Ton (Abb. 61d), bei dem alle Obertöne von Anfang an voll entwickelt sind, wobei sich auch mit fortschreitender Zeit ihre Amplituden kaum ändern. Man sieht hier direkt, was man hört: den „strengen" Cembalo- und den „lebhaften" Streicher-Ton.

Im Einschwingverhalten der Töne gibt es also genügend Unterschiede, um entscheiden zu können, welches Instrument diese Töne erzeugt hat. Natürlich treten dabei auch Schwierigkeiten auf.

Über Nachverdeckungseffekte im kritischen Zeitbereich von 0,01 bis 0,05 Sekunden wurde bereits gesprochen. Außerdem treffen gerade in diesem Zeitbereich die ersten Reflexionen von Schall unser Ohr, was eine sichere Diagnose erschweren kann. Manchmal brauchen deshalb auch geschultere Ohren etwas länger, bis sie eine endgültige Entscheidung treffen können. Meist werden dann Zusatzkriterien herangezogen.

Eine solche Zusatzinformation kann aus charakteristischen Nebengeräuschen bei der Tonerzeugung durch den Spieler des Instruments gewonnen werden. Töne, die beim Anblasen von Pfeifen an der Blaslochkante entstehen, oder solche, die über die Bogenführung bei Streichinstrumenten hervorgerufen werden, können Entscheidungshilfen liefern. Es kann aber auch die Art und Weise sein, wie auf einem Instrument Ton auf Ton gespielt wird. Die Abbildung 61f zeigt dies für die Violine (Abb. 17 für Sprache).

Die instrumentenspezifische Spieltechnik zwingt den Musiker, Tonwechsel in einer charakteristischen Weise auszuführen. Betrachtet man Abbildung 61 etwas genauer, so wird man feststellen, daß es dunklere und hellere Stellen in der graphischen Darstellung des Zeitverlaufs der Schallamplituden gibt. Diese Schwärzungsunterschiede resultieren aus der eingeschränkten graphischen Auflösung für höhere Frequenzen. Schwärzere Stellen signalisieren intensiveren Obertongehalt im Klang. In Abbildung 61f erkennt man am Zeitspektrum des Geigentons, daß im Zeitbereich von 0,25 bis 0,28 Sekunden der Obertongehalt des Klangs stark verringert wurde, während gleichzeitig die Amplitude des Grundtons nur halbiert wurde. Der Grundton klingt also weiter, wenn eine Geige zwei gleiche Töne hintereinander spielt. Trotzdem ist die Zäsur zwischen den beiden Tönen deutlich zu hören (Abb. 61f zeigt den Beginn von J. S. Bachs Partita II).

Tonwechsel werden auf jedem Instrument anders erzeugt. Deshalb eignen sie sich als zusätzliches Entscheidungskriterium, wenn ein Klang einem Instrument zugeordnet werden muß. Die unterschiedlichen zeitlichen Strukturen der in Abbildung 61 gezeigten Klangspektren sind Grundlage jeder Klangzuordnung. Ob diese Un-

206 terschiede alle gleichgewichtig bei unserer Entscheidung, wie ein Klang einzuordnen ist, eine Rolle spielen, ist derzeit unklar. Man sollte sich vor Augen führen: Es ist *nicht* die Verteilung der Schallintensität auf die einzelnen Obertöne, es ist nicht das Obertonspektrum an sich, das uns entscheiden läßt, welche Stimme wir sprechen, welches Instrument wir spielen hören, sondern es ist die Art und Weise, wie sich die Intensitätsverteilung in den Obertönen beim Einsetzen eines neuen Tones in den ersten 0,05 Sekunden aufbaut.

Wenn ein Ton länger als etwa eine Sekunde andauert, kann man sich an sein Einschwingverhalten nur noch schlecht zurückerinnern. Viele Leute können dann nicht mehr entscheiden, welches Instrument diesen Ton erzeugt hat. Auch bei kürzeren Tönen, denen man das Einschwingverhalten wegnimmt, erkennt man nicht mehr, von welchem Instrument sie stammen. Wer sich ein wenig mit der Handhabung der Soundkarte eines Computers auskennt, kann sich das folgende Beispiel leicht selbst vorspielen: Läßt man Klaviermusik rückwärts ablaufen, so ist der Klangeindruck ein gänzlich anderer als der eines Klaviers, obwohl sich an den Frequenzen, an den Amplituden der Obertöne nichts geändert hat. Was sich geändert hat, ist „nur" der zeitliche Ablauf des Klanges. Wie man diesen ungewohnten Klang einordnen wird, kann man sich überlegen: Ein Klavierton schwingt etwa so langsam aus (vergl. Abb. 17), wie eine Orgelpfeife einschwingt (Abb. 61c). Wenn man die Zeit umdreht, wird das Ausschwingen zum Einschwingen und umgekehrt. Die in der zeitverkehrten musikalischen Sequenz hörbaren Töne haben also ein pfeifenartiges Einschwingverhalten. Umgekehrter Klavierklang klingt so wie ungewohnter Pfeifenklang, ungewohnt deshalb, weil es keine natürliche Schallquelle gibt, die Töne so abrupt beendet, wie ein Klavierklang anfängt (Abb. 61b).

Für die Schallanalyse durch den Hörprozessor haben sich drei unterschiedliche Zeitbereiche als wichtig herausgestellt. In diesen Zeitbereichen ändert sich jeweils die Strategie, wie Schall bewertet wird:

Stetiger, lang andauernder, sich nicht mehr ändernder Schall wird von uns nicht mehr empfunden, wir ignorieren ihn. Dies gilt mehr oder weniger für alles, was länger als einige Sekunden monoton andauert. Die Ventilation einer Klimaanlage, der Lärm eines Automotors oder der Lärm einer fernen Straße ist für uns nur deshalb erträglich, weil solcher Dauerschall vom Gehirn als uninteressant eingestuft und deshalb aus dem Bewußtsein verdrängt wird.

Für Zeiten kürzer als 0,1 Sekunden werden im wesentlichen die transienten Vorgänge im Schall bewertet, das charakteristische Einschwingverhalten von Musikinstrumenten und von Stimmen. Wegen der Trägheit unserer Rachen- und Mundmuskulatur fällt auch das Formieren von Wortsilben in diesen Zeitbereich. Die Lautstärke, die Tonhöhe kann zwar auch für kurze Töne bewertet werden, diese Bewertung wird jedoch um so schwieriger, je kürzer die Töne werden. Die Tonhöhe von 0,01 Sekunden kurzen 100 Hz-Tönen wird um 50 % falsch, die von 500 Hz-Tönen um 5 % und von Tönen von 1 bis 2 kHz immerhin noch um 2 % falsch eingeschätzt. Bei noch höheren Tönen steigt die Fehlbeurteilungsquote wieder an. Kurze 100 Hz-Töne können also bis zu einer Quinte, 500 Hz-Töne noch um einen Halbton falsch gespielt werden, ohne daß das sonderlich auffällt. Musiker nutzen diesen Effekt, wenn sie bei schnellen Ton-Läufen nicht so sehr auf die Intonation achten.

Eine sichere Bewertung wird für Tonhöhen und Lautstärken im Zeitbereich von 0,1 bis 1 Sekunde erzielt. Schallsignale dieser Dauer sind noch nicht langweilig, sie werden also beachtet, und da die transienten Vorgänge im Schall zu diesem Zeitpunkt bereits vom Gehirn eingeordnet sind, erkennen wir Bekanntes und können es sicher bewerten.

Wie gut unsere subjektive Bewertung mit der physikalischen Realität übereinstimmt, wird durch das in den Abbildungen 62b und 62c gezeigte Beispiel demonstriert. Berücksichtigt man, daß der Amplitudenmaßstab bei Abbildung 62b auf die Hälfte verkleinert wurde, findet man in der Summe über alle Obertöne etwa gleiche Schallpegel für die drei dargestellten Töne. Und genau das war die Aufgabe für den Geiger: Die Töne sollten möglichst gleich laut mit unterschiedlicher Klangfarbe gespielt werden. Um bei den

Frequenzspektren der Abbildung 62 nicht vom Einschwingvorgang der Töne beeinflußt zu werden, wurde der Anfang der Töne ausgeblendet (Gleiches gilt für das Ausklingen des Tons). Das Bild sollte also repräsentativ dafür sein, wie ein Geiger seinen in einem Raum klingenden Ton hört und im eingeschwungenen Zustand spieltechnisch kontrolliert. Wir werden auf diese Abbildung nochmals zurückkommen, wenn es um virtuelles Hören geht.

Hier sei nur noch eines angemerkt: Beim Betrachten der im Spielbetrieb gewonnenen Frequenzspektren der Abbildungen 62b und 62c fällt auf, daß die Verteilung der Schallintensität auf die Obertöne vom Geiger oder der Geigerin aktiv durch die Bogentechnik gestaltet wird. Es war die gleiche Geige, die da ganz unterschiedliche Obertonspektren bei etwas geänderter Bogenführung produzierte. Es ist also der Geiger, nicht die Geige, die den Klang macht. Ein sehr guter Geiger wird auch auf einer mittelmäßigen Geige gute Musik machen. Nur greift kein guter Musiker freiwillig zu einem Instrument, auf dem zu spielen wenig Spaß macht, weil es seinen Gestaltungswünschen nicht entgegenkommt und er so das gewünschte Klangbild nur mit Anstrengung produzieren kann*.

Das absolute Gehör – subjektive und absolute Tonhöhe

In Abbildung 62 ist noch etwas zu sehen, das beim Musizieren von Bedeutung ist, die Fähigkeit, nicht falsch zu spielen. Dem Geiger, der in Abbildung 62a den Ton g^1 zu greifen hatte, wurde nämlich zusätzlich die Aufgabe gestellt, den Ton etwas falsch zu spielen. Wie

---

* Es würde hier zu weit führen zu demonstrieren, daß die seit über 30 Jahren mit immer wieder verfeinerten Methoden gemessenen Resonanzspektren von Geigen, von Musikinstrumenten im allgemeinen, in den allermeisten Fällen nichts damit zu tun haben, wie gut das Instrument spielbar ist, wie gut es klingt. Solche Resonanzspektren werden nicht unter Bedingungen gewonnen, wie sie beim Spiel eines Instruments vorherrschen. Sie sind deshalb meist unbrauchbar für Aussagen über den im Spielbetrieb wichtigen psychoakustischen Zeitbereich von 0,01 bis 0,1 Sekunden.

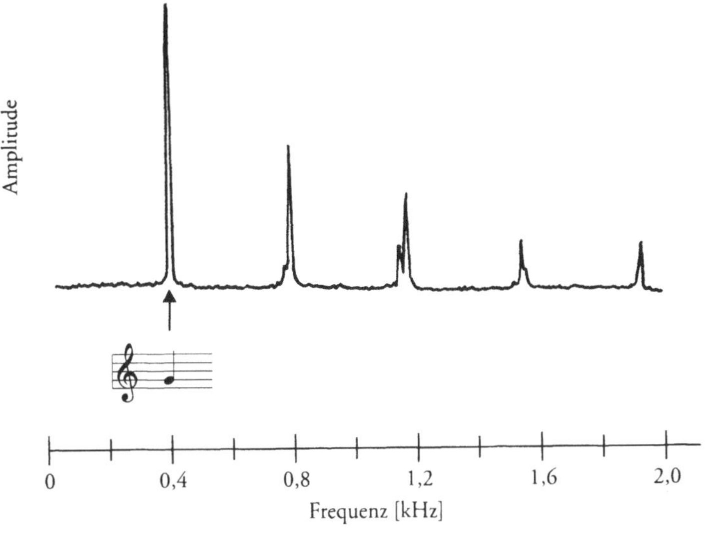

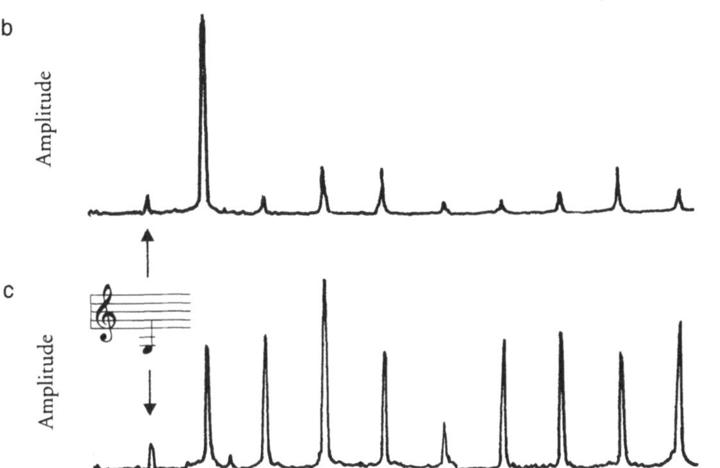

Abbildung 62: Frequenzspektren von drei Geigentönen. Gespielt wurden die mit Pfeilchen markierten Töne (g¹, g und g), die auch in Noten-Notation zu sehen sind. Die Frequenzanalyse wurde im Zeitbereich von 0,2 bis 0,3 Sekunden durchgeführt, also 0,2 Sekunden nach dem Ansetzen des jeweils 0,5 Sekunden dauernden Tons. Die Aufgabe des Geigers war, die Töne im Teilbild (a) und (c) gleich laut zu spielen, beziehungsweise sie im Teilbild (b) und (c) unterschiedlich, aber gleich laut klingen zu lassen. Man beachte, in b) ist der Amplitudenmaßstab gegen a) und c) um den Faktor zwei verkleinert.

er das macht, sieht man in der Abbildung 62a an den Obertönen, die offensichtlich keine einfachen Linien mehr sind. Am deutlichsten wird das an der doppelten Linienform des zweiten Obertons, die daher kommt, daß bei jedem Saiteninstrument nicht nur die direkt angeregte Saite schwingt, sondern auch andere, nicht direkt gespielte Saiten ein wenig mitklingen können. Hier in der Abbildung 62a klingt die tiefste Seite der Geige mit (in Abb. 62c sind es rechts und links vom ersten Oberton die mittleren beiden Geigensaiten). In Abbildung 62a sieht man, daß der fünfte Oberton der mitschwingenden tiefsten Saite bei falschem Spiel nicht mehr exakt mit dem zweiten Oberton des gespielten Tons zusammenpaßt, was ein Musiker natürlich bemerkt und normalerweise entsprechend korrigiert (im Beispiel der Abb. 62a ist der Ton um 50 Cent „daneben", was 3 % entspricht, oder einem Viertelton, und somit auch für Laien hörbar ist).

Die Tonhöhenbestimmung unseres Gehörs geschieht also bezogen auf eine Referenztonhöhe. Die Tonhöhenbewertung geschieht relativ zu einer anderen Tonhöhe. Diese Referenztonhöhe muß nicht unbedingt eine Frequenz sein, die von außen kommt, es kann auch eine Referenzfrequenz sein, die wir im Kopf haben. Im Kurzzeitgedächtnis ist dies für die meisten von uns die Frequenz, die der Hörprozessor gerade bearbeitet oder bearbeitet hat, oder aber auch die Frequenz, die wir als Resultat eines Lernprozesses im Vergleich mit der gerade erlebten Vorgeschichte erwarten. Mit dieser Frequenz im Kopf vergleichen wir, wenn wir sagen: „Sing doch nicht so falsch".

Manche Menschen haben eine innere Referenzfrequenz, die sie permanent abfragen können, diese Leute verfügen über das *absolute Gehör*. Ein absolutes Gehör ist erlernt. Je nachdem, wie die absolut Hörenden Musik praktizieren, bilden sich die verschiedensten Spielarten von absolutem Hören aus. Das reicht von absolut nur für einige Tonhöhen über absolut nur bei einem bestimmten Instrument oder nur passiv absolut, das heißt diese Menschen können zwar die Tonart nennen, in der gespielt wird, sie können sie aber nicht singen, bis zu den Personen, die aktiv absolut hören und, obwohl sie keine Sänger sind, auf Zuruf einen Ton frequenzgenau im ersten Ansatz treffen. Für alle mit absolutem Gehör gilt, daß sie ihre Fähigkeit nur auf komplexe Töne, Töne mit Obertönen anwenden können. Absolutes Hören mit reinen Tönen funktioniert nicht, was einmal mehr zeigt, wie wichtig beim Hörprozeß die Bewertung der Obertonspektren ist.

In psychoakustischen Experimenten mit reinen Tönen stellte sich heraus, daß für Töne, die tiefer als 500 Hz sind, die meisten Menschen eine Verdoppelung oder Halbierung der Tonfrequenz auch als eine Verdoppelung oder Halbierung der Tonhöhe empfinden. Wie Abbildung 63a zeigt, gilt dies jedoch nicht für alle Frequenzen. Wenn jemand aufgefordert wird, einen Ton in seiner Tonhöhe so einzustellen, daß er ihn halb so hoch wie einen Referenzton hört, erhält man mit reinen Tönen das gezeigte Resultat: Je höher die Töne werden, desto größer wird die Kluft zwischen Empfindung und physikalischer Realität. Die Oktave eines reinen 8 kHz-Tons wird von der Mehrheit der Leute nicht bei 4 kHz empfunden, sondern bei 1,3 kHz (die Pfeile in Abb. 63 markieren das)! Diese als halbe Tonhöhe empfundene Frequenz wird als Referenztonhöhe (auch Verhältnistonhöhe) in der Psychoakustik verwendet. Da sie über die Oktavempfindung eine „melodische" Tonhöhe ist, hat sie die Einheit *mel* bekommen. Die rechte Skala der Abbildung 63a ist in mel angegeben. Vergleicht man diese Abbildung mit Abbildung 34, so sieht man, daß natürlich auch diese Skala mit den kritischen Bandbreiten der Frequenzgruppen auf der Basilarmembran verknüpft ist. Längenabstände auf der Basilarmembran halbieren oder verdoppeln heißt in etwa Oktaven empfinden.

Für komplexe Töne empfinden wir ähnlich, wie es eben für reine Töne geschildert wurde. Im Vergleich zu reinen Sinustönen werden aber komplexe Töne für Frequenzen unter 1 kHz mit kleiner werdender Frequenz zunehmend höher empfunden. Für Tonhöhen um 100 Hz beträgt diese Frequenzverschiebung etwa 3 %. Plausibel wird dieses Verhalten durch einen Blick auf Abbildung 56: Komplexe Töne regen über ihre Obertöne die Basilarmembran schwerpunktmäßig auch in Frequenzgruppen an, die zu höheren Frequenzen gehören als der Grundton. Man hört das. Obertonarm

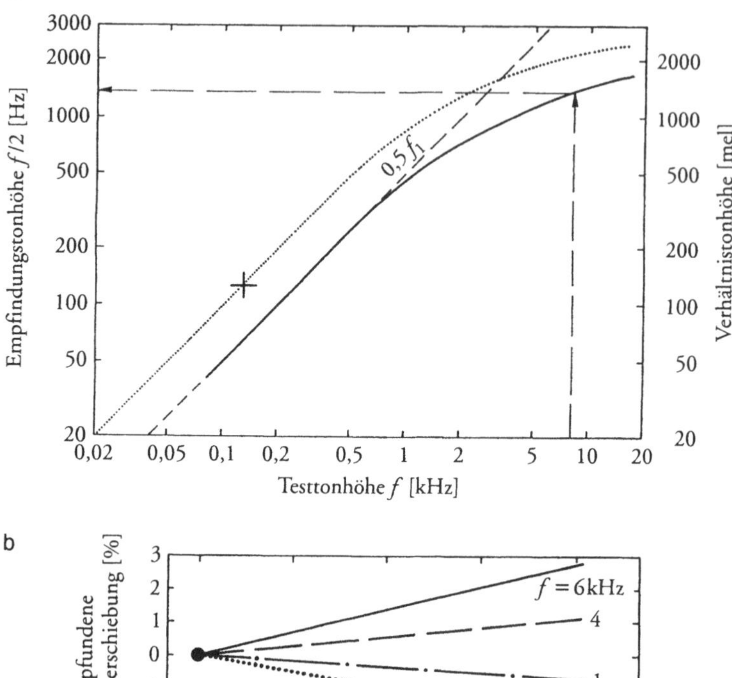

Abbildung 63: Empfundene Tonhöhen in Abhängigkeit von der Frequenz. a) Für reine Töne unterschiedlicher Tonhöhe gibt die durchgezogene Kurve auf der zugehörigen linken Skala die Frequenz an, bei der man die Oktave unterhalb des Vergleichtons empfindet. Vor allem für hohe Töne gibt es starke Abweichungen (Pfeile bei 8 kHz). Die Skala auf der rechten Seite gibt die relativ empfundene Tonhöhe in mel (von Melodie) an. Zu ihr gehört die punktierte Linie, von der man (mit einem Kreuz markiert) ablesen kann, daß ein Ton mit 125 Hz wie 125 mel empfunden wird, daß ein 8 kHz-Ton jedoch nur wie 2100 mel empfunden wird, also als Oktave zu einem 2100 kHz-Ton. b) Lautstärkeabhängigkeit der Tonhöhenverschiebung reiner Töne verschiedener Frequenz. Die prozentuale Verschiebung der Tonhöhe ist bezüglich eines pianissimo (40 dB) klingenden Vergleichstons gleicher Frequenz angegeben. (Aus: E. Zwicker, H. Fastl (1990): Psychoacoustics, © 1990 Springer-Verlag, Berlin)

gespielte Instrumente klingen einen Hauch zu tief. Obertonarme
Töne sind für das menschliche Ohr vor allem die höchsten auf einem Instrument spielbaren Töne.

Natürlich hat dies auch Auswirkung auf die musikalische Praxis.
Musiker intonieren obertonarme Töne höher, und Klavierstimmer
müssen die Stimmung des Flügels zu hohen Frequenzen hin strek-
ken. Wenn Flötisten piano blasen, müssen sie auch höher intonieren, dies hat nur bei den hohen Lagen (und da auch nur zum Teil)
mit dem gerade Besprochenen zu tun, ansonsten wird bei leisem
Spiel durch die aus spieltechnischen Gründen bedingte Mundstellung zum Blasloch die akustisch wirksame Länge der Flöte um eine Kleinigkeit verlängert, was den Ton etwas tiefer machen würde,
wenn der Spieler dem nicht durch höheres Intonieren entgegenwir-
ken würde.

Unser Tonhöhenempfinden wird auch von der Lautstärke der
Töne beeinflußt. In welcher Weise dies geschieht, zeigt Abbildung
63b. Für Töne um etwa 1,5 kHz hat die Lautstärke kaum Einfluß auf die empfundene Tonhöhe. Im Vergleich zu einem leisen
Ton werden Töne mit steigender Lautstärke und Frequenz zunehmend als höher empfunden. Als zunehmend tiefer werden Töne mit
zunehmender Lautstärke dann empfunden, wenn ihre Frequenzen
kleiner als 1 kHz werden. Der empfundene Tonhöhenunterschied
zwischen sehr laut und sehr leise beträgt bei einem 200 Hz-Ton allerdings nur 25 Cent, ein Frequenzunterschied, der gerade noch von
Laien wahrgenommen werden kann.

Virtuelles Hören

Die virtuelle Welt ist keine Erfindung des Multimedia-Zeitalters.
Beim Hören kommen virtuelle Töne seit alters vor. Wir hören Töne, die es nicht gibt und die kein Mikrophon detektieren kann.
Trotzdem haben mit diesen virtuellen Tönen alle großen Telefonge-
sellschaften schon lange vor Aufkommen der Satellitentechnik ihre

Geschäfte gemacht. Was es mit diesen Tönen auf sich hat, ist Gegenstand dieses Abschnittes.

Virtuelles hat viele Gesichter, hier ist aber immer gemeint, daß es um etwas geht, das nicht außerhalb unseres Kopfes existiert. Das können Träume oder das Sehen von Geistern sein, es kann aber auch Musik sein, die man beim Partiturlesen hört. Träume und Geister haben keine offensichtlichen physikalischen Ursachen. Die vorgestellte Musik hat eine physikalische Ursache: die Noten der Partitur, die über visuelle Reize akustische Empfindungen hervorrufen. Trotzdem besteht vorgestellte Musik nicht aus virtuellen Tönen. Virtuelle Töne sind an Schall gebunden, virtuelle Töne haben eine akustische Ursache. Jeder, der Schall hört, hört diese virtuellen Töne. Nicht jeder, der auf Noten blickt, hört auch Musik.

Es gibt zwei Arten dieser virtuellen Empfindung, denen gemeinsam ist, daß die empfundenen Töne in den auf das Ohr treffenden Schallwellen nicht nachzuweisen sind, die ansonsten aber unterschiedliche Ursachen haben. Für die eine Sorte virtueller Tonwahrnehmung zeichnet der Hörprozessor verantwortlich, speziell die Art, wie er harmonische Obertöne verarbeitet. Die zweite Sorte virtueller Töne entsteht im Mittelohr und in der Hörschnecke verstärkt dann, wenn Schall sehr laut wird. Diese Sorte virtueller Töne sind mit heutiger Meßtechnik auch als Schallwellen in der Lymphflüssigkeit des Innenohrs nachzuweisen. Ob dieser Schall sich dort aber hauptsächlich wegen der komplizierten Übertragungsfunktion des Gehörs (vergl. Abb. 28) oder wegen der motorischen Eigenschaften der äußeren Haarzellen findet (siehe zweites Kapitel), ist noch nicht geklärt.

Wie man sich diese virtuellen Tonwahrnehmungen vorstellen kann, soll Abbildung 64 optisch veranschaulichen. Im oberen Teilbild symbolisiert das fett gedruckte Wort die Information, die durch Schallwellen übertragen werden soll. Selbst wenn diese Information, wie in der zweiten Zeile geschehen, verstümmelt wird, erkennen wir, was gemeint ist. Das Muster wird erkannt. Wir ergänzen gemäß unserer Erfahrung, was fehlt. In Abbildung 1 wurde dies bereits an Hand der Ponzo-Täuschung vorgestellt: Wenn mehr als einige

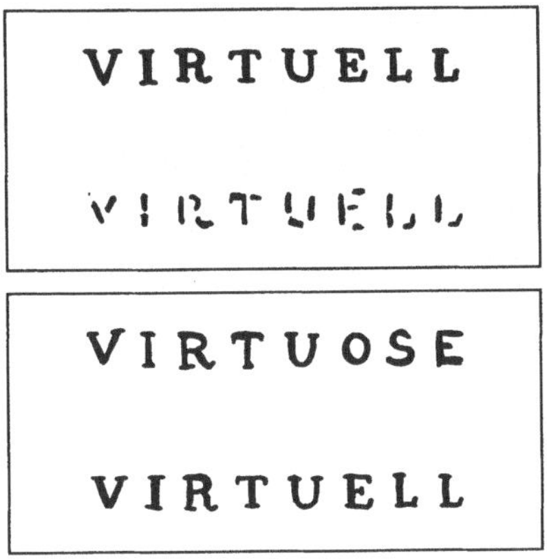

Abbildung 64: Zur Erläuterung virtueller Töne. a) Mustererkennung als Charakteristikum des Grundton-Hörens; Muster werden erkannt, auch wenn Teile des Musters fehlen. b) Musterverzerrung als Eigenheit des Kombinationston-Hörens (nichtlineares Hören).

Elemente eines Musters zusammenpassen, dann vernachlässigen wir die Elemente, die nicht direkt ins Muster passen. In Abbildung 64 werden die fehlenden Teile der Buchstaben ergänzt. Da Fehlendes sowieso ergänzt wird, kann man es auch von Anfang an fehlen lassen, die Information kann bereits verstümmelt durch die Schallwelle übertragen werden. Akustische Beispiele dazu werden gleich besprochen werden, sie laufen unter der Bezeichnung: *Residuum-* oder *Grundtonhören.*

Das untere Teilbild in Abbildung 64 soll die zweite Art virtuellen Hörens illustrieren. Wieder symbolisiert das fett gedruckte „Virtuell" die in den Schallwellen enthaltene Information. Diesmal wird aber durch die Übertragung die Information geändert, nicht gänzlich, aber doch so, daß sich ein neuer Sinn ergibt. Aus „Virtuell" ist ein „Virtuose" geworden. Dieser geänderte Sinn wird wahrgenommen. Beim Hören können solche Tonverzerrungen durch das Klirren der Mittelohrknöchelchen entstehen. Akustische Beispiele laufen unter der Bezeichnung: *Nichtlineares Hören.* Mit nichtlinear wird diese Art von Wahrnehmung deswegen bezeichnet, weil eins

216 und eins nicht zwei ergibt, sondern mindestens drei: Ein Flöten-
duett, das nicht zu leise in mittelhohen Lagen spielt, begleitet sich
selbst mit einer dritten und vierten Stimme. Die Spieler hören dies
ebenso wie das Publikum, nur von einem Mikrophon lassen sich
diese Zusatzstimmen nicht einfangen, da sie aus virtuellen, nur subjektiv empfundenen Tönen bestehen.

Nichtlineares Hören

In Abbildung 65a ist in Noten-Notation einer der am einfachsten
zu hörenden Zusatztöne, ein dritter Ton, wenn zwei andere Töne
gleichzeitig gespielt werden, gezeigt. Diese gespielten Töne werden
im weiteren Originaltöne genannt. Sie sollten möglichst obertonarm
und nicht zu leise sein, damit der virtuelle Ton gut zu hören ist. Der
virtuelle Ton heißt *Differenzton.* Seine Tonhöhe wird nämlich bei
der Frequenz empfunden, die sich aus der Differenz der Frequenzen
der gespielten Töne ergibt. Die Lautstärke des Differenztons ist etwa
die Summenlautstärke (in dB) der Originaltöne minus 130 dB. Originaltöne im Fortissimo produzieren also nur einen Differenzton in
Mezzoforte.

Die Wahrnehmung eines Differenztons kann verhindert werden,
wenn den Testpersonen zusätzlich zu den Originaltönen ein Ton mit
der Differenzfrequenz zum Hören angeboten wird. Von einem Drei-
Ton-Schall werden dann nur zwei Töne gehört. Diese Auslöschung
ist nur verständlich, wenn der Differenzton irgendwo real vorhanden
ist. Wie bereits angedeutet, entsteht er im Mittelohr und der Hörschnecke wegen der stark lautstärkenabhängigen Übertragungseigenschaften des Hörorgans. Mit sehr empfindlichen Mikrophonen können Differenztöne im Innenohr nachgewiesen werden.

In Abbildung 66a sind die nichtlinearen Töne gezeigt, die man
über die elektrischen Potentiale in der Lymphe des Innenohrs nach-
weisen kann. Es zeigt sich, daß auch andere Kombinationen von
Differenzfrequenzen und Summenfrequenzen hörbar werden können. Solche Töne heißen daher *Kombinationstöne* (in Abb. 66b sind
ihre Tonhöhen schematisch zusammengestellt). Sie sind unter an-

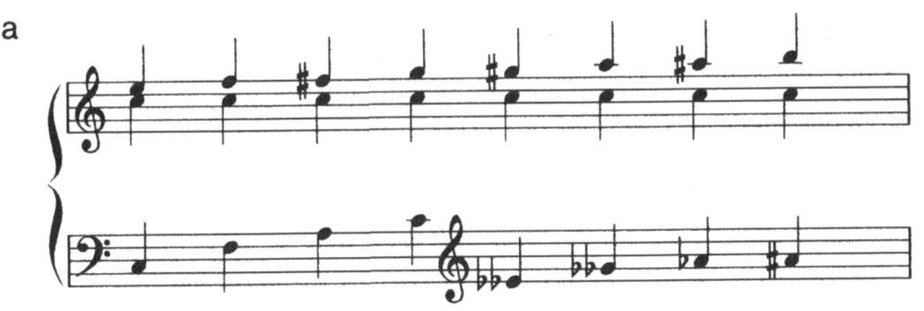

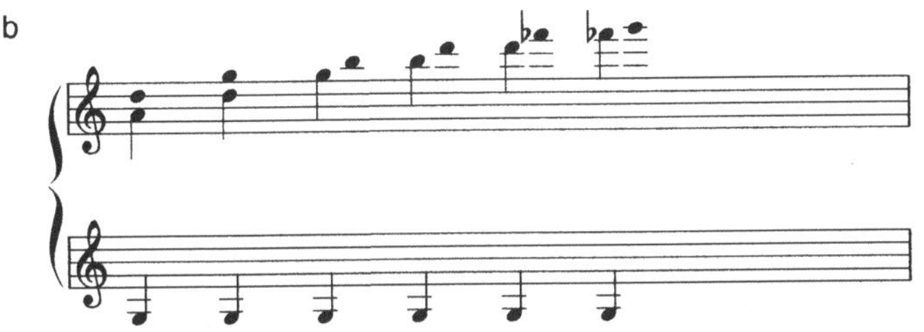

Abbildung 65: Notenbeispiele für (a) Differenzton- und (b) Grundton-Hören (so gut sich eben Differenzfrequenzen oder Harmonische in eine Noten-Notation bringen lassen). a) Die obere Notenzeile zeigt die beiden Originaltöne, wovon einer bei fester Tonhöhe (523 Hz, c²) gehalten wird und der andere vom e² an chromatisch ansteigt (659, 698, 740, 784, 831, 880, 932 und 988 Hz). Die untere Notenzeile zeigt die Differenztöne, die man bei den Frequenzen 136, 175, 217, 261, 308, 357, 411 und 465 Hz hört. b) Ein spezieller Differenzton ergibt sich (untere Zeile, Ton g), wenn die zwei Originaltöne (obere Zeile) aus aufeinanderfolgenden (1./2., 2./3., 3./4. usw.) Obertönen des Differenztons bestehen: Es ergibt sich jedesmal der Grundton der harmonischen Obertonsequenz, der Ton g.

derem das Produkt des amplitudenabhängigen Klirrens der Gehörknöchelchen. Das Klirren wird um so stärker, je lauter der Schall ist. Nichtlineare Kombinationstöne werden deswegen um so lauter wahrgenommen, je lauter der Schall ist. Lauter Schall verdeckt leisen Schall. Die Originaltöne dominieren die Lautstärke des Schalls, deshalb sind Töne im Frequenzbereich oberhalb der Originaltonhöhen (f_1 und f_2 in Abb. 66b) meist verdeckt. Die Summenkombinationstöne ($f_1 + f_2$) sind deshalb fast nie zu hören. Daß sie maskiert werden können, ist ein weiterer Beweis dafür, daß Kombinationstöne reale Töne sein müssen, zu deren Entstehung auch die efferente Innervierung der äußeren Haarzellen beiträgt. Das aktive Eingreifen des Hörprozessors bewirkt, daß die Lautheitsempfindung für Kombina-

218 tionstöne nicht nur von der Amplitude der Originaltöne, sondern auch von deren Frequenzdifferenz abhängig wird.

Da Differenz-Kombinationstöne immer leiser sind als die Originaltöne, die sie erzeugen, sind sie in der musikalischen Praxis auch beim Duett-Spiel oft verdeckt, es sei denn, sie werden durch zwei sehr laute Instrumente hervorgerufen, deren Tonhöhen nicht zu weit (oder fast eine Oktave weit) auseinander liegen, so daß die Differenztonhöhe in den Baßtonbereich fällt (vergl. Abb. 66b) und somit in einen Bereich, in dem geringere akustische Aktivität herrscht (vergl. auch Abb. 65a). Mit der Soundkarte eines PC lassen sich die verschiedenen Kombinationstöne leicht hörbar machen, wenn man die Frequenz eines Tons festhält ($f_1 \sim 1$ kHz) und die zweite Frequenz im Bereich plus/minus einer Oktave zeitlich variiert (f_2 von 0,5 bis 2 kHz). Es lassen sich dann die Differenztöne durch ihre mit- und gegenläufige Tonhöhenbewegung im Vergleich zum Originalton f_2 leicht ausmachen.

Wird Musik mit mehreren Instrumenten gespielt, oder werden die Originaltöne sehr obertonreich, dann verschwindet die Wahrnehmung von Kombinationstönen, nicht nur weil sie mit der komplexer werdenden Musik zunehmend verdeckt werden, sondern auch weil

---

Abbildung 66: Nichtlineares Hören: Differenz- und Summenfrequenzen bei starker Zwei-Ton-Erregung. a) Bei unterschiedlichen Differenz- und Summenfrequenzen gemessene elektrische Potentiale in der Innenohrlymphe eines Meerschweinchens als Funktion der Lautstärke der Originaltöne mit den Frequenzen $f_1 = 1$ kHz und $f_2 = 2{,}8$ kHz. ($f_{1,2}$ bezeichnet hier nicht den musikalischen Ton $f_{1,2}$, sondern einen Ton der Frequenz f_1 oder f_2). Unterhalb der für die Originaltöne (f_1, f_2) gemessenen Potentiale sind die für vier Differenztöne gemessenen Potentiale gezeigt. Rechts davon – mit verschobenem Null-Punkt – sind vier Summentöne zu sehen. Von oben nach unten finden sich im Innenohr die Differenzfrequenzen $2f_2-f_1$, f_2-2f_1, f_2-f_1 und $2f_2-2f_1$. Als Summenfrequenzen (von oben nach unten) finden sich $2f_2+f_1$, f_2+f_1, f_2+2f_1 und $2f_2+2f_1$. b) In einer Oktaven-Frequenzskala sind in schematischer Darstellung die Originaltonfrequenzen f_1 und f_2 und einige sich daraus ergebende Kombinationstonfrequenzen zu sehen. Im Bereich der dick ausgezogenen Linien sind sie gut zu hören. c) Wahrnehmen von Schwebungen, wenn die Tonhöhen von f_1 und f_2 in etwa gleich sind. Neben der Differenzfrequenz f_2-f_1 ist auch die Breite einer Frequenzgruppe angegeben. Ton-Verschmelzung (F), Schwebung (S) und Rauheit (R) findet alles innerhalb der Bandbreite einer Frequenzgruppe statt, Differenztonwahrnehmung (D) setzt erst außerhalb ein.

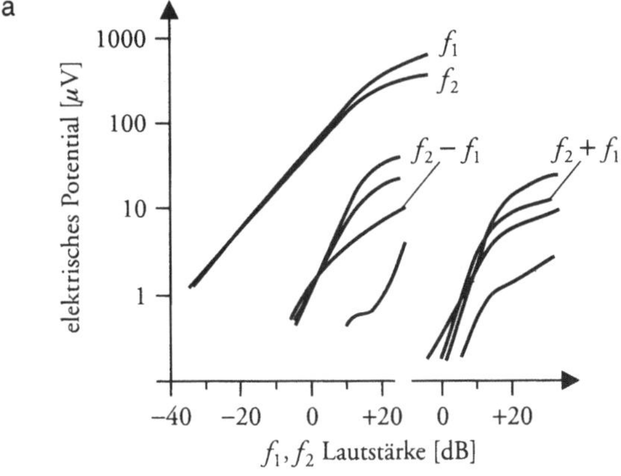
a
1000
100
10
1
elektrisches Potential [μV]
f_1
f_2
$f_2 - f_1$
$f_2 + f_1$
−40
−20
0
+20
0
+20
f_1, f_2 Lautstärke [dB]

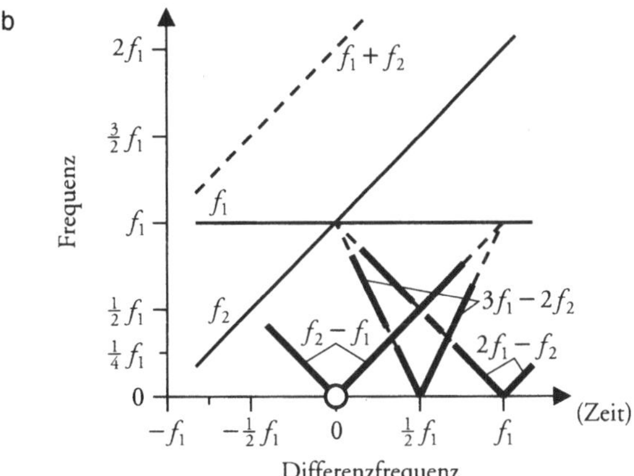
b
$2f_1$
$\frac{3}{2}f_1$
f_1
$\frac{1}{2}f_1$
$\frac{1}{4}f_1$
0
Frequenz
$f_1 + f_2$
f_1
f_2
$f_2 - f_1$
$3f_1 - 2f_2$
$2f_1 - f_2$
$-f_1$
$-\frac{1}{2}f_1$
0
$\frac{1}{2}f_1$
f_1
(Zeit)
Differenzfrequenz

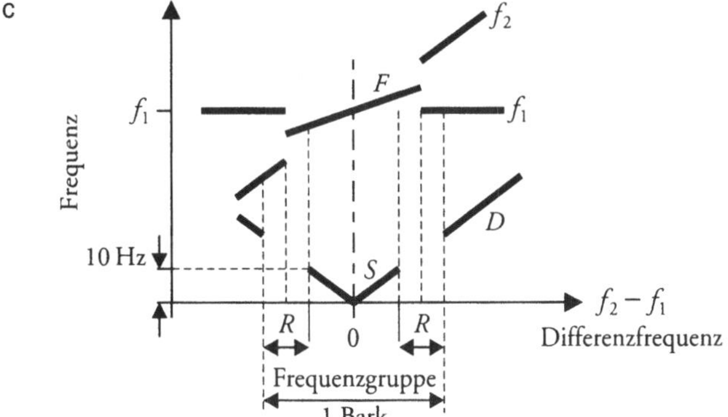
c
Frequenz
f_2
f_1
f_1
F
D
S
10 Hz
R
0
R
$f_2 - f_1$
Differenzfrequenz
Frequenzgruppe
1 Bark

man sich auf die Stimme mit den Kombinationstönen zunehmend schwerer konzentrieren kann. Wenn man allerdings ein Instrument die Töne kurz und hart (staccato und sforzato) spielen läßt, wird auch der Einsatz der Kombinationstöne markant, was deutlich zur Wahrnehmung beiträgt und wieder einmal zeigt, daß es die Änderungen im Schall sind, die vom Hörprozessor mit hoher Priorität bearbeitet werden.

Als spezieller Bereich stellt sich der Tonhöhenbereich dar, in dem die Frequenzen der beiden Originaltöne fast gleich sind (Abb. 66c). Es ist der Bereich, in dem man die Töne schweben hört. Man hört das An- und Abschwellen der Amplitude eines einzigen Tones. Die Periodendauer dieser Amplitudenmodulation wird um so länger, je näher sich die Frequenzen der Originaltöne kommen. Das Phänomen wird als *Schwebung* bezeichnet. Zu schweben beginnen Töne dann, wenn sie sich in der Tonhöhe weniger als 10 Hz unterscheiden. Sind die Tonhöhen gleich (perfektes Unisono), verschwindet die Schwebung. Dieser Effekt wird beim Stimmen von Instrumenten ausgenutzt. Während man Schwebungen hört, verschmelzen die Tonhöhen der Originaltöne zu einer einzigen Tonhöhe der halben Summenfrequenz (siehe Abb. 66c, $(f_1 + f_2)/2$). Der Übergang vom Differenztonhören zur Schwebung klingt rauh. Darüber wurde bereits im vorigen Abschnitt gesprochen: Es ist der Bereich der Dissonanz, in dem maximale Erregung der Basilarmembran durch zwei Töne nur in dem Viertel einer Frequenzgruppe vorliegt.

Grundtonhören

Eine ganz spezielle Art von Differenzton ist der Grundton einer harmonischen Obertonreihe. Die Differenzfrequenz zwischen zwei aufeinanderfolgenden Obertönen ergibt immer die Frequenz des Grundtons (Abb. 65b; dabei sollte bedacht werden, daß diese Notation reine Töne meint und nicht Töne, wie sie von Musikinstrumenten produziert werden). Da wir im täglichen Leben nur mit natürlichen Tönen konfrontiert werden, die immer aus Grundton und Obertönen bestehen (vergl. Abb. 61), hat sich unser Gehirn daran gewöhnt, den Grundton und seine Obertöne gesondert zu behandeln. Dies hat dazu geführt, daß für den Grundton als speziellen Differenzton nicht gilt, was im vorigen Abschnitt über Differenztöne gesagt wurde. Es ist klar, daß, je mehr Obertöne am Ton beteiligt sind, desto intensiver der Grundton als Differenzton in Erscheinung treten muß. Als besonders effektiv erweisen sich da die zweiten, dritten und vierten Obertöne.

Anders als es gerade für das nichtlineare Hören skizziert wurde, kann auch sehr leiser Schall, der als Originaltöne harmonische Obertöne besitzt, zu einer Differenzton-, also zur Grundtonwahrnehmung führen. In der Lymphe der Cochlea ist bei so geringen Schallpegeln noch keine Anregung mit der Differenzfrequenz zu finden. Deshalb überrascht es auch nicht, daß diese Grundtonwahrnehmung nicht maskiert werden kann. Dieser Ton ist einfach physikalisch nicht existent. Daher kann man auch mit diesem virtuellen Ton keine Schwebungseffekte mit anderen Tönen auslösen.

Auch wenn die zwei Obertöne, aus denen sich die Grundtonwahrnehmung ergeben soll, jeweils einzeln dem linken und rechten Ohr angeboten werden, wird der Grundton gehört. Der Obertonprozessor im Gehirn erkennt, daß zwei Töne harmonisch zueinander sind, er erkennt das Muster und ergänzt den fehlenden Grundton.

Da offensichtlich beim Hören kein Weg am Obertonprozessor vorbeiführt, kann man sich die Fähigkeit unseres Gehörs zunutze machen, Grundtöne zu ergänzen. Auch wenn sie im Schall nicht vorhanden sind, werden sie wahrgenommen. Dies ist seit langer Zeit bekannt (über das Erzeugen der tiefsten Orgeltöne durch zwei statt einer Pfeife wurde bereits gesprochen).

Weniger bekannt ist, daß es gerade an dieser Fähigkeit unseres Hörens liegt, daß Schlaginstrumente wie ein Glockenspiel überhaupt melodisch empfunden werden. Glocken, Gongs und ähnliche Instrumente haben keine harmonischen Obertöne. Erst ab dem vierten Oberton wird die Abfolge der höheren Obertöne quasi harmonisch, allerdings zu einer Grundfrequenz, die viereinhalb mal höher ist als die Grundschwingung der Glocke. Wir nehmen den Klang mit dieser viereinhalb mal so hohen Frequenz wahr.

Weitgehend unbekannt ist auch, daß Streichinstrumente einfach zu klein sind, um die tiefsten auf ihnen gespielten Töne noch mit einer merklichen Amplitude abstrahlen zu können. Ein Blick auf Abbildung 62b und 62c demonstriert dies: Die Amplitude des Grundtons (g) ist wesentlich kleiner als die des ersten Obertons (g^1). Verglichen mit der Schallintensität in den Obertönen ist die Schallintensität im Grundton verschwindend klein, und trotzdem nehmen wir ihn wahr, auch wenn er im Pianissimo gespielt wird. Wir empfinden ausschließlich seine Tonhöhe (g), und nicht die der Oktave (g^1). Geigentöne werden vom g bis zum h über das Residuumhören wahrgenommen. Die Tonhöhenempfindung dieser Töne ist virtuell. Dies ist ein glücklicher Umstand für Instrumentenbauer und Spieler. Um diese Töne (g mit h) direkt hören zu können, müßten Geigenkörper um mindestens 10 Zentimeter länger gebaut werden, und darüber hinaus müßten die Spieler so ein stark modifiziertes Instrument „greifen" können[*].

Auch in der Nachrichtentechnik hat sich seit den 30er Jahren dieses Jahrhunderts das virtuelle Hören etabliert. Beim Telefon werden aus Kostengründen nur Frequenzen zwischen 0,3 und 3 kHz übertragen, obwohl die Grundfrequenz einer Baßstimme um 100 Hz liegt und ein Baß beim Sprechen Frequenzen zwischen 0,1 und 6 kHz benützt. Da bei der Spracherkennung die Vokalverständlichkeit eine größere Rolle spielt als die der Zischlaute, kann die obere Frequenzgrenze auf 3 kHz abgesenkt werden. Am Telefon sind dann zwar keine schönen „s" oder „ts" mehr hörbar (dazu wären Frequenzen bis mindestens 5 kHz nötig, s. a. Abb. 17 und Abb. 18), aber die Formanten der Vokale liegen alle im übertragenen Frequenzbereich. Aufgrund unserer Fähigkeit des Grundtonhörens, macht es nichts aus, den Grundton und zwei der Obertöne der Baßstimme nicht zu übertragen. Man könnte sogar noch weiter gehen, denn ein Baß wird auch noch erkannt, wenn man die untere Übertra-

---

[*] Eine Bratsche ist etwa um 10 cm größer als eine Geige. Sie klingt aber nicht wie eine Geige, da mit der geometrischen Vergrößerung des Instruments aus Stabilitätsgründen auch Parameter verändert werden müssen, die das Einschwingverhalten stark beeinflussen.

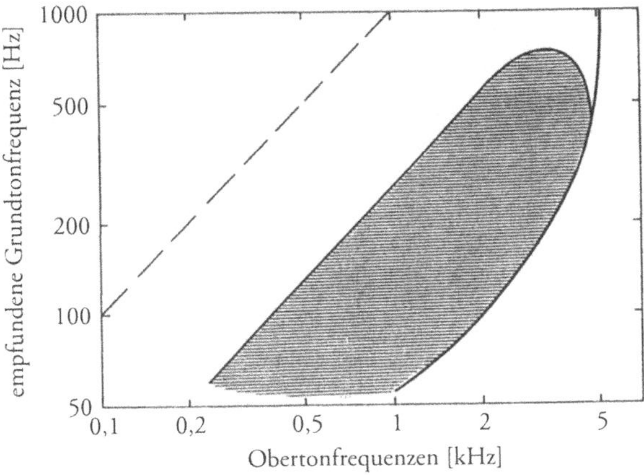

Abbildung 67: Grundton-Hören. Die gestrichelte Linie gibt die wahrgenommene Frequenz des virtuellen Tons an, wenn mehrere Obertöne mit Frequenzen rechts von dieser Linie den komplexen Ton zusammensetzen. Die durchgezogene Kurve gibt die Frequenz an, die der tiefste dieser Obertöne haben muß, damit es noch zum Residuumhören kommt. Nur links von dieser Kurve ist also Grundtonhören möglich. Das schraffierte Gebiet gibt den Frequenzbereich an, für den der virtuelle Ton aus dem Angebot von nur drei Obertönen herausgehört wird. (Aus: E. Zwicker, H. Fastl (1990): Psychoacoustics, © 1990 Springer-Verlag, Berlin)

gungsfrequenzgrenze auf 0,6 kHz anheben würde. Allerdings würde man dann bereits den ersten Formanten der Stimme zu stark beschneiden, was sich negativ auf die Sprachverständlichkeit auswirken würde. Verglichen mit dem, was im letzten Abschnitt über die digitalen Möglichkeiten der Signalflußreduktion gesagt wurde, mutet dieses erste merkantile Ausnützen einer psychoakustischen Tatsache etwas archaisch an, wird doch kein anderer Effekt benutzt als einer, der – zwar unbewußt – das musikalische Alltagsgeschehen seit Jahrhunderten mitbestimmt hat.

Unsere Fähigkeit, den Grundton aus einem Schall herauszuhören, in dem nur seine Obertöne vorhanden sind, ist eingeschränkt. Dies zeigt Abbildung 67 für das Grundtonhören bei Vorliegen von drei Obertonkomponenten. Nur wenn der tiefste dieser drei Obertöne im schraffierten Frequenzbereich liegt, wird der Grundton empfunden. Ein Residuum wird nur gehört, wenn seine Tonhöhe einer

224 Frequenz von nicht viel mehr als 500 Hz entspricht. Dies läßt vermuten, daß der Obertonprozessor seine Fähigkeiten mit Hilfe der menschlichen Sprache erlernt hat. Die Idee, daß Obertöne über einen speziellen Prozessor bearbeitet werden, hatte E. Terhardt Anfang der 70er Jahre. Wie neuronale Strukturen dieses Prozessors aussehen könnten, ist in Abbildung 68 skizziert.

Das Zusammenbauen komplexerer Nervenstrukturen, wie sie zum Erkennen von Instrumenten, Sprache oder Musik benötigt werden, erfordert nicht nur Strukturen, die Orte (Frequenzen) miteinander korrelieren (Abb. 68), sondern auch solche, die Zeitabläufe (Abb. 49) analysieren können, beziehungsweise die erlauben, Zeitstrukturen mit den Frequenzstrukturen zu verknüpfen. Das sich daraus ergebende Kombinationsmuster muß dann mit der Intensitätsinformation korreliert werden, damit Muster bereitgestellt werden können, die so komplexe Schalle wie Sprache und Musik charakterisieren. Wie dieses Zusammenschalten der neuronalen Unterprozessoren zum gesamten Hörprozessor im Detail funktioniert, ist derzeit noch Gegenstand der Streitgespräche der Experten. Unstrit-

---

Abbildung 68: Modell eines neuronalen Obertonprozessors, bei dem auf der Eingangsseite die Frequenzinformation bereits in eine Ortsinformation kodiert ist (oben zu sehen der Grundton f_0 und die Obertöne f_1 bis f_9). Die Vernetzung durch die vertikalen Nervenfasern ist angeboren; auch die horizontalen Fasern a) und b) symbolisieren den Zustand bei der Geburt. Im Laufe des Lernprozesses mit natürlichen Tönen bilden sich Synapsen an den Stellen erhöhter Aktivität, also dort, wo an den Kreuzungspunkten immer wieder die Grund- und Obertonerregung aufeinandertreffen. Dies könnte zu den Fasern c) und d) führen. Solche Fasern feuern auch, wenn nur Obertöne und kein Grundton vorhanden ist. Erregt wird aber der Nerv, der für den Grundton steht, weshalb auch der Grundton wahrgenommen wird. Aber da die Fasern c) und d) auch feuern würden, wenn nur ein einzelner Ton (z. B. f_5) vorhanden ist, sind solche Fasern für den Obertonprozessor unbrauchbar. Er benötigt noch eine Korrelation mit zwei benachbarten Obertönen. Diese kann durch neuronales Verknüpfen der Fasern e) und f) mit jeweils zwei benachbarten Obertonbereichen realisiert werden. Die Neuronen e) und f) feuern nur, wenn entweder der für sie zuständige Grundton vorliegt oder zwei aufeinanderfolgende Harmonische zu diesem Grundton. Der Ton f_5 alleine kann so eine Faser nicht mehr erregen. Um zu verhindern, daß Subharmonische (z. B. die Oktave darunter) die Faser auch erregen, ist eine Hemmung nötig, wie sie im Prinzip für die Nervenfaser f) skizziert ist.

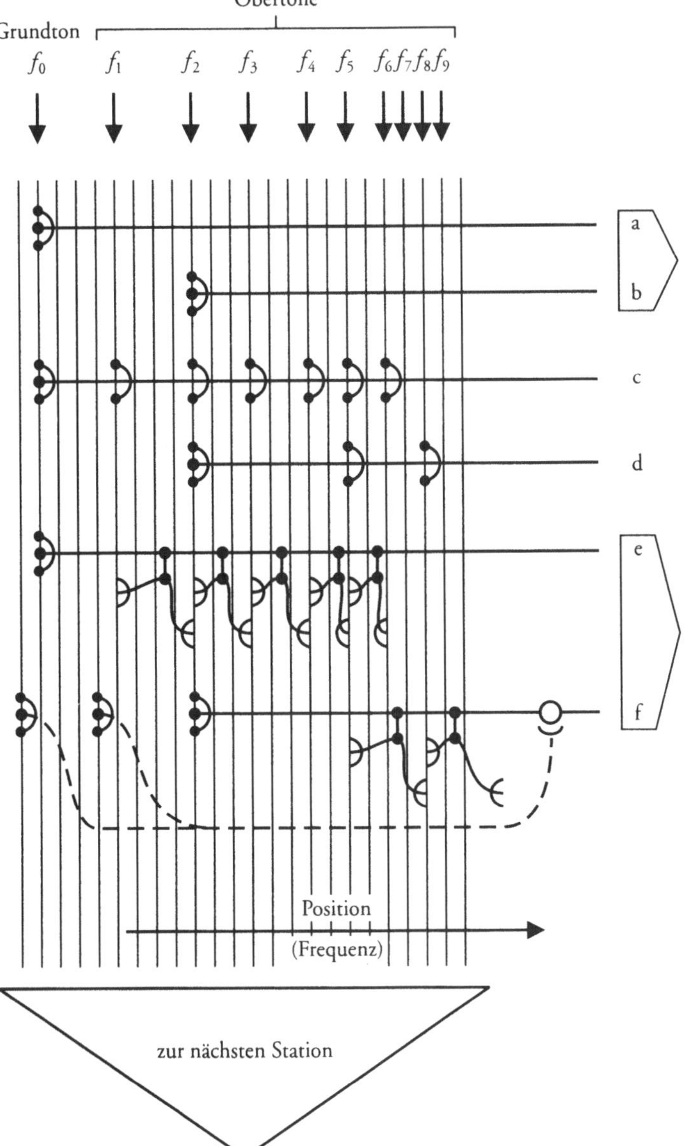

Grundton
Obertöne
f_0 f_1 f_2 f_3 f_4 f_5 f_6 f_7 f_8 f_9
a
b
c
d
e
f
zum Korrelator
Position
(Frequenz)
zur nächsten Station

tig ist aber, daß die Innervierung des Hörprozessors zum Großteil nach Bedarf gewachsen ist, als wir sprechen und laufen lernten.

Zusammenfassung des psychoakustischen Teils

Die Psychophysik zeigt durch gezieltes Experimentieren Zusammenhänge zwischen den physikalischen Reizen unserer Sinnesorgane und den dadurch bei uns hervorgerufenen Empfindungen auf. Die Psychoakustik macht Aussagen darüber, was wir wahrnehmen, wenn unsere Ohren durch wohldefinierte akustische Signale gereizt werden. Es hängt von der Problemstellung, der Versuchsdurchführung und den Strategien ab, mit denen die Testpersonen befragt werden, ob solche Aussagen quantitativ oder nur qualitativ gemacht werden können.

Quantitativ sind die meisten Resultate, wenn ein Schwellenverhalten untersucht wird (Hör-/Schmerzschwelle) oder wenn es gilt, gerade noch wahrnehmbare Änderungen in der Tonhöhe oder in der Lautstärke von Schall festzulegen. Qualitative Aussagen sind mit vielen Fragestellungen verbunden, bei denen auch die Prägung durch unser gesellschaftliches Umfeld eine Rolle spielt (dissonanter/harmonischer Klang). Da psychoakustische Untersuchungen unsere Wahrnehmung hinterfragen, helfen sie uns nicht nur zu verstehen, wie das periphere Nervensystem funktioniert, sondern sie erlauben uns auch Rückschlüsse auf die Funktionsweise des zentralen Nervensystems, das über die afferente Innervierung nicht nur Information erhält, sondern das über die efferente Nervenanbindung dem Sinnesorgan auch Befehle erteilt.

Ein solcher Befehl ist die Hemmung. Beim beidohrigen Hören können die neuronalen Laufzeitstrecken zwischen den beiden Ohren über einen Zeittaktgeber wechselweise freigegeben und gehemmt werden, was es zumindest für tiefe Töne erlaubt, die Zeitdifferenz festzulegen, die der Schall zwischen beiden Ohren unterwegs ist.

Hohe Töne werden vom neuronalen Prozessor zuerst verarbeitet, was dazu führt, daß sie in vielen Bereichen unseres Hörens die Wahrnehmung dominieren. Diese Wahrnehmung ist kategorisch.

Eine zuerst gehörte Tonhöhe, ein zuerst gehörter Klang dominiert
unsere Wahrnehmung. Wir ordnen spätere Klänge ähnlicher Klangfarbe so ein, daß sie „ins Bild" passen.

Die empfundene Lautheit eines reinen Tones hängt von der
Stärke der Erregung innerhalb einer Frequenzgruppe auf der Basilarmembran ab. Die Lautheit eines Tones, eines Klanges ergibt
sich aus der Summe der Erregungen aller Frequenzgruppen. Obertöne ändern deshalb nicht nur die Klangfarbe eines Tones, sie tragen
auch ganz wesentlich zur Lautheit bei. Beim Spielen von Musikinstrumenten (Flöten/Geigen) wird die Lautheit eines Tones durch
die Schallintensität in den Obertönen bestimmt, nicht durch die
im Grundton.

Lauter Schall kann leisen verdecken. Die Maskierung eines Tones durch einen anderen Ton hängt von der Lautstärke und der
Frequenz ab. Geräusche verdecken effektiver als Töne, da bei einem
Geräusch die Basilarmembran über wesentlich mehr Frequenzgruppen angeregt ist. Sänger benutzen Maskierungseffekte, um sich gegen ein Orchester durchzusetzen. Wir alle benutzen sie, wenn wir
Hintergrundgeräusche dadurch unhörbar machen, daß wir beispielsweise das Radio aufdrehen. Bei der Nachrichtenübertragung werden
zur Informationsflußreduzierung leise Töne dann nicht übertragen,
wenn ihre Tonhöhe der eines sehr lauten Tons benachbart ist.

Unsere Fähigkeit, Änderungen in der Lautheit festzustellen,
hängt sowohl von der Tonhöhe als auch von der Lautstärke des
Schalls ab. Die Empfindlichkeit unseres Gehörs nimmt zu, wenn
Schall in der Amplitude oder in der Tonhöhe zeitlich moduliert
wird. Bei Modulationsfrequenzen um 5 Hz ist unser Gehör am empfindlichsten. Dies gilt auch für Änderungen der Tonhöhe. Auf relative Änderungen der Tonhöhe sind wir etwa zehnfach empfindlicher
als für relative Änderungen der Lautstärke.

Amplituden- und frequenzmodulierter Schall ist die Grundlage
unseres akustischen Informationssystems. Allerdings darf die Modulationsrate nicht zu groß werden, da sonst das Zusammenwirken
der Hörschnecke und des Hörprozessors außer Tritt gerät und es zu
einer unangenehm rauhen Hörempfindung kommt.

228 Unser Ohr ist nach einer Erregung für eine erneute Erregung nicht sofort zugänglich. Dieser Effekt führt zur Nachmaskierung und diese kann unter Umständen zu einer reduzierten Sprachverständlichkeit führen. In zeitlich strukturierten Musiksequenzen wechseln sich Töne mit Pausen ab. Da wir das Ausklingen von Erregungskurven der Basilarmembran mitbewerten, verdecken die lauten Töne die stillen Pausen. Soll ein bestimmter Rhythmus gespielt werden, müssen deshalb Töne kürzer und Pausen länger gespielt werden, als die Notennotation das vorschreibt. Die empfundene Dauer von Tönen weicht erst unter 0,1 Sekunden von der objektiv gespielten Dauer ab. Auch die empfundene Lautheit wird für kürzer andauernde Töne reduziert. Ein Ton von 10 Millisekunden Dauer wird nur halb so laut empfunden wie der gleiche Ton von 100 Millisekunden Dauer.

Die ersten 50 Millisekunden eines Tones sind für die akustische Mustererkennung, das Zuordnen von Stimmen oder Klängen zu bestimmten Personen oder Musikinstrumenten besonders wichtig. In diesem transienten Schall ist das charakteristische Einschwingverhalten der Stimmen und Instrumente verschlüsselt. Bei der Informationsverarbeitung wird vor allem der zeitliche Ablauf bewertet, in dem sich das Obertonspektrum eines Klanges aufbaut.

Bei sehr hohen Tönen weicht die subjektiv empfundene Tonhöhe so stark von der objektiven ab, daß – je nach Lautstärke des Tones – erhebliche Korrekturen am Frequenzabstand von zwei Tönen angebracht werden müssen, wenn diese beiden Töne beispielsweise noch als eine Oktave empfunden werden sollen.

Absolutes Hören ist erlernt. Personen mit einem absoluten Gehör können die wahrgenommene Tonhöhe einer ganz bestimmten Frequenz zuordnen. Diese Zuordnung ist mit reinen Tönen nicht möglich, da sich unser Hörprozessor die dazu benötigte Referenztonhöhe aus dem Obertonspektrum eines Klanges verschafft.

Wir hören auch Töne, die im Schall, der unsere Ohren trifft, nicht vorhanden sind. Diese virtuellen Töne haben zwei Ursachen:

a) Über die Übertragungseigenschaften des Mittelohres und das aktive Eingreifen des Hörprozessors durch die äußeren Haarzellen

wird im Innenohr zusätzlicher Schall produziert, was dazu führt,
daß wir zu den Originaltönen auch Kombinationstöne hören, die
sich aus den Differenzfrequenzen der Originaltöne ergeben. Beträgt
die Differenzfrequenz weniger als 10 Hz, geht das Empfinden eines
Zusatztones in die Wahrnehmung einer Schwebung über, dem An-
und Abschwellen der Amplitude eines einzigen Tones. Schwebungseffekte werden beispielsweise beim Einstimmen von Instrumenten
benützt.

b) Ein ganz spezieller Differenzton ist der Grundton eines natürlichen Tones, denn er ergibt sich immer als Differenzton zweier
benachbarter Obertöne. Obertöne werden vom Hörprozessor besonders behandelt. Er komponiert aus ihnen den Grundton, den
wir deswegen auch dann wahrnehmen, wenn er im Klang nicht
vertreten ist. Dieses Grundtonhören ermöglicht erst die Wahrnehmung der tiefsten Töne einiger Musikinstrumente. Unsere Fähigkeit, Grundtöne herauszuhören, wird auch bei der Nachrichtenübertragung durchs Telefon oder über Satelliten genutzt.

Sie haben hier viel übers Hören gelesen, hören sie doch einfach
wieder einmal, jetzt mit geschärften Ohren.

Literatur

Die zu den einzelnen Themen angegebene Literatur soll dem Vertiefen des Problemkreises dienen. Die Bücher sind zum Teil nicht einfach zu lesen. Manche Bücher können nur noch in Bibliotheken eingesehen werden.

Leicht verständliche Bücher, die mehrere Aspekte behandeln

Pierce, J. R.: *Klang – Musik mit den Ohren der Physik.* Spektrum-Bibliothek Bd. 7, Spektrum Akademischer Verlag, Heidelberg, [2]1989.

Roederer, J. G.: *Physikalische und psychoakustische Grundlagen der Musik.* Springer-Verlag, Berlin, [2]1993.

Römer, C.: *Schall und Raum.* VDE-Verlag, Berlin, 1994.

Taylor, C.: *Der Ton macht die Physik. Die Wissenschaft von Klängen und Instrumenten.* Friedr. Vieweg Verlagsgesellschaft, Wiesbaden, 1994.

Terhardt, E.: *Psychophysikalische Grundlagen der Beurteilung musikalischer Klänge.* Edition Moeck, Celle, 1988.

Zwicker, E.; Feldtkeller, R.: *Das Ohr als Nachrichtenempfänger.* 2. neubearb. Aufl., Hirzel Verlag, Stuttgart, 1967.

Zur Physik von Schall

a) Physikalische Literatur

Cremer, L.; Hubert, M.: *Vorlesungen über technische Akustik.* Hochschultexte, 4. verb. und erw. Aufl., Springer-Verlag, Berlin, 1990.

Hering, E.; Martin, R.; Stohrer, M.: *Physik fr Ingenieure.* 5. überarb. Aufl., Springer-Verlag, Berlin, 1995.

Meyer, E.; Neumann, E.-G.: *Physikalische und technische Akustik.* Friedr. Vieweg Verlagsgesellschaft, Wiesbaden, 1979.

Pohl, R. W.: *Mechanik, Akustik, Wärme.* Bearb. von R. O. Pohl, 18. berarb. Aufl., Springer-Verlag, Berlin, 1983.

Zwicker, E.; Zollner, M.: *Elektroakustik.* 3. verb. und erw. Aufl., Springer-Verlag, Berlin, 1987.

232   *b) Musikalische Literatur*

Benade, A. H.: *Fundamentals of musical acoustics.* Oxford University Press, Oxford, 1976.

Beranek, L. L.: *Music, acoustics and architecture.* John Wiley, New York, 1962.

Campbell, M.; Greated, C.: *The musicians guide to acoustics.* J. M. Dent & Sons, London, 1987.

Hall, D. E.: *Musical acoustics: an introduction.* Wadsworth Publ. Company, Belmont, 1980.

Moravesik, M. J.: *Musical sound.* Salomon Press, 1987.

Rossing, T. D.: *The science of sound.* Addison-Wesley, Reading, 1982.

c) Akustische Aspekte von Musikinstrumenten

Cremer, L.: *Physik der Geige.* Hirzel Verlag, Stuttgart, 1981.

Fletcher, N. H.; Rossing, Th. D.: *The physics of musical instruments.* 3. korr. Nachdr., Springer-Verlag, Berlin, 1994.

Nederveen, C. J.: *Acoustical aspects of woodwind instruments.* Frits Knuf, Amsterdam, 1969.

Zu Anatomie und Physiologie des Ohres

Graaf, K. van de; Rhees, R. W.: *Schaum's human anatomy and physiology.* McGraw-Hill, New York, 1987.

Keidel, W. D. (Hrsg.): *Physiologie des Gehörs. Akustische Informationsverarbeitung.* Georg Thieme Verlag, Stuttgart, 1975.

Yost, W. A.; Nielsen, D. W.: *Fundamentals of hearing, an introduction.* Holt, Rinehart and Winston, New York, London, [2]1985.

Zilles, K.; Rehkämper, G.: *Funktionelle Neuroanatomie.* 2. korr. Aufl., Springer-Verlag, Berlin, 1994.

Zur Psychoakustik

Deutsch, D. (ed.): *The psychology of music.* Academic Press, London, 1982.

Green, D. M.: *An introduction to hearing.* Erlbaum, Hove, East Sussex, 1976.

Green, D. M.; Swets, J. A.: *Signal detection theory and psychophysics.* R. E. Krieger Publishing Company, New York, 1974.

Gulick, W. L.: *Hearing: Physiology and psychophysics.* Oxford University Press, Oxford, 1971.

Howell, P.; Cross, I.; West, R. (eds.): *Musical structure an cognition.* Academic Press, New York, 1985.

Kling, J. W.; Riggs, L. A. (eds.): *Woodsworth and Schlosbergs experimental psychology, Vol. 1: Sensation and perception.* Holt, Rinehart & Winston, New York, 1972.

Plomb, R.: *Aspects of tone sensation.* Academic Press, London, 1976.

Zwicker, E.: *Psychoakustik.* Springer-Verlag, Berlin, 1982.

Zwicker, E.; Fastl, H.: *Psychoacustics.* Springer-Verlag, Berlin, 1990.

Bücher von historischem Interesse (z. T. Nachdrucke)

Békésy, G. v.: *Experiments in hearing.* McGraw-Hill, New York, 1960.

Fechner, G. Th.: *Elemente der Psychophysik.* Leipzig, 1860.

Helmholtz, H. v.: *Die Lehre von den Tonempfindungen als physiologische Grundlage für die Theorie der Musik.* Friedr. Vieweg Verlag, 1863. Nachdruck Georg Holms Verlag, Hildesheim, 1968.

Rayleigh, Lord John William Strutt: *The theory of sound.* 1894. Nachdruck Macmillan, London, 1945.

Index

Vorsicht, Karte!

Mark Monmoniers originel-
les Buch ist ein amüsanter
Selbstverteidigungskurs
gegen die Tricks und Lügen
scheinbar objektiven Kar-
tenmaterials.

„Das Buch ist eine kurze
und gut zu lesende Anlei-
tung, wie man kartographi-
sche Manipulationen und
Lügen erkennt und selbst
solche Fehler beim Entwurf
von Karten vermeidet."
Raumforschung und Raum-
ordnung, Juni 1997

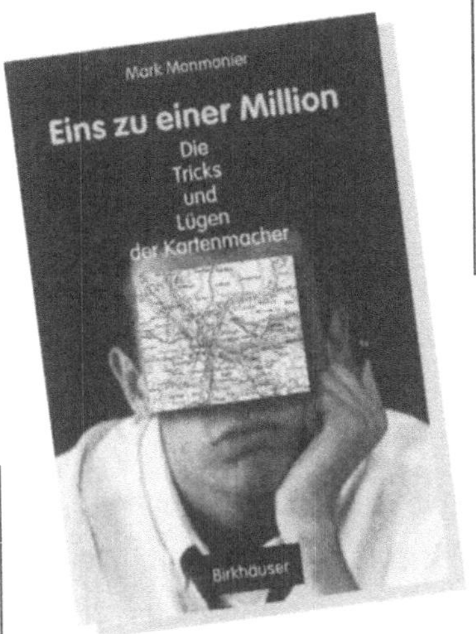

Mark Monmonier
Eins zu einer Million
Die Tricks und Lügen der
Kartographen
Aus dem Amerikanischen von
Doris Gerstner
288 Seiten mit 100 sw-Abbildungen
Broschur
ISBN 3-7643-5391-0

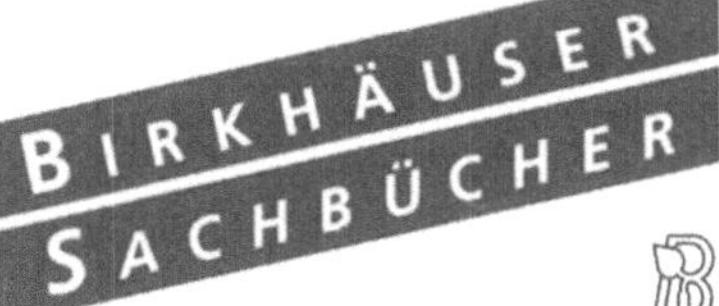

Vom Licht zur Farbe – von der Wahrnehmung zur Kunst

In diesem überaus reich be-
bilderten Buch geht es um
den Zusammenhang von
physikalischen, biologischen
und psychologischen Grundlagen des Sehens und ihren
Einfluß auf die Entstehung
von Kunstwerken.
Das Buch ist besonders
spannend für alle, die sich
für den Zusammenhang
zwischen optischer Wahr-
nehmung und Kunst interes-
sieren. Die wissen möchten,
wie die biologischen Grundlagen unserer Sehfähigkeit
die Malerei beeinflussen
und wie geniale Maler sich
die Effekte von Farbe und
Linie zu Nutze machen.

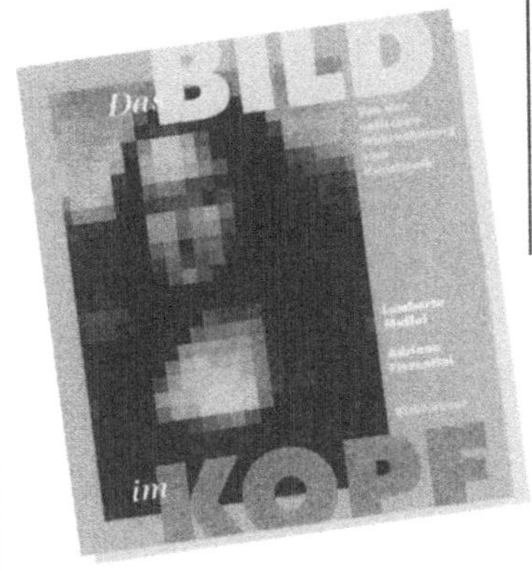

Lamberto Maffei,
Adriana Fiorentini
Das Bild im Kopf
Von der optischen Wahrnehmung
zum Kunstwerk
Aus dem Italienischen von
Dietmar Zimmer
252 Seiten mit 230 Abbildungen,
durchgehend vierfarbig
Gebunden mit Schutzumschlag
ISBN 3-7643-5721-5

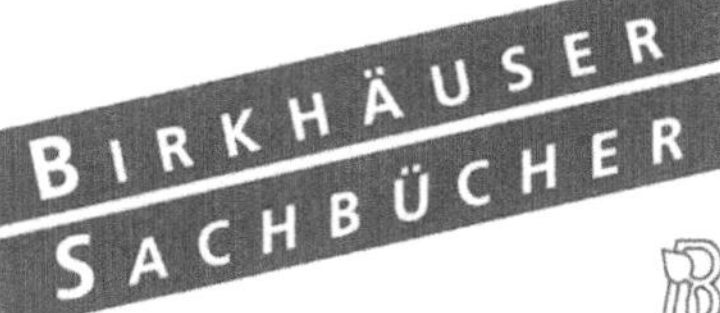